中等职业教育"十三五"精品教材
供中职药剂专业使用

药物学基础

主　编　王若菲　于治国
副主编　戴笑娟　吴　莉

西南交通大学出版社
·成都·

图书在版编目（CIP）数据

药物学基础/王若菲,于治国主编. —成都：西南交通大学出版社，2021.1
ISBN 978-7-5643-7775-5

Ⅰ. ①药… Ⅱ. ①王… ②于… Ⅲ. ①药物学 Ⅳ. ①R9

中国版本图书馆 CIP 数据核字（2020）第 210217 号

Yaowuxue Jichu
药物学基础

主　编/王若菲　于治国	责任编辑/牛　君
	助理编辑/姜远平
	封面设计/吴　兵

西南交通大学出版社出版发行
（四川省成都市金牛区二环路北一段 111 号西南交通大学创新大厦 21 楼　610031）
发行部电话：028-87600564　　028-87600533
网址：http://www.xnjdcbs.com
印刷：成都蓉军广告印务有限责任公司

成品尺寸　185 mm×260 mm
印张　14.25　　字数　328 千
版次　2021 年 1 月第 1 版　　印次　2021 年 1 月第 1 次
书号　ISBN 978-7-5643-7775-5
定价　58.00 元

课件咨询电话：028-87600533
图书如有印装质量问题　本社负责退换
版权所有　盗版必究　举报电话：028-87600562

序

  酒泉卫生学校被甘肃省教育厅、甘肃省财政厅列为"省级中等职业教育改革发展示范学校建设计划"立项建设学校，这在我校发展史上具有里程碑式的重要意义。2015年底，学校开始申报省级示范校建设项目。申报过程中，学校在学校管理、基础条件、教育教学、校企合作等方面都取得了可喜成绩。2017年4月27日，学校参加省教育厅组织的答辩，6月以全省排名第八（项目编号：GSZZSFX201708）、酒泉排名第一的好成绩正式确定为"省级中等职业教育改革发展示范学校建设计划"建设单位。2017年12月，省教育厅、省财政厅正式通过学校的《建设方案》和《任务书》。省级财政计划下达专项建设资金 1 000 多万元，用 2 年时间完成学校三个重点专业——护理专业（老年护理方向）、医学检验技术专业、药剂专业在人才培养模式与课程体系改革，师资队伍建设，校企合作、工学结合运行机制三方面的建设，以及两个特色项目——智慧校园特色项目、"仁爱天使"培养行动特色项目的建设。

  课程建设与课程改革建设涉及开发编写与重点专业和特色项目关联的教材，教材定位于中职医学类各专业，主要满足学生专业实训、专业拓展和综合素质提升，增加实用性，实验实训课程对接工作岗位，突出校企合作、案例示范、理实一体。本套教材共计 20 册，专业课程编写全程企业专家参与，素质拓展教程知名专家指导，部分教程项目法编写符合目前中等卫生职业教育生源和就业特点，体现教材内容的"实用"和强化"学以致用"特点。相信通过老师的努力、专家的严格把关，本套教材将给酒泉卫生学校的发展增添浓墨重彩的佐证。

酒泉卫生学校
2019 年 1 月

省级中等职业教育改革发展示范学校建设系列教材

序号	专业方向	教材名称	主编	适用范围
1	护理专业（老年护理方向）	老年护理	任艳萍　喻志英	护理、农村医学、康复
2		老年营养与膳食指导	李晓彬　任艳萍	护理、农村医学、康复
3		护理学基础学习指导	蔡红霞　刘丽娟	护理、农村医学、康复
4		解剖学基础项目教学	马晓梅　刘军鹏	医学各专业
5		病理学基础项目教学	石玉芹　马晓梅	医学各专业
6		健康评估	刘梅芬　宋正爱	护理
7		康复理疗技术	李　上　王建民	护理、农村医学、康复
8	医学检验技术专业	医学检验技术实训操作规范	曹利平　潘　英	医学检验技术
9		医学检验仪器使用规范	曹利平　许　强	医学检验技术
10	药剂专业	药物分析技术	戴笑娟　孙　辉	药剂
11		药物学基础	王若菲　于治国	医学各专业
12		药剂学基础	于治国　王若菲	药剂
13		药品市场营销	孙　辉　戴笑娟	药剂
14		酒泉中医药	李　上　王若菲	药剂、农村医学、康复
15	仁爱天使培养行动系列丛书	中职生心理健康教育	黄兵基　李晓彬　孙叶蛟	医学各专业
16		班主任专业化成长指南	王建民　高建仁　莫　仁	入职教师、班主任
17		人文素养实用教程	李　锋　张艳梅　文　彤	医学各专业
18		杏苑诗文	李　锋　余　敏	医学各专业、教师
19		形体训练与医护礼仪实训指导	侯丽丽　王敦丽	护理、农村医学、康复
20		中职生硬笔书法训练	宋正爱　余尚军	医学各专业、教师

前 言

药物学基础是中职医学各专业的核心课程之一，是连接基础医学与临床医学的桥梁课程，其内容抽象繁多，理论性强。为提高教学效率，降低学习难度，本教材在编写中既尊重传统的规划教材，又重视融合创新，在广泛调研的基础上，本着"以就业为导向，以能力为本位，以发展技能为核心"的现代职教理念，借鉴了项目教学法的模式，以实际工作中相关工作项目及具体任务贯穿全书，进一步将教学模式从传统的讲授式向项目化、任务化转化，并融合了理论与实践一体化的职业教育教材模式。

本教材的编写以项目为单元，根据临床工作的特点和需求分解任务，围绕任务的学习，设计了"学习目标""理论基础""任务实践""任务评价""任务练习"五个模块的编写架构。

本教材在内容的编写与设计上体现了以下特点：

1. 化繁为简　图表设计

在编写中，理论知识的编写本着"必需、够用"的原则，精选教学内容，根据中职学生的认知能力特点，力求降低学习难度，化繁为简；对于常用代表药物的介绍及其环节比较详细完整，体现了规划教材的标准性、权威性和规范性，而非代表药物则以表格的形式归纳提炼其主要特点和规律；将每类药物的用药监护及用药指导，进行了流程图设计。这种图表形式重点突出、文字简练，有助于提高学生的学习效率。

2. 实践活动　形式多样

为充分体现理—实一体化、学以致用的现代职教理念，本教材将实验、实训内容整合在各教学任务中，供教学参考使用，不再另行编写实验实训教程。为更好地服务教学，编写中针对不同任务的学习，设计了不同的实践活动和内容，有"实验""案例讨论""处方分析""临床实践"等形式多样的实践活动。

3. 多元评价　服务教学

为积极改进职业教育教学评价方式，加强在教学过程中的形成性评价，在每个任务之后均设计了以任务学习知识点为评价内容与标准的多元评价表，不但增强了服务教学的功能，更是有助于提高师生、学生之间的互动交流，从而解决学习过程中遇到的问题，激发学习动力。

本教材编者任务安排：药物学基础概论、抗微生物药物及抗寄生虫药、传出神经系统药物（王若菲），抗恶性肿瘤药、作用于呼吸系统药（于治国），中枢神经系统药、局麻药、抗过敏药、作用于子宫药物与避孕药（戴笑娟），利尿药与脱水药、作用于心血管药、作用于血液及造血系统药、作用于消化系统药、激素类药（吴莉）。

本教材在编写过程中，参考了部分相关著作，从中借鉴了许多有益内容，在此表示诚挚的感谢。

本教材的编写由于时间紧、编者水平有限，书中疏漏和不足之处在所难免，恳请各位专家同行及读者批评指正！

王若菲
2019年10月

目 录

项目一　药物学基础概论 ··· 1
  任务一　药物基本知识 ·· 1
  任务二　药物对机体的作用——药物效应动力学 ·· 5
  任务三　药物的体内过程——药物代谢动力学 ··· 8
  任务四　影响药物作用的因素 ·· 14

项目二　抗微生物药抗寄生虫药 ··· 21
  任务一　抗微生物药的概念及其常用术语 ··· 21
  任务二　抗生素——β-内酰胺类抗生素药物 ··· 23
  任务三　其他抗生素类药物 ··· 28
  任务四　合成抗菌药 ·· 36
  任务五　抗结核病药 ·· 41
  任务六　抗真菌药、抗病毒药、抗寄生虫药与常用消毒防腐药 ······················· 44

项目三　抗恶性肿瘤药物 ·· 50

项目四　作用于传出神经系统药物 ·· 57
  任务一　传出神经系统概论及药物作用方式 ··· 57
  任务二　拟胆碱药 ··· 60
  任务三　抗胆碱药和胆碱酯酶复活药 ··· 64
  任务四　有机磷酸酯类中毒及其解毒药 ·· 68
  任务五　拟肾上腺素药 ··· 71
  任务六　肾上腺素受体阻断药 ·· 76

项目五　局部麻醉药 ·· 82

项目六　中枢神经系统药 ·· 86
  任务一　镇静催眠药和抗惊厥药 ··· 86
  任务二　抗癫痫药 ··· 91
  任务三　抗精神失常药 ··· 94
  任务四　镇痛药 ··· 100
  任务五　解热镇痛抗炎药 ··· 104
  任务六　中枢兴奋药 ··· 108

项目七 利尿药与脱水药 ·· 113
任务一 利尿药 ·· 113
任务二 脱水药 ·· 120

项目八 作用于心血管药 ·· 123
任务一 抗高血压药 ··· 123
任务二 抗慢性心功能不全药 ··· 133
任务三 抗心律失常药 ··· 140
任务四 抗心绞痛药 ··· 146

项目九 作用于血液和造血系统药物 ······························ 152
任务一 抗凝血药、抗血小板药和纤维蛋白溶解药 ··············· 152
任务二 促凝血药 ··· 158
任务三 抗贫血药 ··· 161
任务四 血容量扩充药、盐类和酸碱平衡调节药 ··················· 164

项目十 抗过敏药 ·· 167
任务 抗组胺药 ··· 167

项目十一 作用于子宫药物与避孕药生殖系统药物 ········ 171
任务一 子宫平滑肌收缩药与舒张药 ··································· 171
任务二 避孕药 ·· 176

项目十二 作用于呼吸系统药 ··· 181
任务 镇咳药、祛痰药、平喘药 ·· 181

项目十三 作用于消化系统药物 ······································ 189
任务一 抗消化性溃疡药 ·· 189
任务二 泻药与止泻药 ·· 194
任务三 止吐药及胃肠促动力药 ·· 197

项目十四 激素类药物 ·· 199
任务一 肾上腺皮质激素类药 ·· 199
任务二 甲状腺激素和抗甲状腺药 ······································ 205
任务三 降血糖药 ··· 210

参考文献 ·· 218

项目一 药物学基础概论

任务一 药物基本知识

 理论基础

一、药物的概念及其常见制剂

药物是指作用于机体,用以预防、治疗、诊断疾病以及计划生育等的物质。药物制剂是指根据医疗的需要,将原料药物经过一定的生产工艺适当加工而成的,具有一定形状和规格的,方便临床用药和保存的制品。为适应治疗或预防的需要而制备的不同给药形式称为剂型,常见的剂型有片剂、胶囊剂、注射剂、散剂等。

常见的固体与半固体制剂、液体制剂和新型制剂的剂型特点分别见表 1-1-1、表 1-1-2 和表 1-1-3。

表 1-1-1 常见固体与半固体制剂的剂型特点

剂型	剂型特点
片剂	剂量准确,质量稳定,体积小,服用、携带、运输和储存方便,成本低廉。可以制成不同类型的片剂,如分散片、糖衣片、肠溶片、控释片等
胶囊剂	可以掩盖药物的不良气味,提高药物的稳定性,保护药物不受湿气、空气中的氧和光线的影响;药物的生物利用度高,可控制药物的释放速度
散剂	制备工艺简单,剂量容易控制,易分散,起效快,便于小儿服用,携带、运输和储存方便
软膏剂	主要起保护、润滑和局部治疗作用,某些药物透皮吸收后也能产生全身作用,给药方便并可随时终止
栓剂	不经胃肠途径,可避免对胃的刺激和首关效应;也可使药物免受胃肠道 pH 的影响或酶解作用的破坏而失活;对伴有呕吐症状的患者直肠给药比较方便

表 1-1-2 常见液体制剂的剂型特点

剂型	剂型特点
溶液剂	药物制成溶液剂后量取容易,服用方便,特别对于小剂量药物或毒性较大的药物更适宜;溶液剂还具有分散度大、吸收快、药效迅速等优点
注射剂	药物作用迅速可靠,适用于不能口服给药的患者和不宜口服的药物,还可以实施局部定位作用,如局部麻醉药、注射封闭疗法、穴位注射等

表 1-1-3　新型制剂的剂型特点

剂型	剂型特点
控释剂	药物能在设定的时间内自动以设定速度释放，使血药浓度长时间恒定地维持在有效浓度范围内。控释剂可制成供口服、透皮吸收、腔道使用的不同剂型，如片剂、胶囊、注射剂、植入剂等
缓释剂	用药后能在较长时间内持续释放药物，可延长药物作用时间
靶向制剂	常用作抗癌药物的载体。靶向的方式主要通过淋巴系统定向、提高对靶细胞的亲和力、磁性定位及酶对前体药物的作用等方式来实现。药物导向靶区，对全身其他部位无明显影响，可明显提高药物的选择性，使药物应用剂量减少，疗效提高，毒副反应减少。该类制剂包括静脉用复合乳剂、脂质体、毫微胶囊、微球剂、磁性微球剂、单克隆抗体等

二、特殊药品管理与药品标识

1. 特殊药品管理

根据《中华人民共和国药品管理法》规定，对于麻醉药品、精神药品、毒性药品、放射性药品实行严格的特殊管理，既要保证医疗需要，又要防止产生流弊。

2. 特殊药品定义及其专用标识（表 1-1-4）

表 1-1-4　特殊药品定义及其专用标识

药品	定义	专用标识
麻醉药品	连续应用后，易产生躯体依赖性的药物	麻
精神药品	直接作用于中枢神经系统，使之兴奋或抑制，连续使用后可产生依赖性的药物	精神药品
毒性药品	毒性强烈、治疗量与中毒剂量相近，使用不当会致人中毒或死亡的药物	毒
放射性药品	用于临床诊断或者治疗的放射性核素制剂或者其标记物	☢
甲类非处方药品	经过国家药品监督管理部门按一定原则遴选认定，不需要凭执业医师或执业助理医师处方即可自行判断、购买和使用的药物；甲类药品只能在药店购买	OTC（红色）
乙类非处方药品	除药店外，还可在经过批准的指定超市、宾馆、百货商店等处购买	OTC（绿色）
外用药品	只供体外喷、涂、滴等使用	外

三、药品名称与药品说明书

（一）药品名称

1. 通用名

药品常用名称主要包括药品的通用名称和药品的商品名称。根据国家药品管理法的规定，列入国家药品标准的药品名称为药品通用名称。药品通用名称为药品的法定名称，具有通用性。不同品种的药品具有不同的药品通用名称，而同一品种的药品只能使用同一个药品通用名称。

2. 商品名

药品商品名称是指一家企业生产的区别于其他企业同一产品、经过注册的法定标志名称，其特点是专有性。商品名体现了药品生产企业的形象及其对商品名称的专属权。

（二）药品说明书

1. 药品批号

药物的批号是药品生产企业按照各批药品生产的日期而编排的专码。一般采用6位数字表示，前两位表示年份，中间两位表示月份，后两位表示日期，如某药的生产日期为2009年2月18日，则该药的批号是090218。

2. 有效期

有效期是指在一定贮存条件下能够保持药品质量的期限。如某药品标明有效期为2010年3月，即表示该药可以使用至2010年3月31日。有的药物只标明有效期为几年，则可根据该药品的批号推算出其有效期限，如某药品的批号为090218，有效期为2年，则说明该药品可使用至2011年2月17日。

3. 失效期

失效期是指药品在规定的贮存条件下其质量开始下降，达不到原质量标准要求的时间期限。如某药品已标明其失效期为2009年10月，即表示该药只能用到2009年9月30日，10月1日起开始失效。

四、护士在临床用药护理中的职责

在临床用药过程中，护士既是医嘱的执行者，也是病人药物治疗的监护人，因此，在用药过程中，护士除须具有药物相应的药物理论知识和熟练的用药技术外，还应明确用药职责、用药计划，加强用药责任心，认真把关，严格查对，注重监护，以便临床安全有效地用药。在用药护理中护士应做到以下职责。

1. 用药前

（1）要按护理程序对病人进行护理评估，了解病人的患病史和用药史，尤其要了解病人的药物过敏史。

（2）要了解病人辅助检查有关的结果，特别是肝功能、肾功能、心功能、心电图检查、血常规及电解质紊乱等。

（3）应严格按医嘱给病人用药，若对医嘱有疑问，应先与医生沟通后再执行。

（4）熟知所用药物的作用、给药途径、剂量、用法、不良反应及其防治措施、相互作用和禁忌证等。

2. 用药时

（1）必须严格执行"三查、七对、一注意"（三查：操作前、操作中、操作后检查；七对：查对床号、姓名、药名、浓度、剂量、方法、时间；一注意：注意观察药物作用和不良反应）的原则，避免发生医疗差错和事故。

（2）加强与病人的心理沟通，做好用药宣教，以提高病人战胜疾病的信心。

3. 用药后

（1）要密切观察用药后病人的病情变化，观察药物是否发挥疗效。

（2）根据药物可能出现的不良反应，作出护理诊断，采取相应的护理措施。

（3）对病人进行用药指导，强调必须严格执行医嘱，禁止擅自调整用药方案，使病人能够合理使用药物，保证用药安全及疗效，防止药源性疾病的发生。

4. 其　他

（1）注意正确分配服药时间。不少药物的疗效与给药时间密切相关，护士应了解如何科学地安排服药时间。

（2）注意饮食对药效的影响。在用药期间，应注意向病人介绍有关饮食方面的注意事项，指导病人正确配合治疗，以提高药物疗效，减少毒副反应。

（3）在患者出院时也应向病人及其家属讲解所带药物的有关知识，特别是一些药物的常见不良反应和注意事项，教会病人评估自己的治疗效果和处理不良反应的基本方法，以保证出院后继续用药的安全有效。

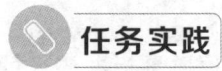
任务实践

【临床实践】

药物制剂与药品标识的识别

目的：通过本次实践，认识临床常用药物制剂的剂型以及特殊管理药品和标识。

准备：片剂、胶囊剂、散剂、栓剂、软膏剂等固体、半固体制剂至少5种，溶液剂、注射剂以及各种新型制剂各2~3种；特殊管理药品或具有药品标识的制剂5种以上。

方法与过程：教师组织学生观察各种药物制剂以及特殊管理药品和标识，同学们讨论并填入表1-1-5中。

表 1-1-5　临床常用药物制剂

药品商品名称	制剂类型	管理类别	批号	生产日期	有效期	失效期

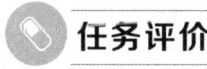

任务评价

以小组为单位进行讨论,说说常用的药物制剂种类及管理类别等,并即时做出评价。

表 1-1-6 项目一 任务一 任务评价

	评价内容与标准	分值	得分			平均分
			自评	互评	教师评	
1	药品制剂类型	40				
2	管理类别及标识	30				
3	药品说明书	30				
	合计					

1-1 知识拓展

任务二 药物对机体的作用——药物效应动力学

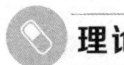

对于药物的研究而言,将研究药物对机体的作用、作用机制的科学称为药物效应动力学,简称药剂学。

一、药物的基本作用

药物作用于机体,其基本作用表现为兴奋和抑制。凡能使机体器官组织原有生理生化功能提高的作用称为兴奋作用,如肾上腺素使心肌收缩力加强、心率加快等;反之,凡能使机体器官组织原有机能活动减弱者为抑制作用,如吗啡产生镇痛和呼吸抑制、苯巴比妥产生镇静和催眠作用等。兴奋作用和抑制作用在一定条件下是可以相互转化的,如过度兴奋引起惊厥不止,则可导致衰竭性抑制,甚至死亡。

二、药物作用的主要类型

用药的目的在于防治疾病,但用药后,在产生防治作用的同时,也可能产生对机体不利的反应,故药物对机体的作用既有防治作用又有不良反应,二者合称为药物作用的两重性。

（一）防治作用

防治作用即预防作用和治疗作用。

1. 预防作用

预防作用是指在疾病或症状发生之前用药所产生的作用。如接种疫苗预防疾病的发生、使用维生素D预防佝偻病等。现代医学认为预防重于治疗，故在卫生保健服务中，预防用药尤为重要。

2. 治疗作用

凡符合用药目的或能达到治疗疾病的效果称为治疗作用。根据治疗目的的不同可将其分为对因治疗和对症治疗。

（1）对因治疗：用药目的在于消除原发致病因子，彻底治愈疾病，称为对因治疗，或称治本，如抗生素杀灭体内的病原微生物。

（2）对症治疗：用药目的在于改善疾病的症状，称为对症治疗，或称治标，如高热时用解热镇痛抗炎药来退热。

通常，对因治疗比对症治疗重要，但在休克、惊厥、哮喘及心功能不全等危重急症出现时，对症治疗比对因治疗更为迫切和重要，故要"急则治其标（对症），缓则治其本（对因）"，达到标本兼治。

（二）不良反应

用药后产生与治疗目的无关的或给病人带来痛苦与危害的反应，统称为不良反应，任何药物都有一定的不良反应。不良反应按其性质不同可分为以下几类：

1. 副作用

药物在治疗量时与治疗作用同时出现的与用药目的无关的作用称为副作用。其产生原因是药物的作用广泛，当其中一种作用作为治疗作用时，其他的作用就成为副作用。副作用一般不严重，且难以避免。

2. 毒性反应

用药剂量过大、用药时间过长或机体对药物敏感性过高时产生的危害性反应称为毒性反应。用药剂量过大而迅速发生的毒性反应称为急性毒性反应；药物长期体内蓄积而缓慢发生的毒性反应称为慢性毒性反应。毒性反应一般比较严重，但可以预知和避免。

致突变、致癌、致畸合称"三致"反应，也属于慢性毒性范畴，是药物在使用中要密切注意的三种特殊毒性反应。

3. 变态反应

变态反应又称过敏反应，是指少数致敏的机体对某些药物产生的一种病理性免疫反应。此反应与用药剂量无关，与毒性反应不同，不易预知。致敏原可以是药物本身、药物的代谢物或药物制剂中的其他物质。致敏原刺激机体产生抗体，当药物再次进入机体后引起抗原-抗体反应。反应程度从轻微的皮疹、发热至造血功能障碍、肝肾损害、休克，甚至危及生命，且不易预知。例如，青霉素过敏性休克，临床用药前即使进行皮肤过敏试验，但仍有少数假阳性或假阴性反应。

对于易致过敏的药物或过敏体质者，用药前应询问病人有无用药过敏史，并需做过敏试验，凡有过敏史或过敏试验阳性反应者，应禁用有关药物。

4. 后遗效应

停药后血药浓度已降至最小有效浓度以下时残存的药理效应称后遗效应。

5. 继发反应

继发反应是由药物的治疗作用所引起的不良后果，也称治疗矛盾。例如，长期应用广谱抗生素抗感染治疗，可导致肠道内菌群失调，敏感菌被抑制，不敏感菌趁机繁殖，引起继发感染，称为二重感染。

6. 药物依赖性

药物依赖性是指某些药物连续应用后，患者产生主观和客观上需要连续用药的现象。药物依赖性可分为精神依赖性和身体依赖性。精神依赖性又称心理依赖或习惯性，身体依赖性又称为生理依赖或成瘾性。

三、药物的作用机制

药物的作用机制是指阐明药物为什么能起作用，如何起作用等，药物作用机制的阐明有助于理解药物作用和不良反应的本质，并为护理人员实施临床合理用药提供依据，从而提高护理用药的质量，做到合理用药及安全用药。由于药物种类繁多、作用性质各异，其作用机制也多不相同，主要的有以下几类。

1. 改变细胞周围环境的理化条件

如抗酸药碳酸氢钠、氢氧化铝等通过中和作用使胃液酸度降低。

2. 参加或干扰细胞物质代谢过程

如各种补充疗法、维生素、铁剂、激素等能提供机体缺乏的物质，参与正常生理代谢过程，使缺乏症得到纠正。

3. 通过对体内某些酶的抑制或促进而起作用

如新斯的明能抑制胆碱酯酶产生拟胆碱作用等。

4. 影响细胞膜离子通道

如局麻药可通过抑制钠离子通道而阻断神经传导，从而产生局麻作用等。

5. 改变生理递质的释放或激素的释放而产生作用

如服用大量碘可抑制甲状腺素分泌等。

6. 影响免疫功能

如糖皮质激素能抑制机体的免疫功能，可用于器官移植时的排斥反应。

7. 与受体结合

根据近代分子生物学和生物化学的研究，大多数药物是通过与细胞膜上或细胞内某些大分子蛋白质（受体）相结合而产生作用，故以受体学说来阐明药物作用机理已占有重要地位。

药物能否与受体结合产生效应，取决于药物与受体的亲和力和内在活性。亲和力指药物与受体结合的能力；内在活性则是指药物能激动受体的能力。据此，可将与受体结合的药物分类如下。

（1）受体激动剂：药物与受体有较强的亲和力，并有较强的内在活性，能兴奋受体产生明显效应，如吗啡激动阿片受体引起镇痛作用。

（2）受体拮抗剂：药物与受体亲和力很强，但没有内在活性，故不能引起效应，但能阻断激动剂和受体的结合，与激动剂有对抗作用，如纳洛酮本身无明显药理效应，但可在体内和吗啡竞争同一受体，因此具有对抗吗啡的药理作用。

 任务评价

以小组为单位进行讨论，说说药物的作用及其不良反应，并即时作出评价。

表 1-2-1　项目一　任务二　任务评价

	评价内容与标准	分值	得分			平均分
			自评	互评	教师评	
1	药物的基本作用及防治作用	20				
2	药物的不良反应	60				
3	药物的作用机制之与受体结合	20				
	合计					

1-2　知识拓展

任务三　药物的体内过程——药物代谢动力学

 理论基础

药物代谢动力学是主要研究机体对药物的处置过程，即通过对药物的体内过程——吸收、分布、生物转化、排泄等过程的研究，阐述药物在体内的动态变化规律，为临床合理用药提供依据。

一、药物的体内过程

（一）药物的吸收

药物由给药部位进入血液循环的过程称为吸收。多数药物的吸收过程为被动转运，药物吸收的速度和程度直接影响药物作用出现的快慢和强弱。吸收快而完全的药物，显效快，作用强；反之则显效慢，作用弱。

1. 消化道的吸收

（1）口服给药。这是最常用的给药方法。由于胃的排空较快，吸收面积较小，所以药物在胃的吸收较少，除少部分弱酸性药物如阿司匹林等可在胃内部分吸收外，绝大多数弱酸和弱碱性药物主要在肠道吸收，小肠具有吸收面积大、血流丰富、pH 为 4.8~8.2 等特点，适合大多数药物的溶解和吸收。

由胃肠道吸收的药物，经门静脉进入肝脏，有些药物首次通过肝脏时即被转化灭活，使进入体循环的药量减少，药效降低，这种现象被称为肝脏的首关消除。首关消除较多的药物不宜口服给药，如硝酸甘油口服后约 90% 被首关消除。除了首关消除外，影响口服给药吸收的因素还有：① 药物的理化性质。一般来说，口服药物分子小、脂溶性高、溶解度大、解离度小，则易被吸收，反之则难以吸收。② 吸收环境。口服给药时，胃的排空速度、肠蠕动的快慢、pH、肠内容物的多少和性质等均可影响药物的吸收。若胃排空缓慢、肠蠕动过快或肠内容物过多等，均不利于药物的吸收。③ 药物的剂型。口服给药时，液体制剂较片剂或胶囊剂等固体制剂吸收快，因为后者需有崩解和溶解的过程。皮下或肌内注射时，水溶液吸收迅速，混悬剂和油剂在注射部位吸收较慢，故相对显效慢，作用维持时间长。

（2）舌下给药。舌下黏膜血流丰富，吸收面积较小，适用于脂溶性较高，用量较小的药物。此给药方法吸收迅速，给药方便，且可避开首关消除效应。

（3）直肠给药。药物经肛门灌肠或使用栓剂置入直肠或结肠，经直肠或结肠黏膜吸收，起效快，也可避开首关消除效应。

2. 注射给药

（1）静脉注射和静脉滴注：将药物直接注入体循环，没有吸收过程。

（2）皮下注射或肌内注射。药物经毛细血管壁进入血液循环，毛细血管壁细胞间隙较大，一般药物均可顺利通过。皮下及肌内注射给药，药物吸收一般较快而完全，其吸收速率常与注射部位的血流量及药物的剂型有关。肌肉组织的血流量比皮下组织丰富，故肌内注射比皮下注射吸收快；当周围循环衰竭时，皮下及肌内注射药物吸收速度大大减慢。皮下或肌肉注射时，水剂吸收快；混悬剂和油剂吸收慢。

3. 呼吸道给药

肺泡表面积大，血流量丰富，药物到达肺泡后，吸收迅速。气体及挥发性药物（如吸入麻醉药）可直接进入肺泡吸收；气雾剂可将药液雾化为微粒，经肺泡迅速吸收。

4. 皮肤、黏膜给药

不少药物能透过皮肤吸收，如在外用制剂中加入透皮吸收促进剂，如月桂氮䓬酮等，吸收速度会更快。例如，临睡前应用硝酸甘油透皮贴剂贴于前臂内侧或胸前区，可预防夜间心绞痛发作。黏膜的吸收能力较皮肤强，如鼻腔内给药，药物吸收迅速。

（二）药物的分布

药物被吸收后，随血流到达各组织器官的过程称为分布。药物在体内的分布不均匀，有些组织器官分布浓度较高，有些组织器官分布浓度较低，故药物对各组织器官作用的强度不同。影响药物分布的因素如下所述。

1. 药物的理化性质和体液的pH

脂溶性药物或水溶性小分子药物易通过毛细血管壁，由血液分布到组织；水溶性大分子药物或离子型药物难以透过血管壁进入组织。

生理状态下细胞内液的pH约为7.0，细胞外液约为7.4。弱酸性药物在酸性环境下解离较少，易透过细胞膜，因此在细胞内的浓度略低于细胞外液；弱碱性药物则相反。碱化血液和尿液可促进弱酸性药物由组织向血液转移，并促进药物的排泄，如苯巴比妥中毒时，可静脉滴注碳酸氢钠以促进其排泄。

2. 与血浆蛋白的结合率

多数药物进入血液循环后能不同程度地与血浆蛋白呈可逆性结合。结合型药物分子量大，难以跨膜转运发挥药理作用，也不能被代谢或排泄；而游离型药物可跨膜转运到各组织或作用部位产生药理效应。当血浆中游离型药物因分布或消除而浓度降低时，部分结合型药物则解离为游离型药物，两者始终处于动态平衡状态。故血浆蛋白结合率高的药物在体内消除较慢，显效慢，作用维持时间较长；反之则显效快，作用维持时间短。

3. 药物与组织的亲和力

有些药物与某一组织细胞有特殊的亲和力，使该药物在该组织器官中的浓度增高，这也是导致药物分布不均匀的原因之一。如碘在甲状腺中的浓度比血浆中的浓度高约25倍。

4. 局部器官的血流量

血流量大的器官（如肝、肾、脑、心），药物分布较多。药物吸收后往往先分布到这些器官中，并建立起动态平衡，然后再向血流量小的组织转移。

5. 血脑屏障和胎盘屏障

药物只有透过血脑屏障才能进入脑组织，此屏障可阻止某些大分子、水溶性和解离型药物透过，但脂溶性药物可以透过。小儿由于血脑屏障发育不健全，中枢神经易受药物影响，因此用药时应予注意。当脑膜有炎症时，其通透性增加，使某些药物进入脑脊液的量增多，如青霉素在正常情况下透入脑脊液的量较少，但脑膜炎患者透入量增多，可达有效治疗浓度。

胎盘屏障的通透性与一般生物膜无显著差别，几乎所有进入母体的药物都能穿透胎盘屏障进入胎儿体内，只是程度、快慢有别，故孕妇用药要慎重，禁用对胎儿生长发育有影响的药物。

（三）药物的生物转化

药物在体内发生的化学变化称为生物转化或代谢。大多数药物经生物转化后失去药理活性成为代谢产物排出体外，称为灭活。但有些药物如地西泮、水合氯醛等，其代谢产物仍具有药理活性；少数药物如环磷酰胺等，只有经过生物转化才具有药理活性。有的药物也可不经生物转化，而是以原形由肾排泄。

药物的生物转化必须在酶的催化下完成。体内催化药物代谢的酶可分为两大类：一类为特异性酶，只催化特定的底物，如胆碱酯酶只降解乙酰胆碱，这类酶主要存在于线粒体、细胞质和血浆中；另一类为非特异性酶，一般指肝脏微粒体混合功能氧化酶系统，此系统可转化数百种化合物，由于存在于肝细胞的内质网，故又称为肝药酶。肝药酶的活性和数量个体差异性较大，可受遗传因素、年龄、营养、病理状态及药物作用的影响。能使肝药酶活性增强或合成增加的药物称为药酶诱导剂，如苯妥英钠、利福平等；能使肝药酶活性降低或合成减少的药物称为药酶抑制剂，如异烟肼、西咪替丁等。

（四）药物的排泄

药物自体内以原形或代谢形式经排泄器官或分泌器官排出体外的过程称为排泄。药物主要是通过肾脏排泄，其次是胆汁排泄，某些药物也可从肺、乳汁、唾液中排出。

1. 肾排泄

肾是药物排泄最重要的器官，排泄方式主要是肾小球滤过，其次是肾小管的分泌。除了与血浆蛋白结合的药物外，游离型药物及其代谢物可从肾小球滤过；有些弱酸性药物和弱碱性药物可分别通过两种不同的载体（弱酸性载体和弱碱性载体），从近曲小管主动分泌排出。有些药物经肾小球滤过后，又有部分被肾小管重吸收，重吸收的多少与药物的脂溶性、尿量和尿液的酸碱度有关。脂溶性药物重吸收多，排泄速度慢；水溶性药物重吸收少，易从尿液中排出，排泄速度快。尿量多可降低尿液中药物浓度，减少药物的重吸收，从而增加药物排泄。尿液酸碱度对药物排泄的影响见表1-3-1。

表1-3-1 尿液酸碱度对药物排泄的影响

尿液酸碱度	弱酸性药物			弱碱性药物		
	解离度	重吸收	排泄	解离度	重吸收	排泄
碱性	增加	减少	加快	降低	增加	减慢
酸性	降低	增加	减慢	增加	减少	加快

2. 胆汁排泄

有的药物经胆汁排泄，在肠道再次被吸收，形成肝肠循环，可使药物排泄缓慢，作用时间延长。

3. 其他途径排泄

有乳汁排泄、唾液腺排泄等。可经乳汁排泄的药物，哺乳期妇女用此类药时应注意对乳儿的影响。

二、血药浓度的时量关系

（一）时量关系

用药后血浆药物浓度随时间而变化，药效随浓度而变化。血药浓度随时间变化的动态过程，可用时量关系来表示。时量关系曲线可分为三期（见图 1-3-1）。

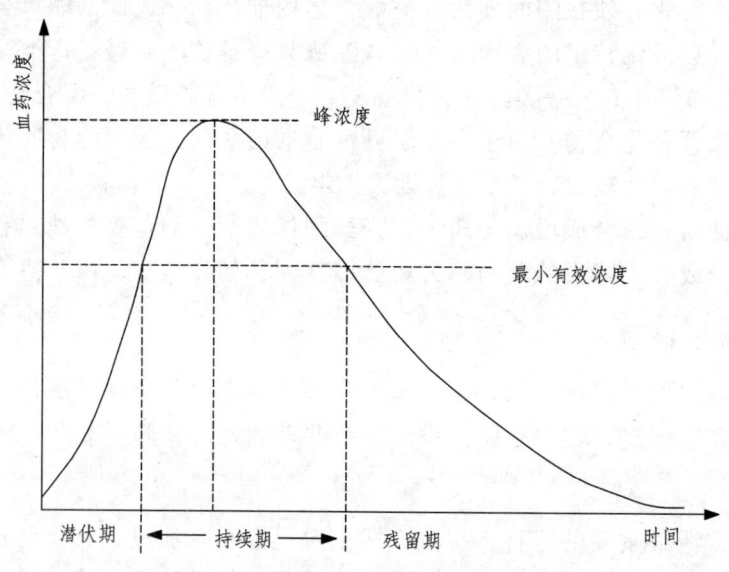

图 1-3-1　非静脉给药的时量关系曲线

1. 潜伏期

潜伏期是指从用药到开始呈现治疗作用的时间。此期主要反映药物的吸收并到达作用部位的过程。静脉给药时无明显潜伏期。

2. 持续期

持续期是指药物维持治疗作用浓度或最低有效浓度的时间。这与药物的吸收和消除速度有关，此期的高峰浓度与剂量有关。

3. 残留期

残留期是指药物浓度已降至最低有效浓度以下，虽无疗效，但尚未从体内完全消除。此期与排泄快慢有关。

为了更好地发挥药物的疗效，防止蓄积性中毒，应测定病人的血药浓度，以便确定合理的剂量和给药间隔时间。

（二）基本概念与常用参数

1. 生物利用度

药物被机体吸收利用的程度称为生物利用度。生物利用度高说明药物吸收好；反之则药物吸收差。

不同厂家生产的同一种制剂或同一厂家生产的同一种制剂的不同批号之间，生物利用度可能有差异，从而可影响疗效。为了保证用药的有效性和安全性，不少药物制剂将生物利用度列为质量控制标准之一。

2. 半衰期（$T_{1/2}$）

半衰期是指血浆药物浓度下降一半所需的时间。半衰期是反映药物在体内消除速度的重要参数。半衰期是固定的，半衰期具有重要的临床意义：① 药物分类的依据。根据药物半衰期的长短可将药物分为短效药、中效药、长效药。② 确定给药间隔时间。半衰期短则给药间隔时间短，半衰期长则给药间隔时间长。③ 预测药物基本消除的时间。通常停药时间达到5个半衰期，药量消除95%以上即达到基本消除。④ 预测达到稳态血药浓度的时间。通常恒速静脉滴注或分次恒量给药，经过5个半衰期，消除速度与给药速度相等时即达到稳态血药浓度。

3. 稳态血药浓度（Css）

如每隔一个半衰期给药一次，体内药量逐渐累积，给药5次后（即经过5个半衰期），血药浓度基本达到稳态水平，称为稳态血药浓度，又称坪值，此时药物的吸收量与消除量几乎相等。由于达到稳态血药浓度越早，药物的疗效出现越快，因此当病情需要药物迅速显效时，可采用首次剂量加倍的方法，即可在第一个半衰期内达稳态血药浓度水平，以后每次给予常用量，首次增大的剂量称为负荷剂量。如磺胺甲噁唑的半衰期约为12小时，每日2次给药，首次加倍可迅速达到稳态血药浓度。肝、肾功能不全时，半衰期可延长，易发生蓄积中毒，应予注意。

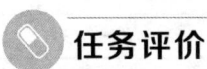 任务评价

以小组为单位进行讨论，说说药物的体内过程及时量关系等基本概念，并即时作出评价。

表1-3-2 项目一 任务三 任务评价

	评价内容与标准	分值	得分			平均分
			自评	互评	教师评	
1	药物的体内各过程及影响关系	50				
2	药物时量关系基本概念及生理意义	50				
	合计					

1-3 知识拓展

任务四 影响药物作用的因素

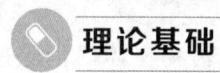

一、机体方面

（一）年龄与体重

一般所说的药物剂量是指 18~60 岁成年人的药物平均剂量。儿童及老年人由于生理特点不同，对药物的反应性与成年人有所不同。

老年人肝肾功能逐渐减弱，对药物的代谢和排泄能力降低，对药物的耐受性较差，通常用药剂量为成年人的 3/4。

小儿正处于生长发育时期，尤其是幼儿，各器官的功能发育尚未完善，对药物的代谢及排泄能力较差，用药量应减小。小儿用药剂量的计算方法现常用的有以下两种：

（1）根据年龄计算。我国在《中华人民共和国药典》（2015 年版）中规定了老幼用药剂量折算方法（见表 1-4-1）。

表 1-4-1　老幼用药剂量折算表

年龄	剂量（按成人剂量折算）	年龄	剂量（按成人剂量折算）
初生至 1 个月	1/18~1/14	6~9 岁	2/5~1/2
1~6 个月	1/14~1/7	9~14 岁	1/2~2/3
6 个月至 1 岁	1/7~1/5	14~18 岁	2/3~全量
1~2 岁	1/5~1/4	18~60 岁	3/4~全量
2~4 岁	1/4~1/3	60 岁以上	3/4
4~6 岁	1/3~2/5		

注：此表仅供参考，临床应视具体情况进行调整。

（2）根据体重计算。这是儿科常用的计算方法，小儿体重可按年龄推算，其公式如下：

1~6 个月　　　　体重（kg）= 月龄（足月）× 0.6 + 3
7~12 个月　　　体重（kg）= 月龄（足月）× 0.5 + 3 + 0.6
1 周岁以上　　　体重（kg）= 年龄（周岁）× 2 + 8

已知每日每公斤小儿剂量时，与小儿体重相乘，乘积即为小儿每日剂量。

已知成人剂量时，可按下列公式计算：

$$小儿剂量 = \frac{成人剂量 \times 小儿体重（kg）}{50 \text{ kg}}$$

此公式可转化为简单的口算法，即成人剂量的两倍与小儿体重相乘，将乘积的小数点向前移两位，即得小儿剂量。

以上计算方法仅注意了量的差别，在临床用药时，小儿和老年人的生理特点对药物作用的影响不可忽视，如小儿对吗啡等药物敏感性高，对强心苷、阿托品耐受性大；老年人则对升压药较敏感。

（二）性　别

除大白鼠外，一般动物对药物反应的性别差异不大。而在人类除性激素外，男性与女性对药物的反应通常无明显差别。但在女性的特殊生理期用药时应予注意。如月经期和妊娠期应用泻药，有引起月经过多、流产或早产的可能；哺乳期妇女用药应注意药物是否可进入乳汁，对乳儿是否产生影响等。

（三）个体差异

在年龄、性别、体重相同的情况下，大多数人对药物反应是相似的，但有少数存在质和量的差异，即个体之间对同一药物的反应可以有明显差异，称为药物作用的个体差异。量的差异表现为高敏性和耐受性。如对同一药物有的个体就特别敏感，只需很小剂量就可以达到应有的效应，常规剂量就能产生强烈效应，甚至出现中毒，称为机体对药物的高敏性；而有的个体对药物敏感性低，需要用较大的剂量才能达到同等效应，称为机体对药物的耐受性。在化学治疗中，病原微生物、寄生虫或肿瘤细胞对药物的敏感性下降称为耐药性。耐药性一旦产生，常需要加大剂量才能有效，有时甚至需要改用其他药物，耐药性是严重影响药物效应的因素之一。

（四）病理状态

病理状态能改变机体处理药物的能力，并影响机体对药物反应的敏感性。例如，低蛋白血症可使药物的血浆蛋白结合率降低，游离型药物比例增大，药效增强；肝病患者的药酶活性降低，可导致某些药物代谢减慢，半衰期延长，作用增强；肾功能不全时，主要由肾排泄的药物从体内消除减慢，半衰期延长，可能发生药物蓄积中毒。

（五）心理和精神因素

病人的心理和精神因素可影响药物疗效，如焦虑、恐惧和悲观失望的消极情绪，可使病情加重，药物难以发挥应有的治疗作用，临床医护人员需积极做好心理治疗和心理护理，主动关心病人，使病人树立正确的人生观，解除消极情绪，与疾病做斗争，这样可使药物最大限度地发挥作用。

二、药物方面

（一）药物的化学结构

药物的化学结构是决定药物药理作用的物质基础。一般来说，化学结构相似的药物其作用相似，如苯二氮䓬类药物的化学结构相似，它们的作用也相似，均具有镇静、催眠和抗焦虑作用，只是作用强弱不同；但有些化学结构相似的药物却作用相反或拮抗，如华法林与维生素K，前者抗凝血，后者促血凝。

（二）药物的剂量

1. 量-效关系

在一定剂量范围内，随着药物剂量的增加，药物效应也相应增加，剂量减少药效也减弱，这种剂量与效应的关系称为药物剂量-效应关系，简称量-效关系（见图1-4-1）。

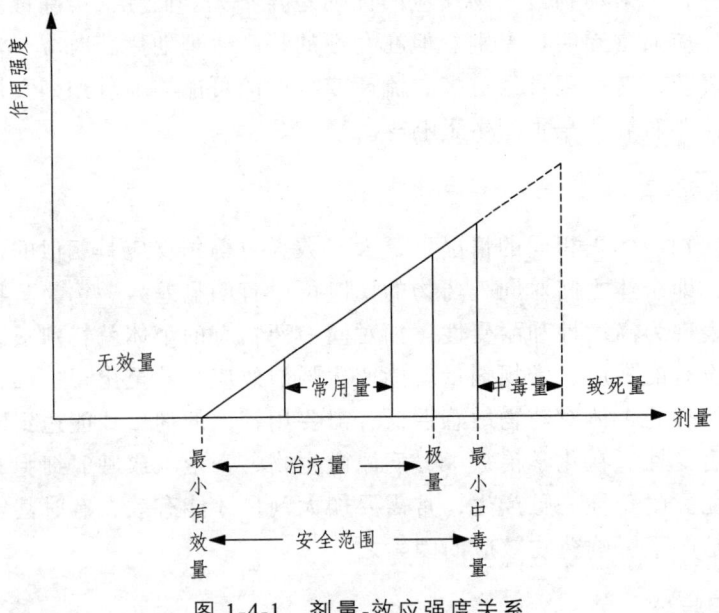

图1-4-1 剂量-效应强度关系

2. 量-效关系中常用术语

（1）最小有效量：开始出现药理效应的最小剂量。

（2）极量：引起最大效应而不发生中毒的剂量。

（3）最小中毒量：大于极量并开始出现毒性反应的剂量。

（4）致死量：能引起死亡的剂量。

（5）治疗量：最小有效量与极量之间的剂量。

（6）常用量：比最小有效量大，而比极量小些，又能保证药物作用的可靠性和安全性的剂量。

3. 药物剂量安全性指标

（1）安全范围：最小有效量到最小中毒量之间的剂量范围。一个药物的安全范围愈大愈好，反之安全范围小的药物则易中毒。

（2）治疗指数（TI）：药物半数致死量与半数有效量的比值，即 $TI = LD_{50}/ED_{50}$。半数有效量（ED_{50}）是指在动物实验中，引起半数动物产生药效的剂量。半数致死量（LD_{50}）是指在动物实验中，能引起半数动物死亡的剂量。一般来说，治疗指数越大药物越安全，但也有例外，例如毒性很低的青霉素，可因引起过敏性休克而危及患者生命，所以只能说治疗指数大的药物相对较安全。

（三）给药方法方面

1. 给药途径

给药途径不同，药物出现作用的快慢和强弱也不同，有时甚至作用性质亦不同，如硫酸镁口服呈现导泻和利胆作用，肌内注射则呈现抗惊厥、降压作用，外用则可消炎去肿。因此，应熟悉各种常用给药途径的特点，以便根据药物性质和病情需要，选择适当的给药途径。

不同给药途径出现吸收作用的快慢顺序依次为：静脉注射＞吸入＞舌下给药＞肌内注射＞皮下注射＞口服＞直肠＞皮肤给药。

2. 给药时间和次数

给药时间有时可影响药物疗效，何时给药可根据具体药物和病情需要而定。一般来说，催眠药应在睡前服；降血糖药胰岛素应在餐前给药；硝酸甘油抗心绞痛的作用是早上强下午弱，故早晨给药更有效；对胃肠道有刺激性的药物宜在饭后服用等。另外，受生物节律影响的药物则应按其节律用药，例如，糖皮质激素早上 1 次给药对肾上腺皮质分泌的抑制作用比其他时间给药都要弱。

每日用药的次数除根据病情需要外，药物半衰期是给药间隔的基本参考依据之一。半衰期短的药物，一般每日 3～4 次给药，半衰期较长的药物每日 1～2 次给药，这样可较好地维持有效血药浓度，且不会导致蓄积中毒。

（四）药物的相互作用

两种或两种以上的药物同时或先后应用，称为联合用药或配伍用药。临床联合用药的目的是提高疗效，减少不良反应或延缓病原体耐药性的产生，此种联合用药有协同作用。但配伍不当，也可发生拮抗作用，如硫酸亚铁与四环素类药物联合应用，可在肠道形成络合物，使吸收减少，疗效降低。

三、其他方面

（一）饮食与用药

饮食与药物之间存在相互作用，表现为改变药物的吸收或消除以及药物与饮食的配伍禁忌等。为此，医护人员应该向患者及其家属说明服药期间饮食方面的注意事项，指导合理饮食，以便提高药物疗效。

1. 饮食可影响药物的吸收

有些药物可因食物的性质而增加吸收，提高药效，如酸性食物可促进铁的还原吸收，高脂肪饮食可提高脂溶性维生素 A、D、E 的吸收；但某些药物也可受食物的干扰而降低其吸收，如四环素类抗生素与含钙、镁、铝、铁等金属离子的食物同服，可发生络合沉淀反应而影响其吸收。

2. 饮食改变尿液 pH 对药效的影响

正常尿液呈弱酸性，尿液 pH 改变可影响弱酸、弱碱性药物在肾小管中的解离度以及重吸收，从而改变药物的消除速度，影响药效。临床在泌尿系统感染治疗时，可根据所用药物对尿液 pH 的需要，调整酸、碱性食品的选用。如氨基糖苷类药物、磺胺类药物等在碱性尿液中解离少，杀（抑）菌力强，因此宜多食碱性的素食。

（二）生物节律与用药

人体的生理、生化功能在一日之内有着规律性的变化，如人的体温节律是 17~19 时最高，黎明前 3~5 时最低；又如肾上腺皮质激素分泌是上午 8 时左右最高，而后逐渐下降，至午夜零时达最低值。这种规律性变化可用于指导临床用药，如临床将糖皮质激素采用隔日给药法，即每日上午 8 时顿服，既提高疗效，又减少了不良反应的发生。

任务实践

实验一　给药剂量对药物血药浓度与药物作用的影响

实验目的：观察不同给药剂量对药物血药浓度与药物作用的影响。

实验动物：小鼠 8 只。

药物与器材：药物 A、药物 B（2%水合氯醛溶液）、大烧杯、天平、注射器、鼠笼、试管、离心机、分光光度计。

实验原理：药物剂量的大小决定血药浓度的高低，血药浓度又决定药理效应，因此药物剂量决定药理作用。

实验（一） 将受体药物 A 分别静脉注射 30 mg、100 mg、600 mg、1 200 mg、1 800 mg，测量并比较其血药浓度的变化。

实验（二） 用 2%水合氯醛溶液给甲、乙、丙三组实验小白鼠分别以 0.05 mL/10 g、0.15 mL/10 g、0.5 mL/10 g 进行腹腔注射。观察有无兴奋、竖尾、惊厥，甚至死亡等现象，记录发生的时间，并比较三组小鼠有何不同。

实验过程：

（一）给药剂量对药物血药浓度的影响

实验过程见图 1-4-2。

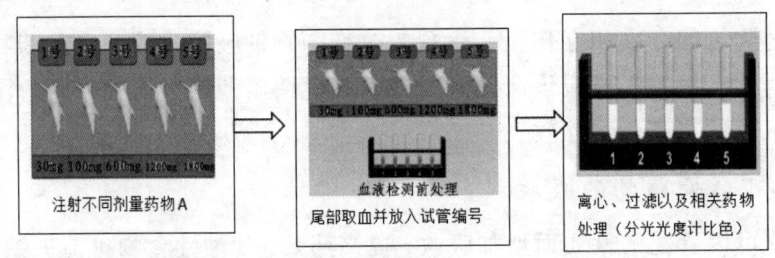

图 1-4-2　给药剂量对药物血药浓度的影响

（二）给药剂量对药物作用的影响

实验过程见图 1-4-3。

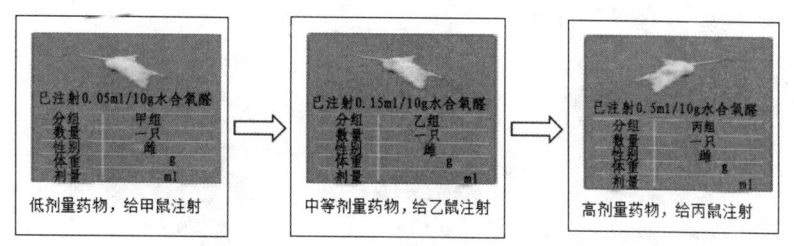

图 1-4-3 不同给药剂量对药物作用的影响

实验结果：

（一）给药剂量对药物血药浓度的影响（表 1-4-2）

表 1-4-2 给药剂量对药物血药浓度的影响

鼠号	1	2	3	4	5
给药剂量	30 mg	100 mg	600 mg	1 200 mg	1 800 mg
血药浓度					

（二）给药剂量对药物作用的影响（表 1-4-3）

表 1-4-3 给药剂量对药物作用的影响

鼠号	体重	给药剂量	用药后反应	发生时间
甲		0.05 mL/10 g		
乙		0.15 mL/10 g		
丙		0.5 mL/10 g		

结果分析：

（1）根据实验观察，给药剂量与血药浓度有何关系？
（2）给药剂量对药物作用的影响如何？
（3）假如你作为护士，在临床用药中应注意什么？
（4）根据实验观察，试说一说药物水合氯醛的作用是什么？

实验二　给药途径对药物作用的影响

实验目的：

（1）观察不同给药途径对药物作用的快慢和强弱的影响。
（2）掌握家兔的捉拿法、肌注和耳缘静脉注射法。

实验动物：家兔二只。

药物与器材：磅秤、注射器、5%异戊巴比妥钠、酒精棉球、生理盐水。

实验原理：不同途径给药，药物起效时间和维持药效时间有明显不同。静脉注射药物可直接进入血液循环，起效快；肌肉注射药物先进入组织液，再进入血液循环，起效较静脉注射慢。实验可观察到家兔耳缘静脉注射戊巴比妥钠后翻正反射消失更快，更快地进入睡眠状态。

实验过程：实验过程见图1-4-4。

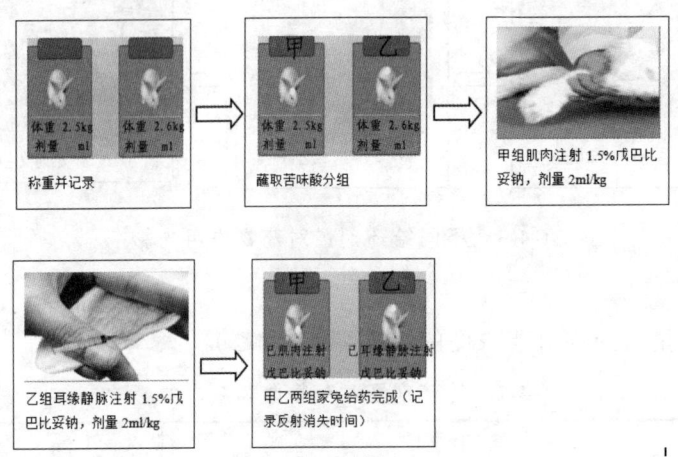

图1-4-4　不同给药途径对药物作用的影响

实验结果：见表1-4-4。

表1-4-4　不同给药途径对药物作用的影响结果

组别	体重	药物和用量	给药途径	翻正反射消失时间	呼吸抑制程度
甲组		1.5%戊巴比妥钠（　　）mL	肌肉注射		
乙组		1.5%戊巴比妥钠（　　）mL	耳缘静脉注射		

结果分析：
（1）根据实验观察，给药途径对药物作用的影响如何？
（2）根据实验观察，试总结药物戊巴比妥钠作用是什么？

任务评价

以小组为单位进行讨论，说说药物作用的影响因素，并即时作出评价。

表1-4-5　项目一　任务四　任务评价

| | 评价内容与标准 | 分值 | 得分 | | | 平均分 |
			自评	互评	教师评	
1	机体方面的影响因素	50				
2	药物方面的影响因素	50				
	合计					

1-4　知识拓展

项目二　抗微生物药　抗寄生虫药

任务一　抗微生物药的概念及其常用术语

 理论基础

抗微生物药是指能抑制或杀灭病原体的药物，一般对人体细胞几乎没有损害，主要包括抗生素、抗真菌药和抗病毒药。

在选用抗微生物药的过程中，要注意机体、病原体和抗微生物药物间的相互作用（见图 2-1-1）。在这三者关系中，病原体的致病能力和机体的抗病能力是一对主要矛盾，并且机体的抗病能力是决定疾病转归的主要内在因素，药物仅是为机体战胜病原体创造的外部条件。因此，既要提高药物对病原体的选择性，又要注意调动机体的抗病能力，以利于药物充分发挥治疗作用和减少不良反应，避免病原体耐药性的产生。

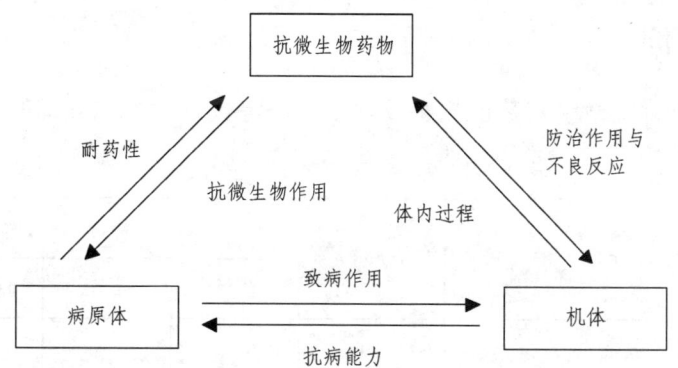

图 2-1-1　抗微生物药物、病原体与机体的相互作用关系

抗微生物药常用的基本概念和常用术语有：

1. 抗生素

由某些微生物（细菌、真菌、放线菌等）产生的，能抑制或杀灭其他微生物的物质。根据来源不同，抗生素可分为天然抗生素和人工合成抗生素两类。

2. 抗菌谱

抗菌谱是指抗菌药物的抗菌范围。窄谱抗菌药指仅作用于单个菌种或某些菌属的药物，如异烟肼仅对结核杆菌有效。广谱抗菌药是指对多种病原微生物有效的药物，如四环素和氯霉素。抗菌药物的抗菌谱是临床选药的基础。

3. 抗菌活性

抗菌活性是指抗菌药物抑制或杀灭病原菌的能力。

4. 抑菌药

抑菌药是指仅能抑制病原菌生长繁殖的药物，如磺胺嘧啶、氯霉素等。

5. 杀菌药

杀菌药是指不仅能抑制而且能杀灭病原菌的药物，如青霉素、链霉素等。

6. 抗菌后效应

抗菌后效应是指当抗菌药物与细菌接触一定时间后，药物浓度逐渐下降，低于最小抑菌浓度或药物全部排出以后，仍然对细菌的生长繁殖继续有抑制作用。

7. 细菌耐药性

耐药性是指病原体对药物的敏感性降低，使药物的抗菌作用减弱或消失的现象。病原体对某种药物耐药后，对于结构或作用近似的药物也可显示出耐药性，称之为交叉耐药，根据程度不同，又分为完全交叉耐药和部分交叉耐药。

 任务评价

以小组为单位对抗微生物药的概念及常用术语等进行讨论，并即时作出评价。

表 2-1-1　项目二　任务一　任务评价

	评价内容与标准	分值	得分			平均分
			自评	互评	教师评	
1	抗生素、抗菌谱的概念	40				
2	抗菌后效应	30				
3	细菌耐药性的概念	30				
	合计					

2-1　知识拓展

任务二 抗生素——β-内酰胺类抗生素药物

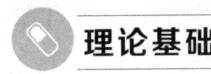

一、青霉素类

β-内酰胺类抗生素系指化学结构中具有β-内酰胺环的一大类抗生素,包括青霉素类、头孢菌素类、其他β-内酰胺类。各种β-内酰胺类抗生素的作用机制均相似,都能抑制细菌胞壁粘肽合成酶,从而阻碍细胞壁粘肽合成,使细菌胞壁缺损,菌体膨胀裂解。

(一)天然青霉素

本类药物的基本化学结构是由母核 6-氨基青霉烷酸(6-APA)及侧链组成。根据来源不同,可以分为天然青霉素和部分合成青霉素两类。

青霉素 G

青霉素 G 又名苄青霉素,是天然青霉素。不产生青霉素酶的金葡菌及多数表葡菌对青霉素敏感,但产生青霉素酶的金葡菌对青霉素高度耐药。

【作用及应用】

(1)抗革兰阳性球菌感染。对化脓性链球菌引起的感染如咽炎、中耳炎、扁桃体炎、蜂窝组织炎、心内膜炎、产后热、猩红热,肺炎链球菌引起的感染如大叶性肺炎、脑膜炎、支气管炎,葡萄球菌的敏感菌引起的感染如疖、痈、脓肿、骨髓炎、败血症等,青霉素常作为首选药。

(2)抗革兰阴性球菌感染。如脑膜炎奈瑟菌感染的脑膜炎,青霉素与磺胺嘧啶并列为首选药。

(3)抗革兰阳性杆菌感染。如破伤风、白喉、气性坏疽等,因青霉素只能杀菌但是不能中和外毒素,故需要与抗毒素药联合使用。

(4)抗螺旋体感染。如梅毒、回归热、钩端螺旋体病等。

(5)抗放线菌感染。如局部肉芽肿样炎症、脓肿、多发性瘘管、肺部感染及脑脓肿等。

【不良反应】

(1)变态反应。这是青霉素最常见的不良反应,在各种药物中居首位,发生率为3%~10%。各种类型的变态反应都可出现,常见的有皮肤过敏(荨麻疹、药疹等)和血清病型反应,停药后可消失。其中过敏性休克最为严重,如治疗不及时可死于呼吸困难和循环衰竭。

(2)赫氏反应。在青霉素治疗梅毒或钩端螺旋体病时可有症状加剧现象,称为赫氏反应,表现为全身不适、寒战、发热、咽痛、胁痛、心跳加快等,同时可有病变加重现象,甚至危及生命。

（3）青霉素脑病。青霉素的毒性很低，其钾盐大量静脉注射时易引起高血钾症、肌内注射疼痛。青霉素鞘内注射一次超过2万单位或快速大剂量静脉推注，可引起以头痛、肌肉震颤、惊厥和昏迷为主要表现的青霉素脑病。

（4）其他。局部注射可发生周围神经炎。大剂量静脉注射应监测血清离子浓度，以防发生高血钠症、高血钾症。

（二）半合成青霉素

常用半合成青霉素药物见表2-2-1。

表2-2-1　常用半合成青霉素药物分类及应用特点

分类及常用药物	特点与应用
耐酸青霉素类 主要有青霉素V、非奈西林	① 耐酸，口服吸收好，但不耐酶 ② 抗菌谱与青霉素相似，抗菌活性不及青霉素 ③ 用于敏感菌所致轻、中度感染，不宜用于严重感染
耐酸耐酶青霉素 主要有苯唑西林、氯唑西林、双氯西林、氟氯西林	① 耐酸，可口服，不能透过血脑屏障 ② 对革兰阳性菌的效力不及青霉素，但对耐青霉素的金葡菌有效 ③ 主要用于耐青霉素的金葡菌感染
广谱耐酸青霉素 主要有氨苄西林、阿莫西林等	① 耐酸，可口服，不耐酶 ② 对革兰阳性及阴性菌都有杀菌作用，对革兰阴性菌有较强的作用，但对绿脓杆菌、肺炎杆菌不敏感 ③ 主要用于百日咳杆菌、大肠杆菌、伤寒杆菌等引起的呼吸道、消化道、泌尿道、肠道感染及伤寒、副伤寒等
广谱抗绿脓杆菌青霉素 主要有羧苄西林、美洛西林、哌拉西林	① 不耐酸，需注射 ② 对绿脓杆菌、变形杆菌敏感，作用强 ③ 用于敏感菌所致腹腔、肺部、尿路、妇科感染及败血症等

二、头孢菌素类

头孢菌素类抗生素是以7-氨基头孢烷酸连接不同侧链而成的半合成抗生素，具有抗菌谱广、杀菌力强、对胃酸及对β-内酰胺酶稳定，过敏反应少等优点。根据其抗菌作用特点及临床应用的不同，可分为四代头孢菌素，常用药物见表2-2-2。

表2-2-2　常用的头孢菌素类抗生素分类及应用特点

分类及常用药物	特点与应用
第一代头孢菌素 主要有头孢噻吩、头孢氨苄、头孢唑啉等	① 对革兰阳性菌（包括耐青霉素的金葡菌）的抗菌作用较第二代强，对革兰阴性菌的作用较差 ② 对青霉素酶稳定，但不及第二代、第三代 ③ 肾毒性较第二代、第三代强 ④ 临床主要用于耐青霉素的金葡菌感染及敏感菌引起的轻、中度的呼吸道、泌尿道感染
第二代头孢菌素 主要有头孢孟多、头孢呋辛等	① 对革兰阳性菌作用与第一代头孢菌素相仿或略差，但对多数革兰阴性菌作用明显增强 ② 对青霉素酶稳定 ③ 肾毒性较第一代小 ④ 主要用于敏感菌所致的呼吸道、胆道、泌尿道感染等

续表

分类及常用药物	特点与应用
第三代头孢菌素 主要头孢噻肟、头孢哌酮、头孢曲松、头孢他啶等	① 对革兰阳性菌的作用不及第一代、第二代头孢菌素，对革兰阴性菌包括肠杆菌属和绿脓杆菌及厌氧菌如脆弱类杆菌均有较强的作用 ② 对青霉素酶更稳定 ③ 对肾基本无毒性 ④ 主要用于敏感菌引起的严重感染，如尿路感染以及危及生命的败血症、脑膜炎、肺炎等严重感染。其中头孢他啶为目前临床应用的抗绿脓杆菌最强的抗生素
第四代头孢菌素 主要有头孢匹罗、头孢吡肟等	① 广谱、高效，对革兰阳性菌和阴性菌有强大的杀灭作用 ② 对青霉素酶稳定性最高 ③ 主要用于难治性感染

三、其他 β-内酰胺类抗生素

其他 β-内酰胺类抗生素还包括：头霉素类（头孢西丁）；氧头孢烯类（拉氧头孢）；碳青霉烯类（亚胺培南）；单环 β-内酰胺类（氨曲南）；β-内酰胺酶抑制剂（克拉维酸、舒巴坦等）。其他常用 β-内酰胺类抗生素见表 2-2-3。

表 2-2-3 其他常用 β-内酰胺类抗生素分类及应用特点

分类及药物	特点及应用
头霉素类 头孢西丁	① 抗菌谱广，对多种 β-内酰胺酶稳定 ② 抗菌谱与抗菌活性与第二代头孢菌素相同，对革兰阳性菌和革兰阴性菌均有较强的杀菌作用 ③ 用于治疗由需氧菌与厌氧菌引起的盆腔、腹腔及妇科的混合感染
氧头孢烯类 拉氧头孢	① 抗菌谱广，对 β-内酰胺酶极稳定 ② 抗菌谱与抗菌活性与第三代头孢菌素相似，对革兰阳性菌和革兰阴性菌及厌氧菌，尤其对脆弱拟杆菌的作用强，血药浓度维持较久 ③ 临床主要用于呼吸道、尿路、妇科感染及脑膜炎、败血症的治疗
碳青霉烯类 亚胺培南	① 具有高效、抗菌谱广、耐酶等特点 ② 在体内易被去氢肽酶水解失活，所用者为本品与脱氢肽酶抑制药西司他丁的合剂（泰能） ③ 临床主要用于敏感菌引起的腹膜炎、肝胆感染、下呼吸道感染、妇科感染以及败血症、骨髓炎、心内膜炎等
单环 β-内酰胺类 氨曲南	① 对需氧革兰阴性菌具有强大杀菌作用，并具有耐酶、低毒、对青霉素等无交叉过敏等优点 ② 可用于青霉素过敏患者，并常作为氨基糖苷类抗生素的替代品使用
β-内酰胺酶抑制剂 克拉维酸（棒酸）、舒巴坦（青霉烷砜）	① 克拉维酸的抗菌活性低，单用无效，常与多种 β-内酰胺类抗生素合用，抗菌作用明显增强，临床使用的药物有奥格门汀（氨菌灵）、泰门汀等 ② 舒巴坦（青霉烷砜）与 β-内酰胺类抗生素合用有明显的协同作用，临床使用药物有优立新、舒巴哌酮等

四、β-内酰胺类抗生素的用药指导及监护流程

β-内酰胺类抗生素的应用流程见图 2-2-1。

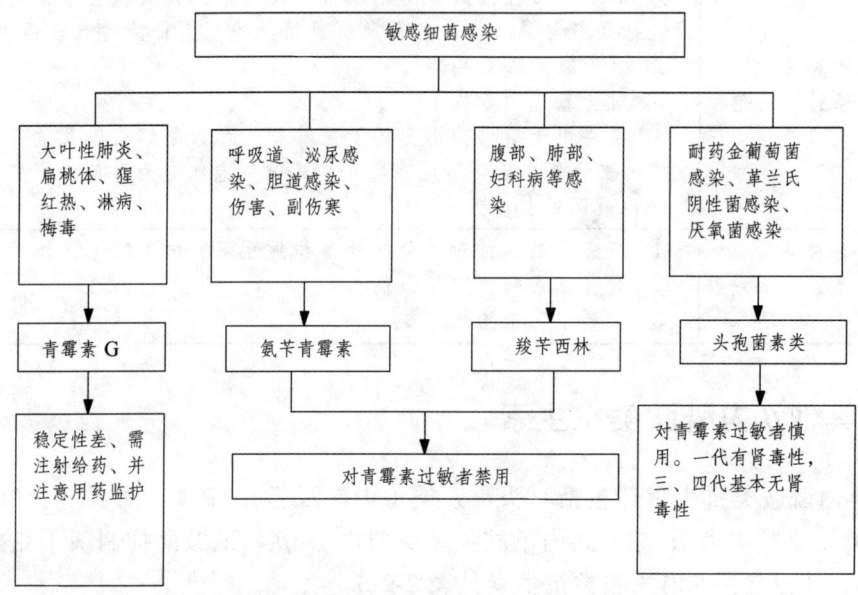

图 2-2-1　常用 β-内酰胺类抗生素的应用流程

β-内酰胺类抗生素的用药监护流程见图 2-2-2。

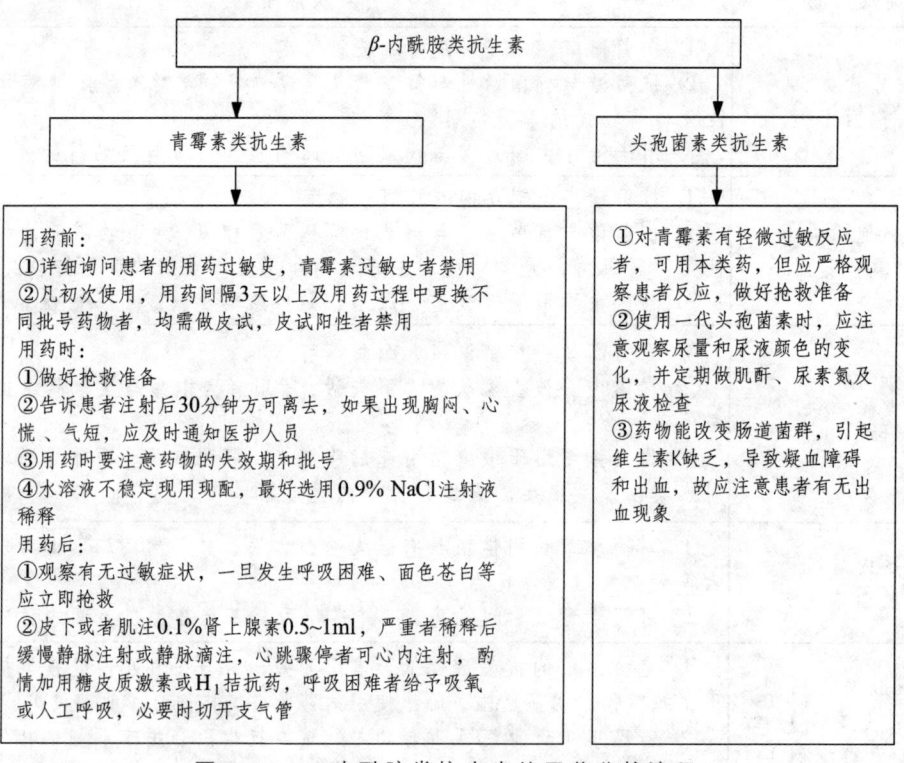

图 2-2-2　β-内酰胺类抗生素的用药监护流程

任务实践

【处方分析】

一位大叶性肺炎病人,发热5日,并出现代谢性酸中毒,医生处方开具以下药物,请问该处方是否合理?说明理由。

处方:青霉素钠注射液　　　　800万U×2
　　　5%碳酸氢钠注射液　　　100 mL×2
　　　10%葡萄糖注射液　　　　250 mL×2

用法:混合,静脉滴注,1次/日。

【案例讨论】

病人王某,25岁,患急性扁桃体炎,医嘱青霉素皮试,皮试5分钟后病人出现胸闷、气急、面色苍白、出冷汗、脉搏细速、血压下降、烦躁。

讨论:

(1)病人可能出现了什么情况?

(2)给出应采取的抢救措施。

任务评价

以小组为单位分角色扮演,模拟体验青霉素用药的监护以及急救。并即时做出评价。

表 2-2-4　项目二　任务二　任务评价

	评价内容与标准		分值	得分			平均分
				自评	互评	教师评	
1	药物护理	用药前	20				
2		用药中	20				
3		用药后	30				
4	沟通能力		10				
5	扮演能力		10				
6	态度表现		10				
		合计					

2-2　知识拓展

任务三　其他抗生素类药物

理论基础

一、大环内酯类

大环内酯类抗生素是一类具有14、15或16元内酯环的抗生素，其抗菌机制主要是抑制细菌蛋白质合成。本类药物疗效肯定，无严重不良反应，常用作需氧G^+菌、G^-球菌和厌氧球菌等感染的首选药，以及对β-内酰胺类抗生素过敏患者的替代品。目前使用的有红霉素、乙酰螺旋霉素、克拉霉素、阿奇霉素等。

（一）常用药物

红霉素

红霉素从链丝菌分离而得。

【抗菌作用】

红霉素对革兰阳性细菌有强大抗菌作用，革兰阴性菌如脑膜炎球菌、淋球菌、流感杆菌、百日咳杆菌、布氏杆菌等及军团菌对红霉素也都高度敏感。红霉素对某些螺旋体、肺炎支原体及螺杆菌也有抑制作用。金葡菌对红霉素可产生耐药性，大环内酯类抗生素之间有部分交叉耐药性。

【临床应用】

红霉素主要用于治疗耐青霉素的金葡菌感染和青霉素过敏患者。它效力不及青霉素，且易产生耐药性，但停药数月后，又可恢复其敏感性。红霉素是白喉带菌者、支原体肺炎、沙眼衣原体所致婴儿肺炎及结肠炎、弯曲杆菌所致败血症或肠炎及军团病的首选药。

【不良反应】

口服大剂量可出现胃肠道反应。依托红霉素或琥乙红霉素可引起肝损害，如转氨酶升高、肝大及胆汁瘀积性黄疸等，一般于停药后数日可恢复。口服红霉素也可出现伪膜性肠炎，静脉滴注其乳糖酸盐可引起血栓性静脉炎。

（二）其他常用大环内酯类抗生素（表 2-3-1）

表 2-3-1　其他常用大环内酯类抗生素特点及应用

药物	特点及应用
乙酰螺旋霉素	① 抗菌作用与红霉素相似而较弱，体外抗菌作用低于红霉素，但体内作用较强 ② 主要用于防治革兰阳性菌引起的呼吸道和软组织感染 ③ 不良反应较红霉素轻
克拉霉素	① 抗菌作用与红霉素相似而较强，维持时间长 ② 用于敏感菌所致的呼吸道、皮肤和软组织感染 ③ 不良反应与红霉素相似而较轻
阿奇霉素	① 口服、长效、生物利用度高，抗菌谱和红霉素相似，抗菌活性较强 ② 主要用于敏感菌所致的呼吸道、皮肤和软组织感染 ③ 不良反应发生率较红霉素低，有胃肠道反应以及偶见肝功能异常，对大环内酯类过敏者禁用
罗红霉素	① 对胃酸稳定，空腹吸收好，生物利用度高。抗菌谱与红霉素相似，对肺炎支原体、衣原体作用较强 ② 主要用于敏感菌所致的呼吸道、泌尿生殖道、皮肤软组织及耳鼻喉部位感染 ③ 不良反应少，以胃肠道反应为主，偶见皮疹、皮肤瘙痒、头痛、头晕等

（三）大环内酯类抗生素药物的用药指导及监护流程

以红霉素为例，大环内酯类抗生素药物的用药指导及监护流程见图 2-3-1。

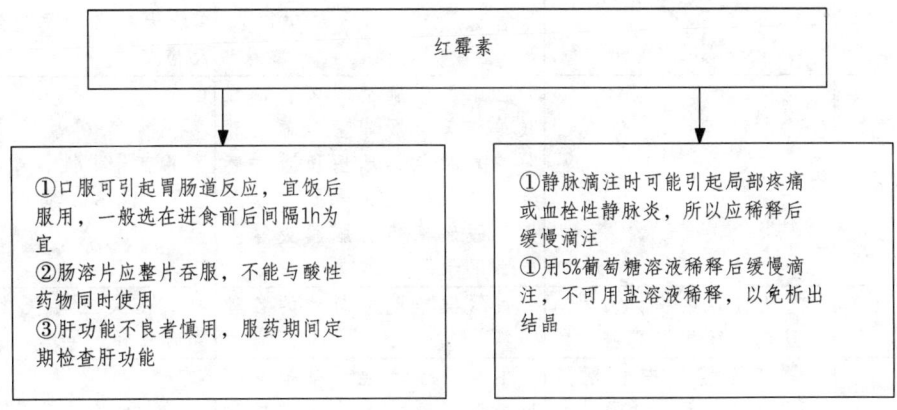

图 2-3-1　红霉素的用药指导及监护流程

二、氨基糖苷类

氨基糖苷类抗生素包括链霉素、卡那霉素、妥布霉素、巴龙霉素、大观霉素、核糖霉素、新霉素、庆大霉素、阿米卡星、地贝卡星等。该类药物抗菌机制主要是抑制细菌蛋白质合成。

（一）氨基糖苷类抗生素的共性

（1）本类药物具有口服难吸收的特点，通常用于治疗消化道感染、肠道术前准备、肝昏迷用药等。同服碳酸氢钠，可以碱化血液及尿液，增强抗菌活性。

（2）本类药物主要用于敏感需氧革兰阴性杆菌所致的全身感染。如脑膜炎、呼吸道、泌尿道、皮肤软组织、胃肠道、烧伤、创伤及骨关节感染等。

（3）本类药物之间有部分或完全交叉耐药性。

（4）本类药物的主要不良反应有以下几类。① 耳毒性：包括前庭神经和耳蜗听神经损伤。前庭神经功能损伤表现为头昏、视力减退、眼球震颤、眩晕、恶心、呕吐和共济失调。耳蜗听神经功能损伤表现为耳鸣、听力减退和永久性耳聋。② 肾毒性：通常表现为蛋白尿、管型尿、血尿等，严重时可导致无尿、氮质血症和肾衰。③ 神经肌肉麻痹：出现心肌抑制、血压下降、肢体瘫痪和呼吸衰竭等现象。④ 过敏反应：皮疹、发热、血管神经性水肿、口周发麻等常见。

（二）氨基糖苷类常用药物（表2-3-2）

表2-3-2　氨基糖苷类常用药物作用比较

药物	抗菌作用特点	主要临床应用	主要不良反应
链霉素	抗革兰阴性杆菌，杀菌，对结核杆菌有效	临床用于抗结核病，对土拉菌病和鼠疫有特效，常作为首选	可引起过敏性休克，其发生率仅次于青霉素；可引起听力损害、神经肌肉麻痹等；大剂量可发生急性毒性反应
庆大霉素	可对抗杀灭多数革兰阴性杆菌，尤其对铜绿假单胞菌作用较强	临床用于肺炎球菌、铜绿假单胞菌、肠球菌、葡萄球菌或草绿色链球菌所致的感染，如败血症、骨髓炎、肺炎、腹腔感染、脑膜炎等。口服用于肠道感染	可有肾毒性、耳毒性、神经肌肉麻痹，偶有过敏反应
妥布霉素	与庆大霉素相似，对铜绿假单胞菌作用更强	铜绿假单胞菌所致的各种感染	不良反应与庆大霉素相似而较轻
阿米卡星	氨基糖苷类中抗菌谱最广的抗生素，对肠道革兰阴性杆菌和铜绿假单胞菌所产生的多种灭活酶稳定	主要用于其他氨基糖苷类耐药菌所致的感染，常作为首选药，尤其是铜绿假单胞菌、金黄色葡萄球菌所致的感染，结核病等	不良反应发生率低，但听力损害较常见，可致二重感染，偶见过敏反应
奈替米星	与庆大霉素基本相似	敏感菌引起的泌尿道、肠道、呼吸道、皮肤软组织等感染	耳毒性和肾毒性较小
大观霉素	对淋病奈瑟菌有高度抗菌活性	仅用于对青霉素、四环素耐药或对青霉素过敏的淋病患者	仅供肌内注射，不得静脉给药

（三）氨基糖苷类抗生素药物的用药指导及监护流程（图 2-3-2）

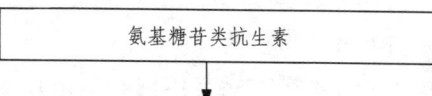

图 2-3-2　氨基糖苷类抗生素的用药指导及监护流程

三、四环素类

四环素类为广谱抗生素，有四环素、土霉素、多西环素等。本类药物能够特异性地抑制细菌蛋白质的合成，属于快速抑菌剂。

（一）常用药物

四环素与土霉素

四环素和土霉素由于耐药菌株日益增多，疗效不够理想，副作用较多，临床上已经基本上被多西环素代替。

食物或其他药物中的 Fe^{3+}、Ca^{2+}、Mg^{2+}、Al^{3+} 等金属离子与四环素络合而减少其吸收。碱性药物、H_2 受体阻断药、抗酸药可降低四环素的溶解度，减少其吸收。酸性药物如维生素 C 则促进四环素的吸收。

【作用及用途】

对立克次体感染、支原体感染有效。对革兰阳性菌和阴性菌感染，百日咳、痢疾、肺炎杆菌所致的尿道、呼吸道与胆道感染也有效。但对病毒、真菌、绿脓杆菌无作用。

【不良反应】

（1）胃肠道反应：本类药物口服后可直接刺激胃肠道而引起恶心、呕吐、上腹不适、腹胀、腹泻等症状，尤以土霉素多见，与食物同服可以减轻症状。

（2）二重感染：长期应用广谱抗生素抗感染时，使敏感菌受到抑制，而不敏感菌乘机在体内繁殖生长所造成的感染，称为二重感染，又称菌群交替症。常见的四环素类二重感染症状有两类：一是真菌病，致病菌以白色念珠菌最多见，表现为口腔鹅口疮、肠炎，可用抗真菌药治疗；二是葡萄球菌引起的假膜性肠炎，此时葡萄球菌可产生强烈的外毒素，引起肠壁坏死、体液渗出、剧烈腹泻，导致失水或休克等症状，有死亡危险。此种情况必须停药并口服万古霉素。

（3）对骨、牙生长的影响：四环素类能与体内新形成的骨、牙中所沉积的钙相结合。妊娠五个月以上的妇女服用这类抗生素，可使出生的幼儿乳牙釉质发育不全并出现黄色沉积，引起畸形或生长抑制。

（4）其他：长期大量口服或静脉给予（每日超过 1~2 g）四环素类抗生素可造成严重肝脏损害，也能加剧原有的肾功能不全，影响氨基酸代谢而增加氮质血症。此外，四环素类抗生素还可引起药热和皮疹等过敏反应。

（二）其他常用四环素类广谱抗生素

多西环素为临床上常用的四环素类抗菌药物，又名强力霉素。其抗菌谱和四环素相似，但抗菌作用强 2~10 倍，且对土霉素、四环素的耐药金葡菌有效。临床主要用于呼吸道感染，如老年慢性气管炎、肺炎、麻疹肺炎，也用于泌尿道感染及胆道感染等。对肾功能不良患者的肾外感染也可使用。对产肠毒素大肠杆菌所致的腹泻也有效，但宜慎用。

常见的不良反应有胃肠道刺激性反应，如恶心、呕吐、腹泻、舌炎、口腔炎及肛门炎等，宜饭后服药。皮疹及二重感染少见。在静脉注射过程中可出现舌头麻木及口内特殊气味，个别可有呕吐。

（三）四环素类广谱抗生素药物的用药指导及监护流程（图2-3-3）

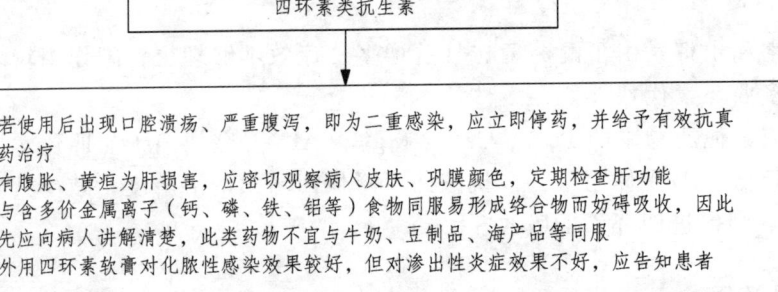

图 2-3-3 四环素类抗生素的用药指导及监护流程

四、氯霉素类

（一）常用药物

氯霉素

氯霉素是由委内瑞拉链丝菌产生的抗生素。主要经肝代谢，少量以原型药物形式经肾排泄。

【抗菌作用】

氯霉素对革兰阳性、阴性细菌均有抑制作用,且对后者的作用较强。其中对伤寒杆菌、流感杆菌、副流感杆菌和百日咳杆菌的作用比其他抗生素强,对立克次体感染如斑疹伤寒也有效,但对革兰阳性球菌的作用不及青霉素和四环素。

各种细菌都能对氯霉素发生耐药性,其中以大肠杆菌、痢疾杆菌、变形杆菌等较为多见,伤寒杆菌及葡萄球菌较少见。

【临床应用】

氯霉素曾广泛用于治疗各种敏感菌感染,后因对造血系统有严重不良反应,故对其临床应用现已做出严格控制。可用于有特效作用的伤寒、副伤寒和立克次体病等及敏感菌所致的严重感染。氯霉素在脑脊液中浓度较高,也常用于治疗其他药物疗效较差的脑膜炎患者。

【不良反应】

(1)抑制骨髓造血机能是氯霉素最严重的不良反应。症状有两类:一为可逆的各类血细胞减少,其中粒细胞首先下降,这一反应与剂量和疗程有关。一旦发现,应及时停药,可以恢复。二是不可逆的再生障碍性贫血,虽然少见,但死亡率高。此反应属于变态反应与剂量疗程无直接关系。

(2)"灰婴综合征"。新生儿与早产儿大剂量使用氯霉素时,容易引起恶心、呕吐、腹胀、腹泻、发绀、血压进行性下降,甚至出现呼吸、循环衰竭而导致死亡,称之为"灰婴综合征"。这是由于新生儿与早产儿的肝发育不全,排泄能力差,使氯霉素的代谢、解毒过程受限制,导致药物在体内蓄积。因此,早产儿及出生两周以下新生儿应避免使用。

(3)氯霉素也可产生胃肠道反应和二重感染。此外,少数患者可出现皮疹及血管神经性水肿等过敏反应,但都比较轻微。

(二)氯霉素的用药指导及监护流程(图2-3-4)

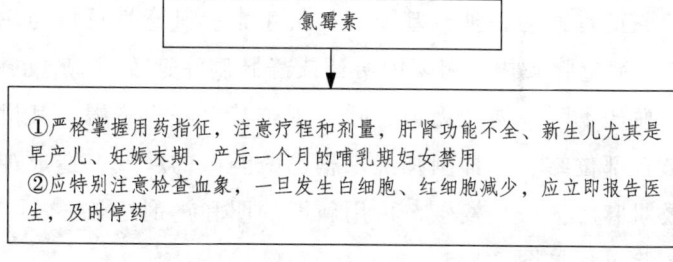

图 2-3-4 氯霉素的用药指导及监护流程

五、其他类常用抗生素（表 2-3-3）

表 2-3-3　其他类常用抗生素

分类及药物	特点与应用
林可霉素类 林可霉素、克林霉素	① 林可霉素和克林霉素对耐药金葡菌、溶血性链球菌、草绿色链球菌、肺炎球菌及大多数厌氧菌都有良好抗菌作用 ② 临床主要用于急、慢性敏感菌引起的骨及关节感染，也可用于治疗厌氧菌引起的感染 ③ 口服或注射均可引起胃肠道反应
万古霉素类 万古霉素、去甲万古霉素	① 两药对革兰阳性菌有强大杀菌作用 ② 主要用于治疗耐青霉素金色葡萄球菌引起的严重感染，如败血症、肺炎、心内膜炎、结肠炎及其他抗生素尤其是克林霉素引起的假膜性肠炎 ③ 不良反应有耳、肾严重毒性及过敏反应
多粘菌素类 多粘菌素B、多粘菌素E	① 本类药物能够杀灭多数革兰阴性杆菌 ② 主要用于局部治疗敏感菌引起的眼、耳、皮肤、黏膜感染及烧伤后铜绿假单胞菌感染 ③ 不良反应主要有肾损害及神经系统毒性

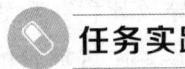 任务实践

【实验】

硫酸链霉素的毒性反应及氯化钙的拮抗作用

实验目的：观察硫酸链霉素的毒性反应及氯化钙对其毒性反应的对抗作用。

实验动物：豚鼠 2 只，每只体重 300 g 左右。

药物与器材：1 mL 注射器 2 个、25%硫酸链霉素溶液、5%氯化钙溶液。

实验原理：硫酸链霉素为一种氨基糖苷类抗生素。其毒性反应与用药剂量和给药途径有关，最常见于大剂量腹膜内、胸膜内给药或静脉滴注速度过快，也偶见于肌内注射，表现为心脏抑制、血压下降、四肢无力、呼吸困难甚至呼吸衰竭。其机理可能是由于药物与突触前膜钙结合部位结合，抑制神经末梢乙酰胆碱的释放，造成神经肌肉接头处传递阻断，引起呼吸肌麻痹。一旦发生，可用新斯的明和钙剂抢救。

实验过程：实验过程见图 2-3-5。

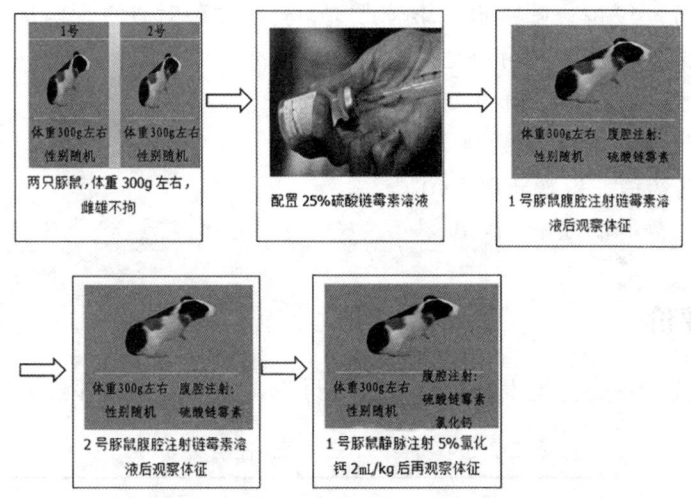

图 2-3-5　豚鼠分别注射链霉素及氯化钙的反应

实验结果：将实验结果填入表 2-3-4。

表 2-3-4　豚鼠分别注射链霉素及氯化钙的反应结果

动物	观察时间	呼吸情况	体位与步态	四肢肌张力
1号	用药前			
	用链霉素后			
	用氯化钙后			
2号	用药前			
	用链霉素后			

结果讨论：

（1）分析链霉素急性中毒反应症状及其防治措施。

（2）氯化钙为什么可以缓解链霉素急性中毒反应？

（3）通过实验观察，讨论护士在临床用药中应注意的问题。

【处方分析】

（1）李某，男，51岁。因心力衰竭、肾功能不全、尿少入院，合并泌尿系统感染。医生开处方如下，请分析该处方用药是否合理，为什么？

处方：

① 硫酸庆大霉素注射液 8 万 U×6

用法：8 万 U/次，2 次/d，肌内注射

② 5%葡萄糖氯化钠注射液 500 mL

　　呋塞米注射液 20 mg

用法：静脉滴注，1 次/d

（2）黄某，男，49岁，呼吸道感染较严重，药敏试验对青霉素与庆大霉素敏感。医生开处方如下，请分析该处方用药是否合理，为什么？

处方：青霉素钠注射液 320 万 U

　　　硫酸庆大霉素注射液 24 万 U×3

　　　10%葡萄糖注射液 1 000 mL

用法：混合，静脉滴注，1 次/d

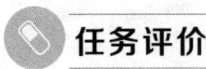 任务评价

以小组为单位对各类抗生素药物特点进行讨论，并即时作出评价。

表 2-3-5　项目二　任务三　任务评价

	评价内容与标准	分值	得分			平均分
			自评	互评	教师评	
1	大环内酯类药物特点	30				
2	氨基糖苷类药物特点	30				
3	四环素类药物特点	20				
4	氯霉素类药物特点	10				
5	其他抗生素种类药物特点	10				
	合计					

2-3　知识拓展

任务四　合成抗菌药

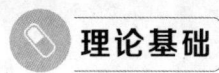 理论基础

一、喹诺酮类

喹诺酮类药物目前发展迅速，临床使用广泛。

(一)喹诺酮类药物的作用及临床应用特点(见表 2-4-1)

表 2-4-1　常用喹诺酮类药物的作用及临床应用特点

分类及常用药物	抗菌作用特点与应用	主要不良反应与注意事项
第一代药物 萘啶酸	只对部分革兰氏阴性菌有效,因疗效不佳,现已不用	① 消化道反应:少数人可出现恶心、呕吐、食欲减退等。有胃溃疡史者禁用 ② 中枢神经系统反应:表现为头痛、头晕、烦躁、焦虑等,有癫痫病史的患者禁用 ③ 关节样症状:对幼年动物可引起软骨组织损害,故不宜用于妊娠期妇女和骨骼系统未发育完全的小儿。药物可分泌于乳汁,乳妇应用时应停止哺乳 ④ 过敏反应:有些患者出现皮疹、瘙痒等过敏反应,严重者可致过敏性休克。也可诱发光敏性皮炎 ⑤ 其他:大剂量或长期使用时可出现转氨酶升高、周围神经刺激症状,静脉给药可引起局部刺激,肾功能损害、脉管炎等
第二代药物 吡哌酸	抗菌谱较第一代有所扩大,但只对革兰氏阴性杆菌有抗菌作用,临床用于治疗敏感菌所致消化道和泌尿道感染	
第三代药物 诺氟沙星(氟哌酸)、培氟沙星、环丙沙星、氧氟沙星、左氧氟沙星等	① 抗菌谱广、活性强,尤其对革兰氏阴性杆菌如铜绿假单胞菌、大肠埃希菌、伤寒杆菌、副伤寒杆菌、流感嗜血杆菌、军团菌及革兰氏阴性球菌如淋病奈瑟菌等均有强大的抗菌作用;对革兰氏阳性球菌如金黄色葡萄球菌、肺炎链球菌等以及厌氧菌也有较强的抗菌作用;某些品种对结核杆菌、支原体、衣原体也有作用 ② 用于治疗各种敏感菌所致的泌尿生殖系统、呼吸系统、消化系统、前列腺炎、淋病、皮肤软组织感染及眼、耳、鼻、喉和创面感染等;药物在骨组织中浓度高,也常用于急、慢性骨髓炎和化脓性关节炎;伤寒杆菌、副伤寒杆菌对本类药物敏感,可作为治疗伤寒的首选药物	
第四代药物 加替沙星、莫西沙星等	抗菌谱更广、活性更强。除保留三代药物对革兰氏阴性菌的良好抗菌特性外,对革兰氏阳性菌、支原体、衣原体、嗜肺军团菌、结合分枝杆菌的杀菌作用进一步增强,并显著提高了对厌氧菌的抗菌活性	

(二)喹诺酮类药物的用药指导及监护流程(图 2-4-1)

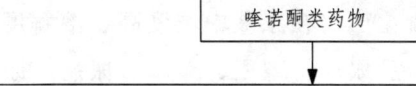

①用药前应询问过敏史,如发现过敏症状,应立即停药。用药期间应避免日光照射

②用药后注意患者是否出现关节样症状

③本类药物主要通过肾排泄,肾功能不全者应减量使用,并应嘱咐病人多饮水,以加速药物的消除,减少毒性反应的发生

④不宜与非糖皮质激素抗炎药并用,避免加重中枢的毒性反应

图 2-4-1　喹诺酮类药物的用药指导及监护流程

二、磺胺类药

磺胺类药是20世纪30年代发现的能有效防治全身性细菌性感染的第一类化疗药物,随着60年代抗菌增效剂甲氧苄啶(TMP)的问世,磺胺药的抗菌范围明显扩大,临床疗效进一步提高。

(一)常用磺胺类药物的作用及临床应用特点

【抗菌作用】

磺胺类药抗菌谱广,属于慢效抑菌药,对大多数革兰阳性菌和阴性菌均有抑制作用,如对脑膜炎奈瑟菌、化脓性链球菌、肺炎链球菌、痢疾志贺菌敏感;对鼠疫杆菌、大肠杆菌、葡萄球菌、流感嗜血杆菌较敏感;对沙眼衣原体、放线菌也有抑制作用。此外,磺胺甲噁唑对伤寒沙门菌,磺胺嘧啶银和磺胺米隆对铜绿假单胞菌等均有较强的抑制作用。细菌对磺胺类药物易耐药且有交叉耐药性。

【药物特点及应用】

磺胺甲噁唑(SMZ) 口服易吸收,血浆蛋白结合率高,抗菌作用较强,尿中浓度较高,适用于治疗大肠埃希菌等敏感菌诱发的泌尿道感染。

磺胺嘧啶(SD) 口服易吸收,容易透过血脑屏障,在脑脊液中浓度高,是预防和治疗流行性脑脊髓膜炎的首选药。

柳氮磺吡啶 口服吸收较少,本身无抗菌活性,在肠道分解成磺胺吡啶和5-氨基水杨酸盐,可发挥抗菌、抗炎和免疫抑制作用。主要用于治疗溃疡性结肠炎。

磺胺嘧啶银(SD-Ag) 能发挥SD及硝酸银两者的作用,抗菌谱广,对绿脓杆菌抑制作用强大,硝酸银尚有收敛作用,能促进创面的愈合。适用于烧伤烫伤患者。

【不良反应】

(1)肾损害:由于磺胺及其乙酰化产物在尿液中浓度高、溶解度低,故在酸性尿液中易析出结晶,损伤肾小管,引起结晶尿、管型尿、血尿、尿痛、尿闭等。

(2)造血系统反应:可见粒细胞减少、血小板减少、再生障碍性贫血等,与骨髓抑制有关或过敏反应有关。先天性葡萄糖-6-磷酸脱氢酶缺乏症患者,使用此类药物可致急性溶血性贫血。

(3)过敏反应:可见皮疹、发热及剥脱性皮炎等,一旦发生应停药,严重者宜用糖皮质激素治疗。磺胺类药之间有交叉过敏现象。

(4)其他:可引起恶心、呕吐、眩晕、头痛、精神不振及全身乏力等,服药期间应避免高空作业和驾驶。

（二）磺胺类药物的用药指导及监护流程（图 2-4-2）

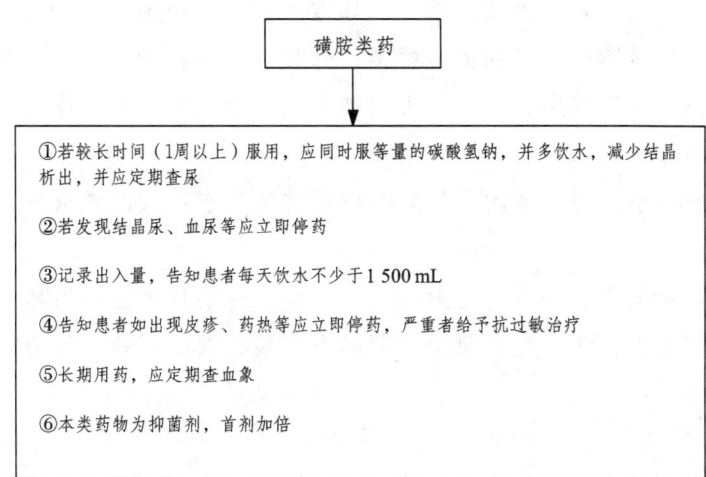

图 2-4-2　磺胺类药物的用药指导及监护流程

三、甲氧苄啶

甲氧苄啶（TMP）又名磺胺增效剂，抗菌谱和磺胺药相似，对多种革兰阳性和阴性细菌均有效。单用易引起细菌耐药性。

TMP 的抗菌作用机制是抑制细菌二氢叶酸还原酶，使二氢叶酸不能还原成氢叶酸，从而阻止细菌核酸的合成。因此，它与磺胺药合用时，可使细菌的叶酸代谢受到双重阻断，使磺胺药的抗菌作用增强数倍至数十倍，甚至呈现杀菌作用，并且可减少耐药菌株的产生。TMP 还可增强多种抗生素的抗菌作用。SMZ 和 TMP 组成的复方新诺明，主要用于呼吸道、肠道及尿路感染，对伤寒、副伤寒的疗效不低于氨苄西林。

TMP 毒性较小，偶见恶心、呕吐、皮疹等。大剂量长期用药可致轻度可逆性血象变化如白细胞减少、巨幼红细胞性贫血等，故应注意查血象，必要时可以补充亚叶酸钙治疗。TMP 可能致畸，孕妇禁用。

四、硝基咪唑类

硝基咪唑类是人工合成的咪唑衍生物，包括甲硝唑、替硝唑、奥硝唑等。它们能抑制敏感菌 DNA 的合成，达到杀菌的目的。

甲硝唑

口服吸收迅速而完全，2~3 h 即达到有效浓度，部分经肝转化，原型药物和代谢产物经肾排泄，可使尿液呈红棕色。

【作用及用途】

（1）抗厌氧菌：用于各种厌氧菌感染，如败血症、心内膜炎、脓胸、肺脓肿、腹腔感染、盆腔感染、妇科感染、骨和关节感染、脑膜炎、脑脓肿、皮肤软组织感染、幽门螺杆菌相关胃炎或消化性溃疡、牙周感染及加德纳阴道炎等。也可作为某些污染的预防用药，如结肠直肠择期手术等。

（2）抗阿米巴原虫：对肠道内外的阿米巴滋养体均有强大的杀灭作用，是治疗阿米巴病的首选药。

（3）抗滴虫：对阴道滴虫具有强大的杀灭作用，是治疗阴道滴虫病的首选药。

（4）抗贾第鞭毛虫：该药是目前治疗贾第虫病最有效的药物，治愈率达到90%。

【不良反应】

（1）消化道反应：表现为恶心、食欲减退、呕吐、腹泻、腹部不适、味觉改变、口干、口腔金属味等，一般停药后可自行消失。

（2）神经系统症状：可出现头痛、眩晕、晕厥、感觉异常、肢体麻木、共济失调和精神错乱等。某些病例长期用药时可产生持续周围神经病变。

（3）过敏反应：可出现皮疹、荨麻疹、瘙痒等，停药后一般可自行恢复。

（4）其他：可出现发热、阴道念珠菌感染、膀胱炎、排尿困难、尿液颜色发黑等，均为可逆性，停药后可自行恢复。

五、硝基呋喃类

本类药物抗菌谱广，且不易产生耐药性，主要用于治疗尿路感染。

呋喃妥因（呋喃坦啶）对大肠杆菌、金色葡萄球菌、表葡萄球菌、腐生葡萄球菌和肠球菌属均具抗菌作用。该药口服吸收迅速而完全，血药浓度很低，不适用于全身感染的治疗，主要用于敏感菌所致的急性肾炎、肾盂肾炎、膀胱炎、前列腺炎、尿道炎等尿路感染。酸化尿液可增强其抗菌活性。消化道反应较常见，剂量过大或肾功能不全者可引起严重的周围神经炎。偶见过敏反应。

呋喃唑酮（痢特灵）体外对沙门菌属、志贺菌属、大肠杆菌、肠杆菌属、金色葡萄球菌、粪肠球菌、霍乱弧菌和弯曲菌属均有抗菌作用。该药口服吸收少，肠内浓度高，主要用于肠炎和菌痢，也可用于尿路感染、伤寒、副伤寒和霍乱。

任务评价

以小组为单位对喹诺酮类、磺胺类、硝基咪唑类药物的不良反应与用药监护等内容进行讨论，并即时作出评价。

表 2-4-2　项目二　任务四　任务评价

	评价内容与标准	分值	得分			平均分
			自评	互评	教师评	
1	喹诺酮类药物的主要不良反应与用药监护	40				
2	磺胺类药物的主要不良反应与用药监护	40				
3	硝基咪唑类药物的主要作用	20				
	合计					

  任务实践

【处方分析】

王某，女，41岁。患有呼吸道感染，医生开处方如下。请问该处方用药是否合理？为什么？

处方：

① 复方新诺明片 0.48 g×20

用法：一次1片，一日2次，首剂2片。

② 碳酸氢钠 0.5 g×2

用法：一次0.5 g，1日2次，首剂1 g。

2-4　知识拓展

任务五　抗结核病药

  理论基础

抗结核药是能抑制或杀灭结核分枝杆菌、预防和治疗结核病的药物。临床上将抗结核药中疗效高、不良反应少、患者较易接受的如异烟肼、利福平、乙胺丁醇、吡嗪酰胺、链霉素等，列为"一线药"。其余为"二线药"，如对氨基水杨酸钠等，抗菌作用弱，毒性较大，仅用于细菌对"一线药"耐药时。

一、常用抗结核病药

异烟肼

口服吸收快而完全,分布广,穿透力强,容易透过血脑屏障和浆膜腔,可进入巨噬细胞、干酪组织和肺空洞病灶中,主要在肝内被乙酰化而失活。代谢产物和部分原型药物从尿中排泄。

【作用及应用】

异烟肼对结核杆菌有高度选择性,抗菌力强,低浓度即可抑菌,较高浓度对繁殖期细菌有杀菌作用。单用时结核杆菌易产生耐药性,与其他抗结核药联用可延缓耐药性产生,彼此间无交叉耐药性。

异烟肼是治疗结核病的首选药,适用于各种类型的结核病,除早期轻症肺结核或预防应用外,均宜与其他第一线抗结核药联合应用。

【不良反应】

(1)神经系统毒性:周围神经炎系继发于维生素B_6缺乏,多见于营养不良及慢乙酰化型患者,表现为手、脚震颤、麻木等。中枢神经系统毒性反应常因用药过量所致,可出现昏迷、惊厥、神经错乱,偶见有中毒性脑病或中毒性精神病。因而有癫痫、嗜酒、精神病病史者慎用。

(2)肝毒性:以35岁以上及快代谢型患者较多见,可有暂时性转氨酶值升高。用药时应定期检查肝功能,肝病患者慎用。

二、其他常用抗结核病药(见表2-5-1)

表2-5-1 其他常用抗结核病药主要特点以及不良反应

药物	主要特点	不良反应
利福平	① 利福平有广谱抗菌作用,对结核杆菌、麻风杆菌和革兰阳性球菌特别是耐药性金葡菌都有强大的杀灭作用 ② 利福平易产生耐药性,故不宜单用,常与异烟肼、乙胺丁醇等合用,可以发挥协同作用,并能延缓耐药性的产生	① 胃肠道反应 ② 肝毒性,少数病人可见肝脏损害而出现黄疸 ③ 流感综合征:大剂量间歇使用时,可诱发发热、寒战、头痛、肌肉酸痛等类似感冒的症状
乙胺丁醇	① 对细胞内、外结核杆菌有较强杀菌作用。对链霉素或异烟肼等有耐药性的结核杆菌,本药仍有效。 ② 主要与利福平或异烟肼等合用	视神经炎是最重要的毒性反应,多发生在服药后2~6月内,表现为视力下降、视野缩小,出现中央及周围盲点
链霉素	① 为抑菌剂,作用较弱 ② 主要与利福平或异烟肼等合用	耳毒性、肾毒性,疗程不宜过长
吡嗪酰胺	结核菌对吡嗪酰胺易产生耐药性,但与其他抗结核药无交叉耐药	常见肝毒性与关节痛等不良反应,低剂量、短疗程可明显减轻此反应
对氨水杨酸	① 对结核杆菌只有抑菌作用,为"二线药物" ② 引起耐药性缓慢,常与其他抗结核病药合用,延缓耐药性的发生	最常见的不良反应为恶心、呕吐、厌食、腹痛及腹泻。饭后服药或加服抗酸药可以减轻反应

三、常用抗结核病药的临床应用原则

（一）早期用药

结核病变早期主要是渗出性炎症反应，病灶局部血液循环没有明显障碍，药物容易渗入而发挥抗菌作用。

（二）联合用药

为了延缓耐药性的产生、提高疗效、降低毒性，一般在异烟肼的基础上加用其他的敏感抗结核病药。

（三）规律用药

由于结核病是慢性病，需长期用药。治疗不规则，疗程不足易产生耐药性或复发。目前提倡采用 6~9 个月的短疗程法。

（四）适　量

药量不足，组织内药物难以达到有效浓度，且易诱发细菌耐药性使治疗失败；药物剂量过大则容易产生严重不良反应而使治疗难以继续。

四、抗结核病药的用药指导及监护流程（图 2-5-1）

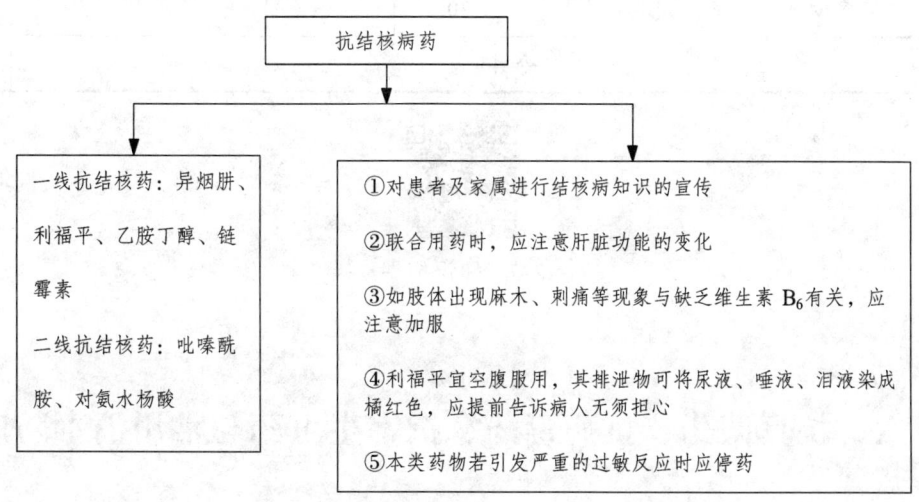

图 2-5-1　抗结核病药的用药指导及监护流程

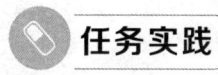

【处方分析】

张女士，38 岁，近一个月来出现午后低热、全身乏力、夜间盗汗、咳嗽咳痰、痰中带血丝，体温 37.8 ℃、痰结核分枝杆菌阳性，诊断为肺结核。医生开处方如下。请问该处方用药是否合理？为什么？

处方：

① 异烟肼片 0.3 g　　　　1 次/d　清晨空腹顿服
② 利福平片 0.45 g　　　 1 次/d　清晨空腹顿服
③ 吡嗪酰胺片 0.5 g　　　3 次/d　口服

任务评价

以小组为单位对抗结核病药的特点、不良反应及用药指导等内容进行讨论，并即时作出评价。

表 2-5-2　项目二　任务五　任务评价

	评价内容与标准	分值	得分			平均分
			自评	互评	教师评	
1	异烟肼的应用特点与不良反应	30				
2	抗结核病药的应用原则	30				
3	抗结核病药用药监护	20				
4	结核病的健康教育与用药指导	20				
	合计					

2-5　知识拓展

任务六　抗真菌药、抗病毒药、抗寄生虫药与常用消毒防腐药

理论基础

一、抗真菌药

真菌感染可分为浅部和深部感染两类。前者常由各种癣菌引起，主要侵犯皮肤、毛发、指（趾）甲等，后者常由白色念珠菌和新型隐球菌引起，主要侵犯内脏器官和深部组织。常用的抗真菌药见表 2-6-1。

表 2-6-1　常用的抗真菌药物

药物	给药途径	主要临床应用	不良反应
灰黄霉素	口服	头癣、体癣、股癣、甲癣等浅表真菌	恶心、腹泻、皮疹、头痛、白细胞减少等
两性霉素	静脉给药	全身性深部真菌	最常见不良反应是滴注开始或滴注后数小时可发生寒战、高热、头痛、恶心和呕吐。此外还有肝、肾毒性，听力损害、低血钾等
制霉菌素	外用、口服	适用于肠道念珠菌病；局部用药治疗口腔、皮肤、阴道等黏膜部位念珠菌病	恶心、呕吐、腹泻等，阴道用药个别可见白带增多
克霉唑	外用	广谱，浅部真菌病或皮肤黏膜的念珠菌病	毒性大，局部用药不良反应少
咪康唑	外用、注射	广谱，外用于各种癣病，注射用于多种深部真菌病	静脉给药可致血栓静脉炎，此外尚有恶心、呕吐、过敏反应等
酮康唑	口服、外用	广谱，多种浅部真菌病	有胃肠道反应、血清转氨酶升高等反应，偶有严重肝毒性和过敏反应
氟康唑	注射	广谱，念珠菌病与隐球菌病。可进入脑部	胃肠道反应，白细胞、血小板减少

二、抗病毒药

病毒寄生于宿主细胞内，依赖宿主细胞代谢系统进行增殖复制。抗病毒感染的途径有：直接抑制或杀灭病毒、干扰病毒吸附、阻止病毒穿入细胞、抑制病毒生物合成、抑制病毒释放或增强宿主抗病毒能力等。常用抗病毒药见表 2-6-2。

表 2-6-2　常用抗病毒药物

药物	主要临床应用	不良反应
金刚烷胺	甲型流感防治	厌食、恶心、头痛、眩晕、失眠、共济失调等
碘苷（疱疹净）	急性上皮疱疹性角膜炎、皮肤疱疹病毒、牛痘病毒感染	局部反应有痛、痒，结膜炎和水肿等
阿昔洛韦、伐昔洛韦	用于单纯疱疹病毒所致的各种感染、带状疱疹，EB 病毒、艾滋病患者并发水痘带状疱疹等	不良反应较少
阿糖腺苷	单纯疱疹病毒脑炎、角膜炎、新生儿单纯疱疹，艾滋病患者合并带状疱疹等	静脉滴注可出现消化道反应及血栓静脉炎。偶见血清转氨酶升高
利巴韦林（病毒唑）	广谱抗病毒药，对甲、乙型流感病毒、腺病毒肺炎、甲型肝炎、疱疹、麻疹等均有防治作用	不良反应较少
奥司他韦（达菲）	目前为抗禽流感、甲型 H1N1 病毒最有效的药物之一。预防和治疗 1 岁以上儿童和成人甲型和乙型流感	不良反应较少

续表

药物	主要临床应用	不良反应
干扰素	广谱抗病毒,能抑制几乎所有病毒引起的感染,临床主要用于治疗慢性病毒性肝炎,也可用于尖锐湿疣、生殖器疱疹及艾滋病患者的卡波济肉瘤。此外,还有免疫调节和抗恶性肿瘤作用	失眠、焦虑、兴奋、感冒样综合征、骨髓抑制等
齐多夫定	用于治疗获得性免疫缺陷综合征(AIDS)的第一个药物,可减轻或缓解艾滋病和艾滋病相关综合征	毒性大,可致骨髓抑制
拉米夫定	与齐多夫定等合用治疗人类免疫缺陷病毒(HIV)感染,也可用于乙肝病毒(HBV)感染	毒性低,有头痛、乏力、腹泻等症状

三、常用消毒防腐药

消毒药是指能迅速杀灭病原微生物的药物;防腐药是指能抑制病原微生物生长繁殖的药物。消毒药低浓度时抑菌,防腐药高浓度时杀菌,两者之间无严格界限,故统称为消毒防腐药。消毒防腐药对病原微生物和人体组织细胞无明显选择作用,在抗病原微生物的同时也损害人体细胞,故不能作全身用药,主要用于皮肤黏膜、器械、排泄物及环境的消毒。医院常用消毒防腐药见表2-6-3。

表2-6-3 医院常用消毒防腐药

分类及常用消毒药物	作用与用途	注意事项
酚类 甲酚(煤酚)	煤酚皂溶液(又称来苏儿)是由甲酚500 mL、植物油300 g、氢氧化钠43 g配制而成,是临床常用的消毒剂。2%来苏儿溶液用于洗手、消毒皮肤、橡皮手套等;5%~15%溶液用于器械、病人房间、用具及排泄物的消毒	有臭味,不能用作食具和厨房的消毒
醇类 乙醇(酒精)	75%(v/v)杀菌力最强,主要用于皮肤、体温计及器械消毒;50%用于防止褥疮;20%~30%用于皮肤涂擦,使高热病人的体温下降	乙醇对组织有较强的刺激性,不能用于伤口内及黏膜的消毒;勿大面积涂擦,以免散热增多,老年人可导致体温下降
醛类 甲醛(蚁醛)	40%的甲醛水溶液称为福尔马林,主要用于尸体防腐;10%溶液用于固定标本及保存疫苗;2%溶液用于手术器械消毒;用于房屋消毒时,每立方米取甲醛1~2 mL加等量水,加热蒸发;还可配成干髓剂,牙科填入髓洞,使牙髓失活	挥发性较强,其气体对呼吸道和黏膜有强烈刺激性,可引起流泪、咳嗽等。低温久置可发生沉淀混浊

续表

分类及常用消毒药物	作用与用途	注意事项
酸类 过氧乙酸 （过醋酸）	对细菌、芽孢、真菌、病毒均有较强的杀灭作用。0.1%~0.2%溶液用于洗手消毒，浸泡1分钟；0.3%~0.5%溶液用于器械消毒，浸泡15分钟；0.04%溶液喷雾或熏蒸用于食具、空气、地面、墙壁、家具及垃圾物消毒；1%溶液用于衣服、被单消毒，浸泡2小时	① 对金属有腐蚀性，勿用于金属器械消毒。② 溶液易分解，宜现配现用。③ 本品的作用与温度有关，气温低于10℃，应延长消毒时间。④ 遇火易燃，应保存于阴凉处
卤素类 聚维酮碘 （碘伏）	杀菌力强、作用持久、无刺激性、无致敏性、毒性低，为广谱杀菌剂，能杀死细菌、芽孢、真菌、病毒、原虫等。酸性环境中更稳定，作用更强。0.5%用于手术部位的皮肤消毒；5%~10%治疗烫伤；也用于治疗滴虫性阴道炎	应避光密闭保存。对碘过敏者慎用。烧伤面积大于20%者不宜用
含氯石灰	含有效氯25%~35%灰白色粉末，在水中易溶解生成次氯酸，具有快而强的杀菌作用，酸性环境中有利于释放氯。0.5%溶液用于非金属用具和无色衣物的消毒；1:5的干粉用于粪便消毒；每1000 mL水中加入含氯石灰16~32 mg，用于饮水消毒；漂白粉硼酸溶液用于化脓性创面、脓肿冲洗及湿敷	受潮易分解失效，应密闭干燥保存。有漂白作用，对皮肤有刺激作用，对金属有腐蚀作用
氧化剂类 高锰酸钾 （灰锰氧）	为强氧化剂，有较强的杀菌作用。低浓度有收敛作用，高浓度有腐蚀和刺激作用。0.01%溶液用于湿烂性皮肤病；0.0125%溶液用于阴道冲洗或坐浴；0.01%~0.02%溶液用于药物中毒时的洗胃；0.1%溶液用于水果消毒；0.1%~0.5%溶液用于膀胱及创面洗涤	① 浓溶液有刺激性，会损伤皮肤。② 配置时用凉开水，因热开水能使高锰酸钾失效；应现配现用，久放变为褐紫色失去消毒作用。③ 密闭保存、防潮，不宜与甘油、酒精、糖、碘等放在一起，以防爆炸
过氧化氢溶液	杀菌力弱，作用时间短，遇有机物释放出氧分子产生气泡，可机械消除脓块、血痂及坏死组织，除臭。3%用于清除创伤、松动痂皮，尤其是厌氧菌感染的伤口；1%用于化脓性中耳炎、口腔炎、扁桃体炎和坏死性牙龈炎等局部冲洗	遇光、热易于分解变质。高浓度对皮肤、黏膜有刺激性灼伤，形成疼痛性"白痂"。连续漱口可出现舌头肥厚，停药可恢复
表面活性剂类 苯扎溴铵 （新洁尔灭）	去污和杀菌作用快而强、穿透力强、毒性低、无刺激性。0.01%~0.05%溶液用于黏膜消毒；0.05%~0.1%溶液用于外科手术前手的消毒；0.1%溶液用于皮肤和器械消毒	① 不宜用于膀胱镜、眼科器械消毒以及痰、粪便、呕吐物、污水等消毒。② 忌与肥皂、洗衣粉等合用。③ 金属器械需加0.5%亚硝酸钠以防锈
染料类 甲紫	对革兰阳性菌、念珠菌、皮肤真菌有杀灭作用；对铜绿假单胞菌有效。本品有收敛作用，无刺激性及毒性。1%~2%溶液用于皮肤、黏膜、创伤感染、烫伤及真菌感染	不宜在黏膜或开放的创面上使用。脓血、坏死组织等可降低其效力

四、抗寄生虫药

寄生虫种类很多,本任务主要学习抗肠道蠕虫病药。

肠道蠕虫主要包括绦虫、钩虫、蛔虫、蛲虫、鞭虫和姜片虫等。不同蠕虫对不同药物的敏感性不同,因此,必须针对不同的蠕虫进行选药。常用的抗肠虫药见表2-6-4。

表2-6-4 临床常用的抗肠虫药物

药物	作用及用途					主要不良反应及注意事项
	蛔虫	蛲虫	钩虫	鞭虫	绦虫	
甲苯咪唑	+	+	+	+	+	大剂量偶见转氨酶升高。孕妇、哺乳妇女、2岁以下儿童、肝功能不全者禁用
阿苯达唑	+	+	+	+	+	大剂量偶见转氨酶升高和白细胞减少。孕妇、哺乳妇女、2岁以下儿童、肝功能不全者禁用
左旋咪唑	+	+	+			剂量过大偶见粒细胞减少、肝功能减退。妊娠早期、肝功能不全者禁用
噻嘧啶	+	+	+			偶见转氨酶升高。肝功能不全者慎用,孕妇及2岁以下儿童禁用
哌嗪	+	+				大剂量可引起神经症状如嗜睡、眩晕、共济失调、肌肉痉挛等。孕妇、肝功能不全和神经系统疾病患者禁用
氯硝柳胺					+	不良反应较轻,可引起胃肠道反应

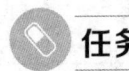 **任务实践**

【临床实践】

医疗单位常用消毒防腐药的应用

目的:通过本次实践认识临床常用消毒防腐药的种类、作用特点、用法及注意事项。

准备:75%乙醇溶液、0.1%溶液苯扎溴铵(新洁尔灭)、0.5%过氧乙酸(过醋酸)溶液、0.5%聚维酮碘(碘伏)、2%来苏儿、10%福尔马林溶液、3%过氧化氢(双氧水)、3%甲紫(紫药水)、20%漂白粉等。

方法与过程:教师组织学生分组后,分别走访医院科室、社区医疗服务站等医疗单位,收集常用的消毒防腐药及其用法等相关资料,进入实验室后归类并识别药物的作用、特点、用途、用法及注意事项。

结论:将收集的常用消毒防腐药的相关资料填入表2-6-5中。

表 2-6-5 医疗单位常用消毒防腐药

药物	作用特点	用途用法	注意事项
75%乙醇溶液			
0.1%新洁尔灭			
0.5%过氧乙酸溶液			
0.5%碘伏			
2%来苏儿			
10%福尔马林溶液			
3%双氧水			
3%紫药水			
20%漂白粉			

【处方分析】

医生给患带状疱疹的病人开具以下处方，试问该处方用药是否合理？

处方：阿昔洛韦片　　0.2 g×50

用法：一次 0.2 g　　5次/d

【案例讨论】

患儿，男，6月龄。近一周多大便稀，有时呈豆渣样，多泡沫，有发酵味，每天 3~7次，每次量少，伴低热，入院诊断为念珠菌性肠炎。

讨论：

在酮康唑、氟康唑、制霉菌素三种药物之间，您认为选用何药治疗为宜？为什么？

 任务评价

以小组为单位进行讨论，说说下列各类别药物的主要药物的名称及应用，并即时作出评价。

表 2-6-6　项目二　任务六　任务评价

| | 评价内容与标准 | 分值 | 得分 | | | 平均分 |
			自评	互评	教师评	
1	抗真菌药	40				
2	抗病毒药	30				
3	抗寄生虫药	30				
	合计					

2-6　知识拓展

项目三 抗恶性肿瘤药物

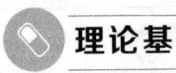
理论基础

恶性肿瘤是严重危害人类健康的常见病和多发病。目前对恶性肿瘤主要采取综合治疗措施，药物治疗在其中占有重要的地位。

一、恶性肿瘤与细胞增殖周期

（一）恶性肿瘤

人们身体内的细胞增长和分化可满足身体需要，这种有序的过程可保持人们身体健康。然而，当身体内细胞发生突变后，就会不断分裂增殖，不受身体控制，这些额外的大量细胞就形成肿瘤。恶性肿瘤就是人们通常所说的癌症。

恶性肿瘤的细胞能侵犯、破坏邻近的组织和器官，而且恶性肿瘤细胞可从肿瘤中穿出，进入血液或淋巴系统，这就是恶性肿瘤如何从原发的部位到其他器官形成新的肿瘤的方式，这个过程叫癌症转移。癌症转移也是恶性肿瘤无法彻底治愈的根源之一。恶性肿瘤能阻塞、压迫并破坏所在器官及周围组织、器官的结构和功能，同时引起坏死、出血、感染、疼痛等各种临床症状；当其广泛转移时，能影响全身的功能，最后造成各系统的功能紊乱，直至机体衰竭死亡。

（二）细胞增殖周期

细胞从一次分裂结束时到下一次分裂完成时止，称为一个细胞增殖周期。肿瘤细胞按其生长繁殖的特点可分为以下三类：

1. 增殖期细胞

该类细胞不断地按指数分裂，代谢活跃、增殖迅速，是肿瘤组织不断增大的根源，此类细胞对抗肿瘤药物敏感性高。按其分裂过程可将增殖期分为四期：DNA 合成前期（G_1 期）、DNA 合成期（S 期）、DNA 合成后期（G_2 期）和有丝分裂期（M 期）。

2. 静止期细胞（G_0 期）

处于此期的细胞暂时不分裂，对抗肿瘤药物敏感性低，当增殖期细胞被药物杀灭后，G_0 期细胞即可进入增殖周期中，此期细胞是肿瘤复发的主要根源。

3. 无增殖能力的细胞

此类细胞不能进行分裂增殖，通过老化而死亡，故无临床意义。

二、抗恶性肿瘤药的分类

目前恶性肿瘤治疗的三大方法为药物治疗、手术治疗和放射治疗，另外免疫治疗及中医中药等方法结合治疗，可显著提高疗效及患者的生活质量，延缓病情发展并减少恶性肿瘤的病死率。其中，抗恶性肿瘤药物（简称化疗药物）作为临床治疗的重要组成部分，可明显改善癌症患者的生存时间和生活质量。

临床上抗恶性肿瘤药物可分别按细胞增殖周期和作用机制进行分类。

（一）按细胞增殖周期分类

1. 细胞周期非特异性药物

此类药物是指对增殖周期中各期细胞均有杀灭作用的药物。如烷化剂、抗肿瘤抗生素及激素类药物等。

2. 细胞周期特异性药物

此类药物仅选择性杀灭某一增殖期细胞。其中主要作用于 S 期的药物如甲氨蝶呤、巯嘌呤、氟尿嘧啶等；主要作用于 M 期的药物如长春新碱、长春碱等。

（二）按作用机制分类

1. 影响核酸生物合成药

如抗代谢类。

2. 破坏 DNA 结构影响 DNA 复制药

如烷化剂、丝裂霉素、平阳霉素、顺铂等。

3. 嵌入 DNA 干扰核酸合成药

如放线菌素、柔红霉素、阿霉素等。

4. 影响蛋白质合成药

如长春新碱、左旋门冬酰胺酶等。

5. 影响体内激素平衡药

如肾上腺皮质激素、雌激素、雄激素等。

三、抗恶性肿瘤药的主要不良反应

抗恶性肿瘤药物选择性低，不良反应多较严重。

1. 用药期反应

（1）骨髓造血功能抑制：抗肿瘤药最严重的不良反应。常表现为白细胞、血小板、红细胞减少，甚至出现再生障碍性贫血。

（2）胃肠道反应：抗肿瘤药最常见的不良反应。不同程度地出现食欲减退、恶心、呕吐、腹泻、腹痛，严重者可发生肠黏膜坏死、出血穿孔。

（3）口腔黏膜溃疡：化疗中最常见的并发症，严重者会导致全身感染，影响病人的心理状态和进食。

（4）肝肾毒性：多数抗肿瘤药经肝代谢、由肾排泄，可引起肝损害，出现肝大、黄疸、肝功能异常等；肾损害可引起血尿、蛋白尿、血尿素氮升高甚至肾功能不全等。

（5）脱发：常在用药后1~2周出现脱发，1~2个月后脱发最为明显，影响病人形象和心理状态。

2. 用药后期反应

（1）致突变、致癌：多数抗恶性肿瘤药特别是烷化剂可导致基因突变，诱发新的肿瘤。

（2）不育和致畸：多数抗恶性肿瘤药可损伤生殖细胞和胚胎，可引起闭经、精子减少、致畸等，患者用药期间应做好避孕。

四、常用的抗恶性肿瘤药物

（一）常用细胞周期特异性药物（见表3-1）

表3-1 常用细胞周期特异性药物

类别	药物	临床应用	主要不良反应	注意事项
抑制DNA合成药物（S期）	氨甲蝶呤	对儿童急性白血病疗效显著	口腔溃疡是本药毒性的首发体征，骨髓抑制严重，大量应用还可致肝肾损害	加强口腔护理，用药期间还应严格监测血象、肝肾功能
	氟尿嘧啶	对消化道癌和乳腺癌疗效好	长期全身用药手掌和足底出现红斑和脱屑	应避免皮肤曝晒；刺激性大，注射部位可致静脉炎
	巯嘌呤	对儿童急性淋巴细胞白血病疗效较好	骨髓抑制、胃肠道反应	毒性反应出现缓慢，白细胞计数一旦下降，应立即停药
	阿糖胞苷	成人急性粒细胞白血病特别有效	骨髓抑制严重，可致肝损害和神经毒性	密切监测血象和肝功能
	羟基脲	用于慢性粒细胞白血病	骨髓抑制、胃肠道反应	疱疹、水痘及各种严重感染者禁用，定期检查血象
抑制蛋白质合成药物（M期）	长春碱（VLB）长春新碱（VCR）	VLB主要对急性白血病、恶性淋巴瘤疗效显著，VCR对儿童急性淋巴细胞白血病疗效好	VLB可抑制骨髓，VCR对骨髓抑制不明显，而对外周神经的损害较重	应定期检查血象，药液外渗可致组织坏死，可用生理盐水注射冲洗或普鲁卡因局部封闭
	三尖杉酯碱	主要用于急性粒细胞性白血病及急性单核细胞白血病	骨髓抑制、胃肠道反应、心脏毒性等	应用时应静脉缓慢滴注给药
	门冬酰胺酶	用于急性淋巴细胞白血病	消化道反应，偶见过敏性休克	单用易耐药，多与其他药物合用，用药前应做皮试

（二）常用细胞周期非特异性药物（见表3-2）

表3-2　常用细胞周期非特异性药物

类别	药物	临床应用	主要不良反应	注意事项
破坏DNA结构与功能的药物	环磷酰胺	对恶性淋巴瘤疗效显著	骨髓抑制和脱发，还可致化学性膀胱炎	观察小便情况，应多饮水
	白消安	治疗慢性粒细胞白血病的首选药	骨髓抑制，久用可致肺纤维化	注意监测血象和肺功能
	多柔比星	抗癌谱广，疗效高。对急性白血病、淋巴瘤、乳腺癌及多种实体瘤有效	脱发、骨髓抑制、胃肠道反应等，心脏毒性是其特殊的反应	用药期间应做心电监护，用药1~2天时尿液会呈红色，应先告知患者
	柔红霉素	用于治疗急性白血病	骨髓抑制、消化道反应，最严重的是心脏毒性，重者可致死亡	监测心电图和血象
	放线菌素D	对霍奇金病、绒毛上皮癌和肾母细胞瘤有较好的疗效	骨髓抑制、消化道反应	刺激性大，注射部位可致静脉炎
	博来霉素	用于各种鳞状上皮癌	几无骨髓抑制，肺毒性严重，可致纤维化	用药期间注意胸部X线检查
	丝裂霉素	对多种实体瘤有效，特别是消化道癌	骨髓抑制、消化道反应，偶见心脏毒性	刺激性大，注射部位可致静脉炎；心脏病人慎用
影响体内激素平衡的药物	他莫昔芬	适用于晚期、复发、不能手术的乳腺癌，特别是绝经期的高龄患者	胃肠道反应、月经失调、血栓形成等	血栓栓塞性疾病患者禁用
	雄激素	用于晚期乳腺癌等	女性患者男性化，肝损害	前列腺癌禁用
	雌激素	前列腺癌和绝经5年以上乳腺癌的治疗	胃肠道反应等	绝经前的乳腺癌病人禁用
	糖皮质激素	对急性淋巴细胞白血病和恶性淋巴瘤有较好的短期疗效	浮肿、中枢神经系统兴奋、消化道溃疡、激发感染	观察溃疡、继发感染等

五、抗肿瘤药物的应用原则与用药护理

（一）抗肿瘤药物的应用原则

1. 大剂量间歇疗法

对早期、健康状况较好的患者，一般均采取机体所能耐受的最大剂量，间歇给药。如环磷酰胺、氨甲蝶呤、长春新碱等均采用此方法给药。

2. 序贯疗法

即按一定的顺序,先后使用几种不同的药物进行治疗。

(1)对增殖较慢的实体瘤:一般先用周期非特异性药物,进而再用周期特异性药物如抗代谢药物。

(2)对增殖较快的肿瘤:先用周期特异性药物,再用周期非特异性药物。

(3)同步化疗法:先用作用于 S 期或 M 期的药物,再选用对某一细胞增殖期有特效的药物。

3. 联合疗法

根据药物的作用机制和毒性,选择联合用药方案。

(1)不同作用机制的抗肿瘤药合用,可提高疗效。

(2)作用于细胞增殖周期中不同时期的药物联合应用。

(3)主要毒性不同的药物联合用药。

4. 根据抗癌谱,合理选药

不同的肿瘤对不同的药物敏感性不同,所以对不同肿瘤选用不同的药物。如消化道癌宜用氟尿嘧啶等,鳞状细胞癌可用博来霉素、氨甲蝶呤等,而肉瘤则选用环磷酰胺等。

(二)抗肿瘤药物的用药护理

1. 做好用药前指导

对患者进行心理辅导,消除患者对化疗的担心和恐惧,对治疗充满信心,用积极的态度配合治疗,保证治疗顺利进行。

2. 加强病室管理

为患者提供一个安静、舒适、通风良好的休息和进餐环境,避免不良刺激。注意卫生和消毒隔离,有损伤性操作时应严格无菌。

3. 保护血管并预防静脉给药外渗

(1)计划使用静脉,顺序一般为前臂、手背的远端至近端由小静脉至大静脉,注意保护大静脉,左右臂交替穿刺。

(2)合理给药,为了减少化疗药对血管的刺激,可使用三通装置,一路注入刺激性抗恶性肿瘤药物,一路注入生理盐水。注射前,用生理盐水排气,注射、穿刺成功后,接通抗恶性肿瘤药物;注射后,快速输入生理盐水以稀释浓度。

(3)提高穿刺技术,小角度缓慢进针,见回血即不再进针,不移动针头(一般用 5 号半),以免药液外渗。一旦给药外渗,立即停止注射,抬高患肢,冰袋冷敷局部,疼痛严重的可用普鲁卡因环形封闭或普鲁卡因溶液加地塞米松 5 mg 环形封闭;如有必要可局部注射解毒剂。

4. 抗肿瘤药物的用药指导及监护流程（图 3-1）

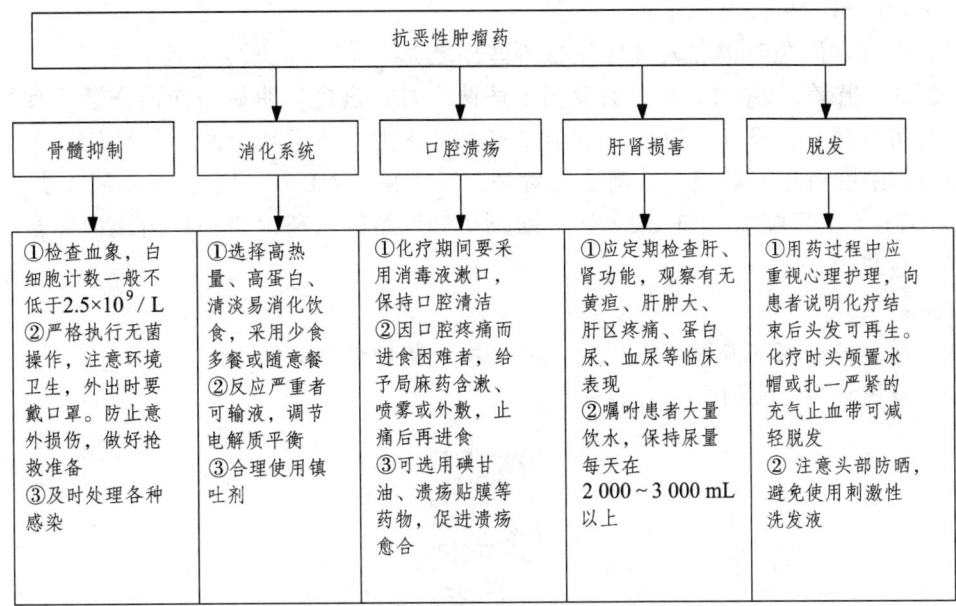

图 3-1 抗肿瘤药物用药指导及监护流程

任务评价

以小组为单位进行讨论，说说抗恶性肿瘤药物的主要不良反应及其用药监护以及静脉给药外渗的防治措施，并即时作出评价。

表 3-3 项目三 任务评价

	评价内容与标准	分值	得分			平均分
			自评	互评	教师评	
1	主要不良反应及其用药监护	50				
2	静脉给药外渗的防治措施	50				
	合计					

任务实践

【案例讨论】

案例 1　患者，女，13 岁，患有急性白血病，化疗期间出现食欲减退及严重的恶心、呕吐、腹泻、腹痛等消化道症状。

讨论：

为了减轻消化道症状，可采取哪些措施？

案例 2　患者，男，70 岁，患胃癌晚期，在化疗注射时，药液不慎外溢，导致剧烈疼痛。

讨论：

（1）请问患者可能出现了什么情况？

（2）在日常用药时护理人员应注意哪些问题？

案例3　患者，男，52岁，上腹部不适两个月，进食后明显，伴饱胀感，食欲逐渐下降，无明显恶心、呕吐及呕血，近半月来自觉乏力，体重较前两个月降低3 kg，近日大便黑色，来院就诊。经检查，确诊为胃癌。医生采用HDFL疗法，即每周1次24 h的大剂量5-FU（氟尿嘧啶）和LV（亚叶酸钙）静脉持续给药。用药后出现白细胞、血小板、红细胞减少。

讨论：

（1）这是氟尿嘧啶哪种不良反应，应采用哪些护理措施？

（2）应用氟尿嘧啶时还应注意哪些问题？

3　知识拓展

项目四 作用于传出神经系统药物

任务一 传出神经系统概论及药物作用方式

 理论基础

传出神经包括自主神经（也称植物神经）和运动神经。自主神经又分为交感神经和副交感神经，主要支配心脏、血管、平滑肌和腺体等效应器官；运动神经则支配骨骼肌的功能活动。自主神经从中枢发出到达所支配的效应器官之前，中途需要更换神经元，因此在结构上有节前纤维和节后纤维之分；运动神经无需更换神经元，直接到达所支配的效应器官。无论是自主神经还是运动神经，其神经末梢对效应器官的支配以及节前纤维和节后纤维的联系均依赖化学物质进行信息传递，即神经末梢（突出前膜）释放递质进入突触间隙，递质与效应器官（突触后膜）上的特异性受体相结合，激动受体而产生生理效应。

一、传出神经系统的分类

传出神经是一类传递由中枢传出的神经信息传达至外周效应器的神经，按不同的分类方法有不同的组成，传出神经的分类及其组成见表4-1-1。

表4-1-1 传出神经的分类及其组成

分类	神经
按解剖学分类：自主神经与运动神经	（1）自主神经包括交感神经和副交感神经；它们自中枢发出，经过神经节更换神经元后，再到达所支配的效应器，因此有节前纤维和节后纤维之分 （2）运动神经自中枢发出后，直达所支配的骨骼肌
按递质分类：胆碱能神经与去甲肾上腺素能神经	（1）胆碱能神经指以乙酰胆碱为递质的神经，包括：① 运动神经；② 交感神经、副交感神经的节前纤维；③ 副交感神经的节后纤维；④ 极少数的交感神经节后纤维，如支配汗腺、骨骼肌血管的神经 （2）去甲肾上腺素能神经是指绝大多数交感神经节后纤维，它们释放的递质为去甲肾上腺素

二、传出神经系统受体类型、分布及其生理效应

传出神经系统效应器细胞膜上分布有受体，能与乙酰胆碱（ACh）结合的受体称为胆碱受体，能与去甲肾上腺素（NA）结合的受体称为肾上腺素受体。

（一）胆碱受体的分布及其生理效应（表 4-1-2）

表 4-1-2　胆碱受体的类型、分布及效应

受体类型名称	分布及其生理效应
毒蕈碱型胆碱 M 受体	M 受体主要分布于自主神经节后胆碱能神经所支配的效应器官，如心肌、胃肠道平滑肌、腺体及瞳孔括约肌等细胞膜上。当 M 受体激动时表现为心脏抑制、血管扩张、胃肠道平滑肌收缩、腺体分泌增加及瞳孔缩小等 M 样兴奋效应
烟碱型胆碱 N 受体	N 受体可分为 N_1 受体和 N_2 受体两个亚型。N_1 受体主要分布于自主神经节细胞膜及肾上腺髓质细胞上，激动时可引起自主神经节兴奋及肾上腺髓质分泌增加；N_2 受体主要分布于骨骼肌细胞膜上，激动时引起骨骼肌收缩，统称为 N 样兴奋效应

（二）肾上腺素受体的分布及其生理效应（表 4-1-3）

表 4-1-3　肾上腺素受体的类型、分布及效应

受体类型名称	分布及其生理效应
肾上腺素 α 受体	α 受体主要分布于交感神经节后纤维所支配的效应器官，如皮肤、黏膜及内脏血管和瞳孔开大肌等细胞膜上，当 α 受体激动时表现为皮肤、黏膜及内脏血管收缩、瞳孔扩大、血压上升等 α 型兴奋效应
肾上腺素 β 受体	β 受体可分为 β_1 受体和 β_2 受体两个亚型。β_1 受体主要分布于心肌细胞上，激动时表现为心脏兴奋；β_2 受体主要分布于支气管、骨骼肌血管及冠状动脉等处，激动时引起支气管舒张、骨骼肌血管及冠状动脉扩张等，统称为 β 型兴奋效应

多数器官受胆碱能神经和去甲肾上腺素能神经的双重支配，他们的作用效果大多是相互对立的，但在神经系统的调节下又是统一的，共同维持所支配效应器的正常活动，见表 4-1-4。

表 4-1-4　传出神经系统的受体分布及效应

胆碱受体			去甲肾上腺素受体		
效应器	受体	效应	效应器	受体	效应
胃壁细胞	M	胃酸分泌↑	皮肤、黏膜、内脏血管	α_1	收缩
心脏	M	收缩力↓传导↓心率↓	瞳孔开大肌	α_1	瞳孔扩大
瞳孔括约肌	M	瞳孔缩小	突触前膜	α_2	递质释放↓
睫状肌	M	收缩			

续表

胆碱受体			去甲肾上腺素受体		
效应器	受体	效应	效应器	受体	效应
内脏平滑肌	M	收缩	心脏	β_1	收缩力↑传导↑心率↑
腺体	M	分泌↑	肾近球细胞	β_1	肾素分泌↑
血管	M	扩张			
神经节	N_1	兴奋	骨骼肌、冠状血管	β_2	扩张
肾上腺髓质	N_1	分泌↑	支气管平滑肌	β_2	松弛
骨骼肌	N_2	收缩	突触前膜	β_2	NA释放↑

注：↑表示加快、增加或增强。↓表示减慢、减少或减弱。

三、传出神经系统药物的作用方式和分类

（一）传出神经系统药物的作用方式

1. 直接与受体结合

某些传出神经系统药物能直接与受体结合而产生效应。药物激动或阻断胆碱受体时，呈现拟胆碱作用或抗胆碱作用；药物激动或阻断肾上腺素受体时，呈现拟肾上腺素或抗肾上腺素作用。

2. 影响递质的代谢过程

正常情况下，胆碱能神经兴奋时释放的乙酰胆碱在发挥作用的同时迅速被胆碱酯酶水解而失活。胆碱酯酶抑制药能抑制胆碱酯酶的活性而阻止乙酰胆碱的水解，使乙酰胆碱蓄积，呈现拟胆碱作用。有些药物还可以通过影响递质的合成、贮存、释放或摄取而产生作用。

（二）传出神经系统药物的分类

传出神经系统药物可按其作用性质及对受体选择性的不同进行分类（表4-1-5）。

表4-1-5 传出神经系统药物的分类

分类		药物
胆碱受体激动药	M受体激动药	毛果芸香碱
胆碱酯酶抑制药		新斯的明、毒扁豆碱、有机磷酸酯类
胆碱受体阻断药	M受体阻断药	阿托品、山莨菪碱、东莨菪碱
	N_1受体阻断药	美加明
	N_2受体阻断药	琥珀胆碱、泮库溴铵
胆碱酯酶复活药		碘解磷定、氯解磷定

续表

分　类		药　物
肾上腺素受体激动药	α、β受体激动药	肾上腺素、麻黄碱、多巴胺
	α受体激动药	去甲肾上腺素、间羟胺
	β受体激动药	异丙肾上腺素
肾上腺素受体阻断药	α、β受体阻断药	拉贝洛尔
	α受体阻断药	酚妥拉明、妥拉唑林、酚苄明
	β受体阻断药	普萘洛尔、阿替洛尔、美托洛尔

 任务评价

以小组为单位进行讨论，说说传出神经系统受体的分布及其效应，以及传出神经系统药物分类，并即时作出评价。

表 4-1-6 项目四 任务一 任务评价

	评价内容与标准	分值	得分			平均分
			自评	互评	教师评	
1	胆碱受体的分布及其效应	40				
2	肾上腺素受体的分布及其效应	40				
3	传出神经系统药物分类	20				
	合计					

4-1 知识拓展

任务二　拟胆碱药

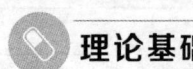 **理论基础**

一、M受体激动药

（一）常用药物

M受体激动药是一类选择性地与M受体结合并激动受体，产生M样作用的药物。代表药物为毛果芸香碱。

- 60 -

毛果芸香碱

毛果芸香碱是从毛果芸香属植物中提取的生物碱，也可人工合成。

【作用及临床用途】

毛果芸香碱能选择性地激动 M 受体而呈现 M 样作用，对眼的作用最为明显。

1. 对眼的作用

（1）缩小瞳孔：直接激动瞳孔括约肌的 M 受体，使瞳孔括约肌收缩而缩小瞳孔（图 4-2-1）。

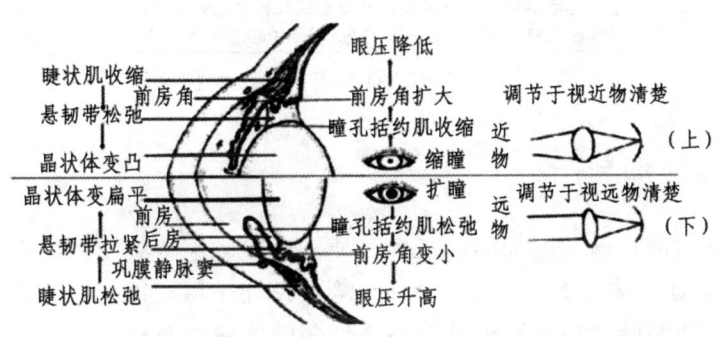

图 4-2-1　M 受体激动药（上）和 M 受体阻断药（下）

（2）降低眼压：通过缩瞳作用，使虹膜向中心方向收缩，根部变薄，前房角间隙扩大，房水易于通过小梁网经巩膜静脉窦流入血液循环，从而使眼压降低。毛果芸香碱用于治疗青光眼，用药后可迅速降低眼压，缓解因眼压过高而致的头痛和视力减退。

（3）调节痉挛：激动睫状肌上的 M 受体，使睫状肌向中心方向收缩，悬韧带松弛，晶状体由于自身弹性而变凸，屈光度增加，导致近视，此作用称为调节痉挛。

2. 其他作用

毛果芸香碱可激动腺体的 M 受体，使腺体分泌增加，以唾液腺和汗腺分泌增加最为明显，也可使支气管和胃肠道平滑肌收缩。用于阿托品类药物中毒的解救。

【不良反应与禁忌证】

吸收过量可出现流涎、多汗、腹痛、腹泻、支气管痉挛等 M 样症状。虹膜睫状体炎患者禁用，支气管哮喘患者慎用。

（二）M受体激动药——毛果芸香碱的用药指导及监护流程（图4-2-2）

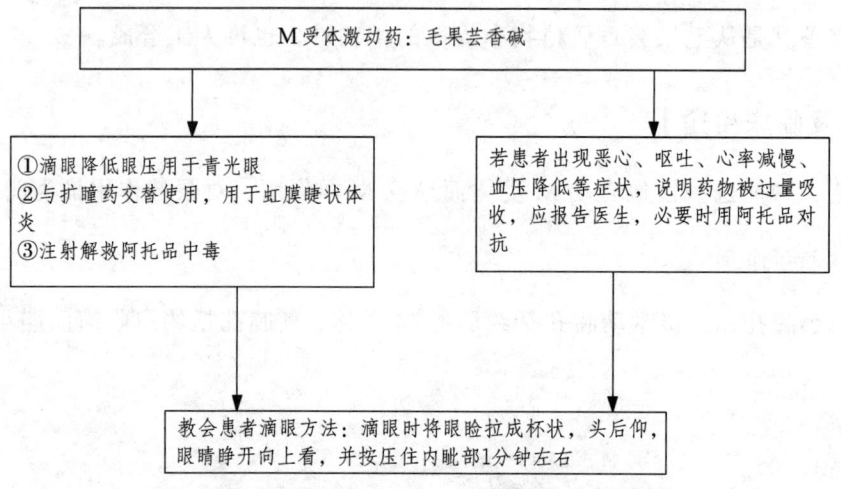

图 4-2-2　毛果芸香碱的用药指导及监护流程

二、胆碱酯酶抑制药

胆碱酯酶抑制药能抑制胆碱酯酶的活性，使乙酰胆碱水解减少，导致乙酰胆碱在体内蓄积，从而激动 M 受体和 N 受体，产生 M 样及 N 样作用。根据用药后胆碱酯酶活性恢复速度的不同，胆碱酯酶抑制药可分为易逆性胆碱酯酶抑制药和难逆性胆碱酯酶抑制药，前者如新斯的明、毒扁豆碱等；后者如有机磷酸酯类。

（一）常用易逆性胆碱酯酶抑制药

新斯的明

新斯的明是人工合成品，为季铵类化合物，其脂溶性低。

【作用及临床用途】

新斯的明主要通过抑制胆碱酯酶，使乙酰胆碱蓄积而呈现 M 样及 N 样作用。

（1）兴奋骨骼肌：本药通过抑制胆碱酯酶发挥作用外，还可直接兴奋 N_2 受体及促使运动神经释放乙酰胆碱，使骨骼肌收缩。用于治疗重症肌无力。

（2）兴奋平滑肌：可明显兴奋胃肠及膀胱平滑肌，促进排便和排尿。用于治疗术后腹气胀和尿潴留。

（3）抑制心脏：新斯的明通过对心脏的 M 样作用，使心率减慢。用于治疗阵发性室上性心动过速。

【不良反应与禁忌证】

（1）本药治疗量时不良反应较少，过量可引起恶心、呕吐、腹痛、心动过缓、肌肉震颤等 M 样及 N 样症状。

（2）治疗重症肌无力时，若剂量过大，可引起"胆碱能危象"，使肌无力加重，严重者可引起呼吸肌麻痹，出现此种情况，应立即停药并用阿托品对抗。

（3）用药前应测心率，若患者心动过缓宜先用阿托品使心率增至每分钟80次后再用本药。

（4）机械性肠梗阻、尿路梗死和支气管哮喘患者禁用此药。

毒扁豆碱

毒扁豆碱作用机制与新斯的明相似。因本药脂溶性高，易吸收，选择性低、毒性较大，全身使用较少，主要用于治疗青光眼。对眼的作用与毛果芸香碱相似，但作用较毛果芸香碱强而持久，常用0.25%溶液滴眼，滴眼时应压迫眼内眦，以避免药物吸收中毒。

（二）难逆性胆碱酯酶抑制药

有机磷酸酯类化合物

有机磷酸酯类化合物（简称有机磷）是目前应用广泛的农林业杀虫剂，有机磷对人畜均有剧烈毒性，极易引起中毒。其中毒机制以及解毒药物见"项目四 任务四"。

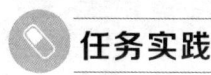

【案例讨论】

（1）患者，男，57岁，右眼胀痛伴同侧头痛、恶心、呕吐、视物模糊，急诊入院。过去一年内有过2次右眼胀痛伴同侧头痛，未治自愈。检查发现：右眼视物不清，眼球充血，瞳孔散大，角膜雾状浑浊。眼球指压硬，测眼压 7.29 kPa（正常值为 1.33 kPa～2.97 kPa），其他未见异常。拟诊断为急性闭角型青光眼。给予①1%毛果芸香碱眼滴液，一次一滴，每5分钟一次，瞳孔缩小后改为一天四次；②20%的甘露醇注射液，每6小时一次，快速静脉滴注。

讨论：

① 为什么用毛果芸香碱？滴眼时要注意什么？

② 请你模拟正确的滴眼方法。

（2）患者，女，60岁，因重症肌无力住院。医嘱新斯的明注射给药后，患者恶心、呼吸困难及肌无力症状加重。

讨论：

① 患者症状加重可能的原因是什么？

② 如何避免此情况发生？发生时应该如何处理？

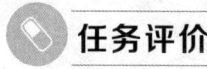

以小组为单位进行讨论，说说常用拟胆碱药物的作用、应用、不良反应与有机磷中毒的解救原则，并即时作出评价。

表 4-2-1　项目四　任务二　任务评价

	评价内容与标准	分值	得分			平均分
			自评	互评	教师评	
1	毛果芸香碱的应用及用药注意事项	30				
2	新斯的明的作用、应用及不良反应	30				
3	有机磷中毒的症状及解救流程	40				
	合计					

4-2　知识拓展

任务三　抗胆碱药和胆碱酯酶复活药

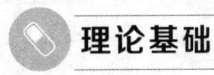

一、M 受体阻断药

（一）常用 M 受体阻断药

阿托品

阿托品是从茄科植物颠茄、莨菪或曼陀罗等植物中提取的生物碱，也可人工合成。

【作用及临床用途】

阿托品能选择性地阻断 M 受体，竞争性拮抗乙酰胆碱的 M 样作用，作用广泛。

1. 松弛内脏平滑肌

阿托品能松弛多种内脏平滑肌，特别对处于痉挛状态的平滑肌作用尤为明显。其中对胃肠平滑肌松弛作用最强，对尿道和膀胱壁平滑肌次之。临床用于治疗平滑肌痉挛所致内脏绞痛，如胃肠绞痛、膀胱刺激症状等，但对胆绞痛、肾绞痛疗效较差，常与镇痛药哌替啶等配合应用，以增强疗效。

2. 抑制腺体分泌

对汗腺和唾液腺抑制作用最强，对呼吸道腺体也有较强的抑制作用。临床用于麻醉前给药，以减少呼吸道腺体及唾液腺分泌，防止吸入性肺炎的发生。也可用于严重盗汗及流涎症。

3．对眼的作用

阿托品对眼的作用与毛果芸香碱相反，且作用维持时间较长。

（1）扩大瞳孔：阻断瞳孔括约肌上的 M 受体，使瞳孔括约肌松弛，但瞳孔开大肌仍保持原有张力而处于收缩状态，导致瞳孔扩大。

（2）升高眼压：由于瞳孔扩大，虹膜退向四周外缘，使前房角间隙变窄，房水回流受阻而眼内压升高（参见图 4-2-1）。

（3）调节麻痹：阻断睫状肌上的 M 受体，使睫状肌松弛而退向边缘，悬韧带拉紧，晶状体变扁平，屈光度降低，呈远视状态，视近物模糊不清，称为调节麻痹（参见图 4-2-1）。

眼科常用 0.5%～1%阿托品溶液局部滴眼，治疗虹膜睫状体炎和儿童验光配镜；也可用于眼底检查时扩瞳，但其调节麻痹作用可持续 2～3 天，扩瞳作用可持续 1～2 周，视力恢复较慢，故眼科检查时常以作用短暂的后马托品代替。

4．兴奋心脏

较大剂量阿托品能解除迷走神经对心脏的抑制，使心率和房室传导加快。用于治疗房室传导阻滞和心动过缓。

5．扩张血管

大剂量阿托品可引起血管扩张，解除小血管痉挛，改善微循环。扩血管作用与阻断 M 受体无关，可能是机体对阿托品引起的体温升高的散热反应，也可能是直接作用于血管使血管扩张。临床可在补足血容量的基础上，用于感染性休克的抢救。

6．解救有机磷酸酯类中毒

可迅速有效地缓解有机磷酸酯类中毒时的 M 样症状（参见"项目四 任务四"）。

【不良反应与禁忌证】

1．副作用

常见口干、皮肤干燥潮红、视近物模糊、畏光、心悸、体温升高、排尿困难及便秘等，停药后可逐渐自行消失。

2．毒性反应

过量中毒时除上述外周症状加重外，还可出现中枢兴奋症状，表现为焦虑、失眠、不安、幻觉、谵妄、躁狂等症状。严重时由兴奋转为抑制，出现昏迷及呼吸麻痹。

青光眼及有眼压升高倾向、前列腺增生患者禁用。老年人、妊娠期、哺乳期妇女等慎用。

（二）其他常用 M 受体阻断药的作用和应用（见表 4-3-1）

表 4-3-1　其他常用 M 受体阻断药的作用和应用

药　物	作　用	应　用
山莨菪碱（654-2）	对胃肠平滑肌、血管平滑肌的解痉作用选择性高	主要用于胃肠绞痛、感染性休克等
东莨菪碱	抑制腺体分泌作用强于阿托品；中枢作用强且表现为抑制作用；另具有防晕止吐作用	主要用于麻醉前给药、震颤麻痹、感染性休克及防治晕动病
后马托品	扩瞳和调节麻痹作用较阿托品弱，起效快，持续时间短暂	眼科常用的阿托品代用品，用于验光配镜及眼底检查
托吡卡胺	扩瞳和调节麻痹作用较阿托品弱，起效快，持续时间更短	同后马托品
溴丙胺太林（普鲁本辛）	解痉和抑制胃酸分泌的作用强而持久	用于溃疡病、胃肠绞痛及胃炎等

（三）M 受体阻断药的用药指导及监护流程（图 4-3-1）

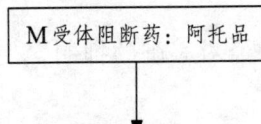

①询问患者口干、眼干、视觉模糊等情况，告知用冷水含漱，以消除口干不适
②记录出入液体量，有尿潴留的患者报告医生，必要时导尿，便秘患者告知多吃含粗纤维的食物
③兴奋心脏引起心悸、烦躁不安等，心率超过100次/分应及时报告医生
④如出现明显呼吸加快、瞳孔散大、心动过速、中枢兴奋、体温升高等症状，多提示阿托品中毒，应及时报告医生，中毒时的外周症状可用毛果芸香碱或新斯的明对抗，中枢兴奋症状可用地西泮对抗
⑤禁忌症：前列腺肥大、青光眼、幽门梗阻等
⑥如属口服中毒，应立即洗胃、导泻，并可用毛果芸香碱、新斯的明等对抗其外周症状；中枢兴奋症状可用地西泮等对抗

图 4-3-1　阿托品的用药指导及监护流程

二、N 受体阻断药

N 受体阻断药分为 N_1 受体阻断药和 N_2 受体阻断药。

（一）N_1 受体阻断药

N_1 受体阻断药又称神经节阻滞药，可阻断交感神经节，使血管扩张，血压下降，曾作为降压药，但因不良反应较多，临床现已少用。

（二）N_2受体阻断药

N_2受体阻断药又称骨骼肌松弛药，简称肌松药。按其作用机制的不同，可分为除极化型肌松药和非除极化型肌松药两类，临床常用药物见表4-3-2。

表4-3-2　临床常用N_2受体阻断药的用药特点

分类及常用药物	应用与特点
除极化型肌松药：琥珀胆碱	① 作用快而短暂，用药后常出现短时的肌束颤动 ② 连续用药可产生快速耐受性 ③ 新斯的明不仅不能拮抗其肌松作用，反能加强 ④ 治疗量无神经节阻断作用 ⑤ 适用于气管内插管，气管镜、食管镜及胃镜检查等短时间操作
非除极化型肌松药：泮库溴铵、米库溴铵、多库溴铵	① 肌松作用强，显效快，维持时间长 ② 治疗量有抗胆碱和促进儿茶酚胺释放作用，可引起心率加快和血压升高，高血压患者慎用，重症肌无力患者禁用 ③ 适用于各种手术及气管插管时的辅助用药

三、胆碱酯酶复活药

氯解磷定

氯解磷定既可与磷酰化胆碱酯酶中的磷酰基结合使胆碱酯酶游离，恢复其活性；又可直接与体内游离的有机磷酸酯类结合而解除其毒性。用于各种有机磷中毒，能迅速解除N样症状，消除骨骼肌震颤症状，但对M样症状效果差，故应与M受体阻断药合用。

静注速度过快可引起恶心、头痛、眩晕、乏力、视力模糊及心动过速等；用量过大可导致神经-肌肉传导阻滞，故静注速度宜缓慢，用量不宜过大。

碘解磷定

碘解磷定药理作用和临床应用与氯解磷定相似，但不良反应多，已逐渐被氯解磷定取代。

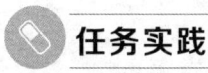

【案例讨论】

患者，男，62岁，因左眼老年性成熟期白内障住院，欲在局麻下进行白内障摘除术。术前晚上滴眼1%阿托品三次，每次1~2滴。滴药半小时后，患者自觉口干，下腹部胀满感，欲排小便未果。检查发现：面色正常，左眼瞳孔扩大约5 mm，膀胱区胀满隆起，触之软，有波动感，即导尿750 mL。次日上午术前又滴眼1%阿托品液3次，每次1~2

滴,滴药半小时后患者上述症状再现。再次导尿 800 mL,并留置导尿管术后停用阿托品,当晚导尿管自行滑出,患者能自行小便,上述症状消失。

讨论:
① 请分析阿托品滴眼液导致尿潴留的原因是什么?
② 阿托品临床应用时要注意什么?

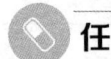 **任务评价**

以小组为单位进行讨论,说说常用 M 受体阻断药的作用、临床用途以及用药监护等,并即时作出评价。

表 4-3-3 项目四 任务三 任务评价

	评价内容与标准	分值	得分			平均分
			自评	互评	教师评	
1	阿托品的作用、应用以及用药监护	40				
2	山莨菪碱、东莨菪碱的作用、应用特点	30				
3	阿托品代用品:后马托品的作用特点	30				
	合计					

4-3 知识拓展

任务四 有机磷酸酯类中毒及其解毒药

 理论基础

一、有机磷酸酯类中毒

有机磷酸酯类化合物,简称有机磷,是一类难逆性抗胆碱酯酶药,易引起剧烈的毒性反应,故一般不用于临床。目前主要用作农用杀虫剂,常见的有对硫磷(1605)、甲拌磷(3911)、内吸磷(1059)、敌敌畏、乐果、敌百虫等。

【中毒机制】

有机磷农药脂溶性高,可通过消化道、呼吸道、皮肤及黏膜等多种途径进入体内,与胆碱酯酶结合,形成难以水解的磷酰化胆碱酯酶而失去活性,导致乙酰胆碱不能水解而蓄积并作用于胆碱受体,产生 M、N 样症状及中枢症状。

【中毒症状】

1. M 样症状

乙酰胆碱激动外周 M 受体所致。表现为恶心、呕吐、腹痛、腹泻、小便失禁、瞳孔缩小、视物模糊、心动过缓、血压下降、出汗、流涕、呼吸道分泌物增加、肺部湿啰音、呼吸困难、发绀等。

2. N 样症状

乙酰胆碱激动 N 受体所致。表现为血压升高、骨骼肌纤维震颤或抽搐等。

3. 中枢症状

乙酰胆碱激动中枢胆碱受体所致。表现为躁动不安、失眠、谵语等,甚至由过度兴奋转入抑制而出现为昏迷、呼吸抑制等。

一般而言,轻度中毒以 M 样症状为主;中度中毒时出现明显的 M 样症状和 N 样症状;重度中毒除 M 样症状及 N 样症状加重外,还有明显的中枢症状。

二、有机磷酸酯类中毒解救原则及流程

1. 解救原则

急性中毒的解救原则如下:

(1)消除毒物。迅速将患者撤离中毒环境,立即脱去沾染毒物的衣服、鞋帽,用清水、生理盐水或肥皂水(敌百虫中毒禁用,否则可转化为毒性更强的敌敌畏)清洗皮肤。口服中毒者应及时导泻、洗胃,用清水、2%碳酸氢钠溶液(敌百虫中毒禁用)或 0.02% 高锰酸钾溶液(对硫磷中毒禁用)洗胃;昏迷者禁用硫酸镁导泻,以免加重中枢抑制。

(2)对症治疗。为减轻中毒症状,可配合吸氧、人工呼吸、补液等措施;还应及早、足量、反复注射 M 受体阻断药阿托品以缓解症状,对于中度和重度中毒患者,须与胆碱酯酶复活药并用。

2. 解救流程

有机磷酸酯中毒的解救路程见图 4-4-1。

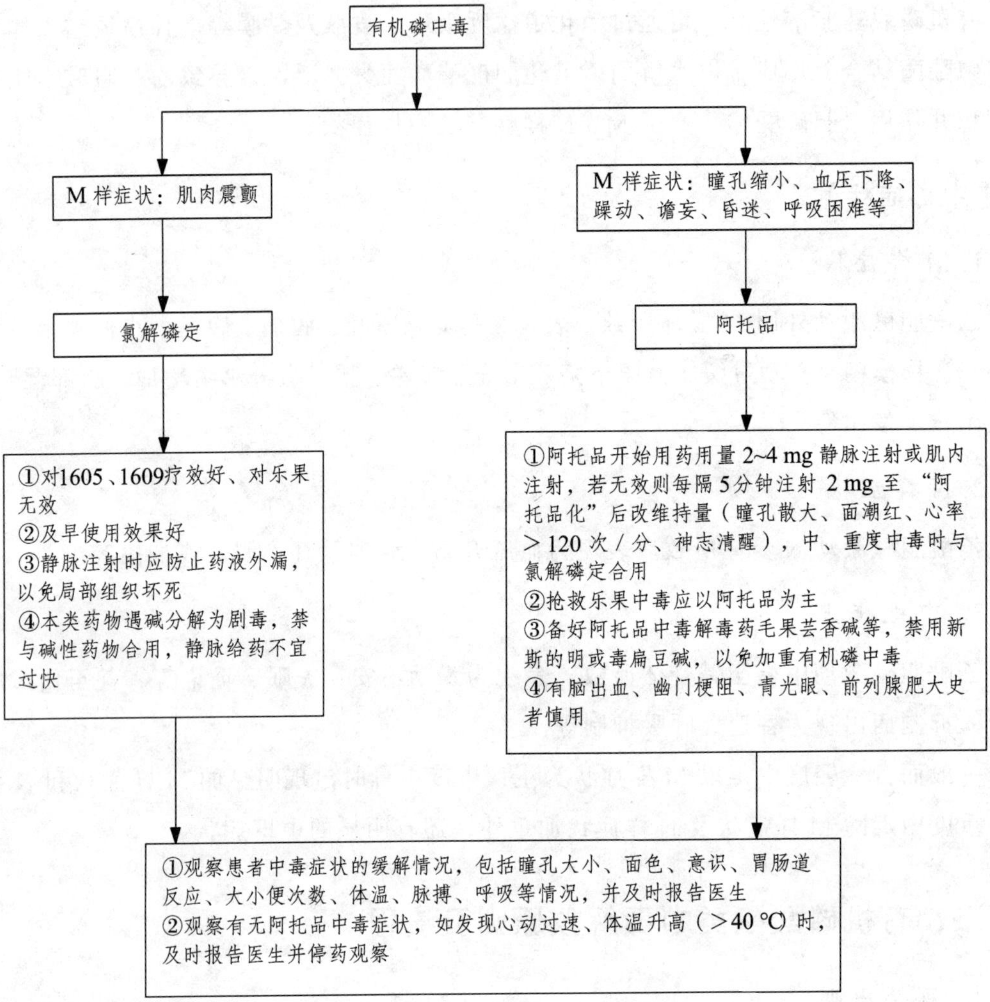

```
                          ┌─────────────┐
                          │  有机磷中毒  │
                          └──────┬──────┘
                    ┌────────────┴────────────┐
          ┌─────────┴─────────┐      ┌────────┴────────────────┐
          │ M样症状：肌肉震颤 │      │ M样症状：瞳孔缩小、血压下降、│
          └─────────┬─────────┘      │ 躁动、谵妄、昏迷、呼吸困难等 │
                    │                └────────┬────────────────┘
              ┌─────┴─────┐               ┌───┴────┐
              │ 氯解磷定  │               │ 阿托品 │
              └─────┬─────┘               └───┬────┘
```

① 对1605、1609疗效好、对乐果无效
② 及早使用效果好
③ 静脉注射时应防止药液外漏，以免局部组织坏死
④ 本类药物遇碱分解为剧毒，禁与碱性药物合用，静脉给药不宜过快

① 阿托品开始用药用量2~4 mg静脉注射或肌内注射，若无效则每隔5分钟注射2 mg至"阿托品化"后改维持量（瞳孔散大、面潮红、心率＞120次/分、神志清醒），中、重度中毒时与氯解磷定合用
② 抢救乐果中毒应以阿托品为主
③ 备好阿托品中毒解毒药毛果芸香碱等，禁用新斯的明或毒扁豆碱，以免加重有机磷中毒
④ 有脑出血、幽门梗阻、青光眼、前列腺肥大史者慎用

① 观察患者中毒症状的缓解情况，包括瞳孔大小、面色、意识、胃肠道反应、大小便次数、体温、脉搏、呼吸等情况，并及时报告医生
② 观察有无阿托品中毒症状，如发现心动过速、体温升高（＞40℃）时，及时报告医生并停药观察

图 4-4-1 有机磷中毒的解救流程

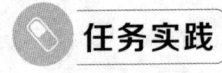

【案例讨论】

患者，女，22岁。因与男友感情纠纷而情绪不佳，日间服用农药敌百虫，现给予药物阿托品与氯解磷定抢救。

讨论：

① 可选用什么洗液洗胃？为什么？
② 说出阿托品的用药监护注意事项。
③ 阿托品与氯解磷定解救有机磷中毒的作用有何不同？

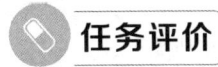 **任务评价**

以小组为单位进行讨论，列举几种常见的有机磷农药，并说一说有机磷农药中毒的症状及其解毒措施。

表 4-4-1 项目四 任务四 任务评价

	评价内容与标准	分值	得分			平均分
			自评	互评	教师评	
1	列举常见的有机磷农药	20				
2	中毒症状	20				
3	常用解毒药	30				
4	解救原则及措施	30				
	合计					

4-4 知识拓展

任务五 拟肾上腺素药

 理论基础

拟肾上腺素药又称为肾上腺素受体激动药。根据药物对受体的选择性不同可分为α、β受体激动药，α受体激动药和β受体激动药三类。

一、α、β肾上腺素受体激动药

（一）常用药物

肾上腺素

肾上腺素是肾上腺髓质分泌的主要激素。药用肾上腺素是从家畜肾上腺中提取或人工合成。

【作用】

肾上腺素可激动α和β受体,产生α型作用和β型作用。

1. 兴奋心脏

肾上腺素可激动心脏的$β_1$受体,使心肌的收缩力加强,传导加快,心率加快,心排出量增加。

2. 舒缩血管

肾上腺素对血管的作用因受体分布不同而异。激动皮肤、黏膜及内脏血管上的α受体,使其收缩;激动骨骼肌和冠状血管上的$β_2$受体,使其舒张。

3. 影响血压

该药对血压的影响与其用药剂量有关。治疗量的肾上腺素,使心脏兴奋,心排出量增加,故收缩压升高;但对骨骼肌血管的扩张作用抵消或超过了对皮肤、黏膜及内脏血管的收缩作用,故舒张压不变或稍降。较大剂量的肾上腺素,除兴奋心脏外,且因对α受体的激动作用加强,使皮肤、黏膜及内脏血管的收缩作用超过了对骨骼肌血管的扩张作用,故收缩压和舒张压均升高。若先用α受体阻断药,取消肾上腺素激动α受体而收缩血管的作用,则肾上腺素激动$β_2$受体扩张血管的作用得以充分体现,此时再用原升压剂量的肾上腺素可引起血压下降,此作用称为"肾上腺素升压效应的翻转"(图4-5-1)。故α受体阻断药引起的低血压不能用肾上腺素治疗,以免血压降得更低。

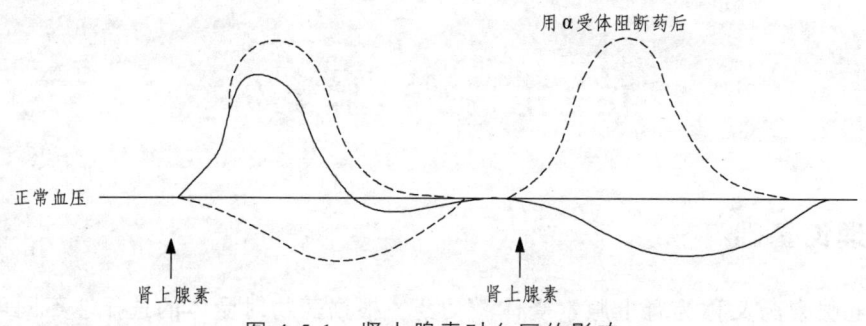

图 4-5-1 肾上腺素对血压的影响

4. 扩张支气管

肾上腺素可激动支气管平滑肌上的$β_2$受体,使支气管平滑肌舒张;并抑制肥大细胞释放过敏介质,解除支气管痉挛;还可激动α受体,使支气管黏膜血管收缩,有利于消除支气管黏膜水肿。

5. 促进代谢

肾上腺素可激动β受体,可促进糖原和脂肪分解,使血糖和血中游离脂肪酸含量均升高。

【临床用途】

1. 心搏骤停

对房室传导阻滞、药物中毒、传染病、溺水或手术意外等引起的心搏骤停，在进行有效的心脏按压、人工呼吸和纠正酸中毒的同时，可用 0.5~1 mg 肾上腺素静脉注射或心室内注射。也可用心脏复苏三联针（阿托品、肾上腺素各 1 mg，利多卡因 50~100 mg）心室内注射。

2. 过敏性休克

应用肾上腺素兴奋心脏、扩张血管、抑制过敏介质释放、收缩血管以减轻支气管黏膜水肿等作用，可升高血压及缓解呼吸困难等症状。其作用快而强，是治疗过敏性休克的首选药。

3. 支气管哮喘

肾上腺素可扩张支气管、抑制过敏介质的释放，收缩血管以降低通透性，使支气管黏膜水肿减轻等，可用于控制支气管哮喘急性发作。

4. 与局麻药合用

在局麻药中加入少量肾上腺素，可使用药部位血管收缩，延缓局麻药的吸收，从而延长局麻药的作用时间，并可防止局麻药吸收中毒。但在手指、足趾、阴茎等处手术时，不宜加肾上腺素，以免引起局部组织缺血坏死。

5. 局部止血

鼻黏膜或牙龈出血时，可将浸有 0.1%肾上腺素溶液的棉球或纱布填塞局部起止血作用。

【不良反应与禁忌证】

（1）治疗量时可出现心悸、烦躁、失眠、头痛、出汗等症状。

（2）剂量过大或静脉给药速度过快，可致血压骤升，有发生脑出血的危险，也可引起心律失常，甚至心室颤动。

高血压、器质性心脏病、动脉硬化及甲状腺功能亢进患者禁用。老年人慎用。

（二）其他常用α、β肾上腺素受体激动药（见表 4-5-1）

表 4-5-1　其他常用α、β受体激动药应用与特点

药物	应用与特点
多巴胺	主要激动α、β_1以及多巴胺受体： ① 兴奋心脏，但心律失常较少 ② 激动多巴胺受体，使肾、肠系膜、冠脉等重要脏器血管扩张，激动α受体使皮肤、黏膜血管收缩，可改善休克状态下全身血液的合理分配，增加心、脑、内脏等重要脏器的血液供应；尤其使肾血管扩张，可改善肾功能 ③ 用于各种休克，尤其对伴有心肌收缩力减弱、尿量减少而血容量已补足的休克患者；也可与利尿药合用治疗急性肾功能衰竭 ④ 剂量过大或静脉滴注速度过快可致心动过速、血压升高
麻黄碱	激动α、β受体： ① 心脏兴奋、血管收缩、血压升高以及支气管扩张等，但作用缓慢持久 ② 主要用于轻度支气管哮喘、缓解鼻黏膜充血引起的鼻塞和局麻药引起的低血压 ③ 本品有中枢兴奋作用，可引起不安、失眠、震颤等症状 ④ 老年人和前列腺肥大患者易引起急性尿潴留，用药前应先排尿 ⑤ 短期内反复应用，易产生快速耐受性

二、α肾上腺素受体激动药（见表 4-5-2）

表 4-5-2　常用α受体激动药

药物	应用与特点
去甲肾上腺素	主要激动α受体，β_1受体作用较弱： ① 收缩血管，可使全身各部位除冠状血管外的血管收缩 ② 心脏兴奋，使心肌收缩力加强，心率加快，传导加速，心排出量增加 ③ 升高血压，可使收缩压、舒张压均升高，且升压作用不因α受体阻断而翻转 ④ 临床主要用于神经性休克早期、药物中毒引起的低血压、上消化道出血（口服）等 ⑤ 本品因强烈收缩血管，可诱发急性肾衰；也可导致血压升高、心律失常等严重不良反应，临床已被间羟胺取代
间羟胺	其作用与去甲肾上腺素相似而较弱： ① 收缩血管作用温和持久； ② 较少引起急性肾功能衰竭； ③ 很少引起心律失常； ④ 既可静脉注射又可肌内注射，使用方便。临床用于取代去甲肾上腺素抗休克、防治低血压等
去氧肾上腺素	主要激动α受体： ① 收缩血管、升高血压作用较弱而持久，用于防治麻醉药物所致的低血压 ② 局部滴眼，能快速、短效扩瞳，可作为开角型青光眼的辅助药物，但闭角型青光眼禁用

三、β肾上腺素受体激动药（见表 4-5-3）

表 4-5-3　常用 β 受体激动药

药物	应用与特点
异丙肾上腺素	主要激动β受体，对β_1和β_2受体无明显选择性： ① 心脏兴奋，作用比肾上腺素强，易致心动过速但较少产生心律失常，临床用于心脏骤停、房室传导阻滞 ② 扩张血管，主要使骨骼肌血管扩张，在补足血容量的基础上可用于感染性休克 ③ 影响血压，可使收缩压升高、舒张压下降，脉压加大 ④ 扩张支气管，作用比肾上腺素强，也具有抑制组胺等过敏性物质释放的作用，雾化吸入用于控制支气管哮喘急性发作 ⑤ 促进代谢，加速糖原和脂肪分解，提高组织耗氧量 ⑥ 心悸、头痛、心动过速等副作用常见；用于控制支气管哮喘剂量过大时，易引起心律失常，甚至室颤；反复应用，易产生耐受性
多巴酚丁胺	选择性激动β_1受体： ① 增强心肌收缩力作用显著，心排血量增加，而对心率影响不大 ② 静脉滴注主要用于心脏手术或心肌梗死并发心功能不全

四、拟肾上腺素药的用药指导及监护流程（图 4-5-2）

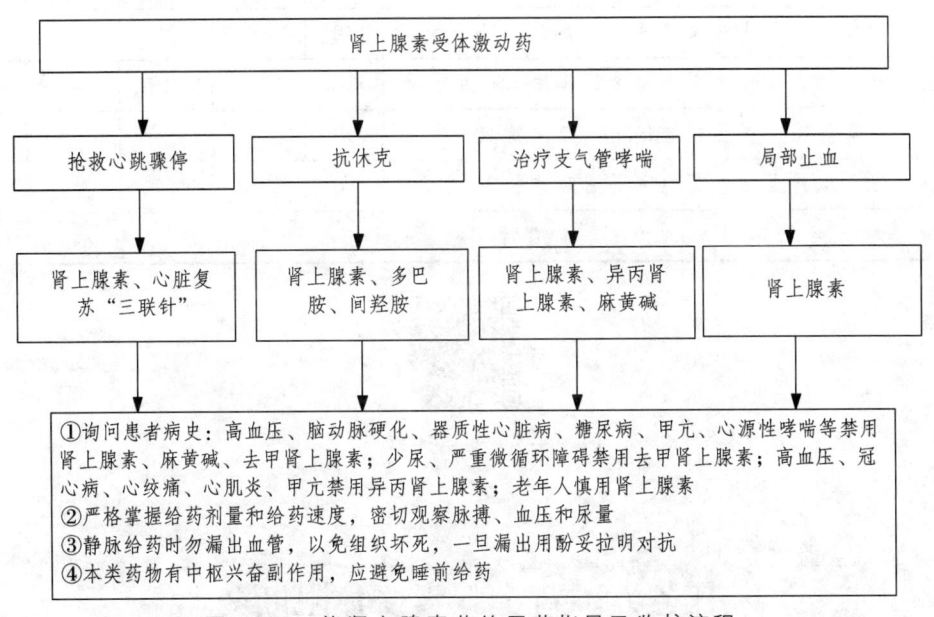

图 4-5-2　拟肾上腺素药的用药指导及监护流程

任务实践

【案例讨论】

患者，女，36 岁，因突发寒战高热入院，体温 40.6 ℃，脉搏每分钟 116 次，血压

11/6 kPa，神志模糊，经 X 线检查，拟诊为肺炎伴感染性休克。给予①肌内注射青霉素；②吸氧；③静脉滴注 0.002%去甲肾上腺素，每分钟 80 滴。血压未见明显回升，增加去甲肾上腺素浓度为 0.003%，同时增加氢化可的松，血压恢复。第三天，患者自述两手发麻，两下肢静脉滴注后出现皮肤暗红，即给予普鲁卡因、酚妥拉明局部封闭，每天 2 次，第四天发现双脚 10 趾末端趾节及双手第 2~4 指的末端呈紫红色。经热敷，未见改善，第六天趾、指末端形成干性坏死。

讨论：

① 请分析引起肢端坏死的原因是什么？
② 临床应用去甲肾上腺素时要注意什么？

 任务评价

以小组为单位进行讨论，试说一说常用拟肾上腺素药肾上腺素、麻黄碱、多巴胺等药的作用、临床应用与不良反应，以及本类药物的主要用药监护流程，并即时作出评价。

表 4-5-4 项目四 任务五 任务评价

	评价内容与标准	分值	得分			平均分
			自评	互评	教师评	
1	α、β 受体激动肾上腺素的作用、用途、不良反应	30				
2	去甲肾上腺素、异丙肾上腺素的作用与应用特点	30				
3	麻黄碱、多巴胺的作用与应用特点	30				
4	拟肾上腺素药的主要用药监护	10				
	合计					

4-5 知识拓展

任务六　肾上腺素受体阻断药

 理论基础

根据药物对受体的选择性不同，肾上腺素受体阻断药分为α肾上腺素受体阻断药、β肾上腺素受体阻断药和α、β肾上腺素受体阻断药。

一、α肾上腺素受体阻断药

（一）常用药物

酚妥拉明

【作用】

酚妥拉明能选择性地阻断α受体，拮抗肾上腺素的α型作用，作用温和，持续时间短。

1. 扩张血管

酚妥拉明可阻断血管平滑肌α受体，并能直接松弛血管平滑肌，使血管扩张，外周阻力降低，血压下降。

2. 兴奋心脏

酚妥拉明使血压下降可反射性兴奋交感神经，并促进去甲肾上腺素的释放，从而使心肌收缩力加强、心率加快、心排出量增加。

3. 其他

该药有拟胆碱作用，使胃肠平滑肌兴奋；并有组胺样作用，使胃酸分泌增加。

【临床用途】

1. 用于外周血管痉挛性疾病

酚妥拉明可用于指端静脉痉挛性疾病、血栓闭塞性脉管炎。

2. 对抗去甲肾上腺素静脉滴注外漏

用本药作局部浸润注射，以对抗去甲肾上腺素收缩血管的作用，防止组织坏死。

3. 抗休克

本品可用于感染性休克、心源性休克及神经性休克的治疗。

4. 治疗充血性心力衰竭

本品对顽固性充血性心力衰竭有一定疗效。

5. 诊治嗜铬细胞瘤

本品用于嗜铬细胞瘤的诊断和此病骤发高血压危象及手术前的治疗，可使血压明显下降。

【不良反应与禁忌证】

1. 胃肠道反应

可引起恶心、呕吐、腹痛、腹泻、胃酸分泌增多等。

2. 心血管反应

可引起直立性低血压、心动过速及心绞痛。

溃疡病、低血压及冠心病患者慎用。

【用药护理】

（1）用药过程中注意监测血压、脉搏的变化。

（2）注射给药后应嘱患者静卧30 min，起立时动作要慢，以防直立性低血压的发生。一旦引起低血压，可让患者头低位仰卧，用去甲肾上腺素升压，禁用肾上腺素。

（二）其他常用药物（表4-6-1）

表4-6-1 其他常用α肾上腺素受体阻断药

药物	应用与特点
妥拉唑林	① α受体阻断作用较弱，组胺样作用和拟胆碱作用较强 ② 主要用于外周血管痉挛性疾病、胃酸缺乏症等 ③ 胃肠反应发生率较高
酚苄明	① α受体阻断作用强大而持久 ② 主要用于外周血管痉挛性疾病、休克、嗜铬细胞瘤、前列腺增生引起的排尿困难等 ③ 毒性较大，易致直立性低血压

（三）α肾上腺素受体阻断药的用药指导及监护流程（图4-6-1）

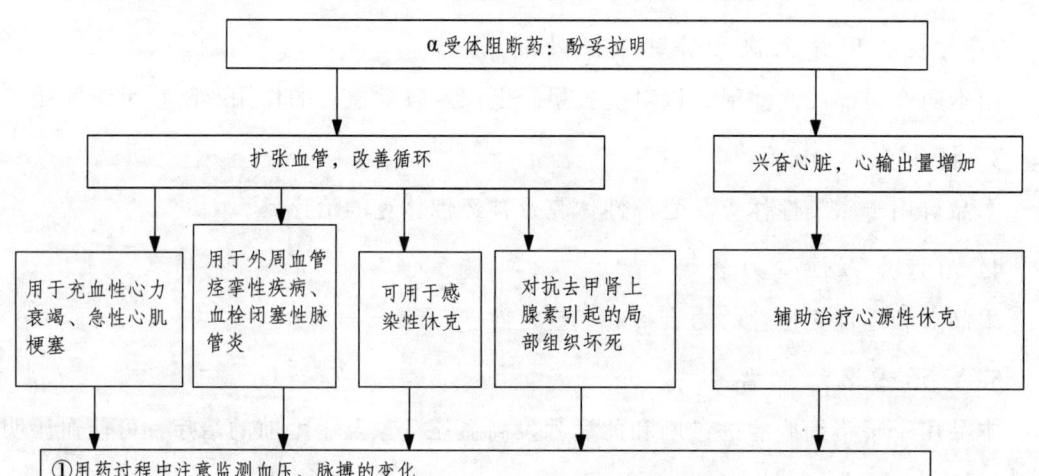

图4-6-1 α肾上腺素受体阻断药的用药指导及监护流程

二、β肾上腺素受体阻断药

(一)常用β肾上腺素受体阻断药

β受体阻断药能选择性地阻断β受体,拮抗肾上腺素的β型作用。此类药物品种繁多,包括普萘洛尔(心得安)、美托洛尔(甲氧乙心安)、阿替洛尔(氨酰心安)、吲哚洛尔(心得静)等。

【作用】

1. β受体阻断作用

该类药物通过阻断β受体,可抑制心脏、降低血压、抑制代谢及收缩支气管等。

2. 内在拟交感活性

有些β受体阻断药在阻断β受体的同时,尚有一定程度的β受体激动作用,称为内在拟交感活性。因其激动作用较弱,往往被β受体阻断作用所掩盖,故不易表现出来。

3. 膜稳定作用

某些β受体阻断药能直接降低细胞膜对阳离子的通透性而具有膜稳定作用。

【临床用途】

1. 抗心律失常

此类药物对多种原因引起的快速型心律失常均有效,对交感神经兴奋性过高、甲状腺功能亢进等引起的窦性心动过速疗效较好。

2. 治疗心绞痛和心肌梗死

此类药物对心绞痛有良好的疗效,也可降低心肌梗死复发率和猝死率。

3. 治疗高血压

此类药物是治疗高血压的常用药。

4. 甲状腺功能亢进及甲状腺危象的辅助治疗

【不良反应与禁忌证】

常见恶心、呕吐、腹痛等消化道症状,还可引起心脏抑制、支气管痉挛及血压下降等反应。严重心功能不全、窦性心动过缓、重度房室传导阻滞及支气管哮喘者禁用。心肌梗死、肝功能不全者慎用。

常用β受体阻断药作用特点比较见表4-6-2。

表 4-6-2　常用 β 受体阻断药作用特点比较

药物	作用强度	内在拟交感活性	膜稳定作用	降低眼压	抗血小板聚集	降低肾素水平
普萘洛尔	1	−	++		+	+++
噻吗洛尔	6~100	−	−	++	−	+++
吲哚洛尔	15	+	±		+	−
纳多洛尔	2~4	−	−		+	++
美托洛尔	1	−	−		++	+++
阿替洛尔	0.5~1	−	−		−	++

（二）β肾上腺素受体阻断药的用药指导及监护流程（图 4-6-2）

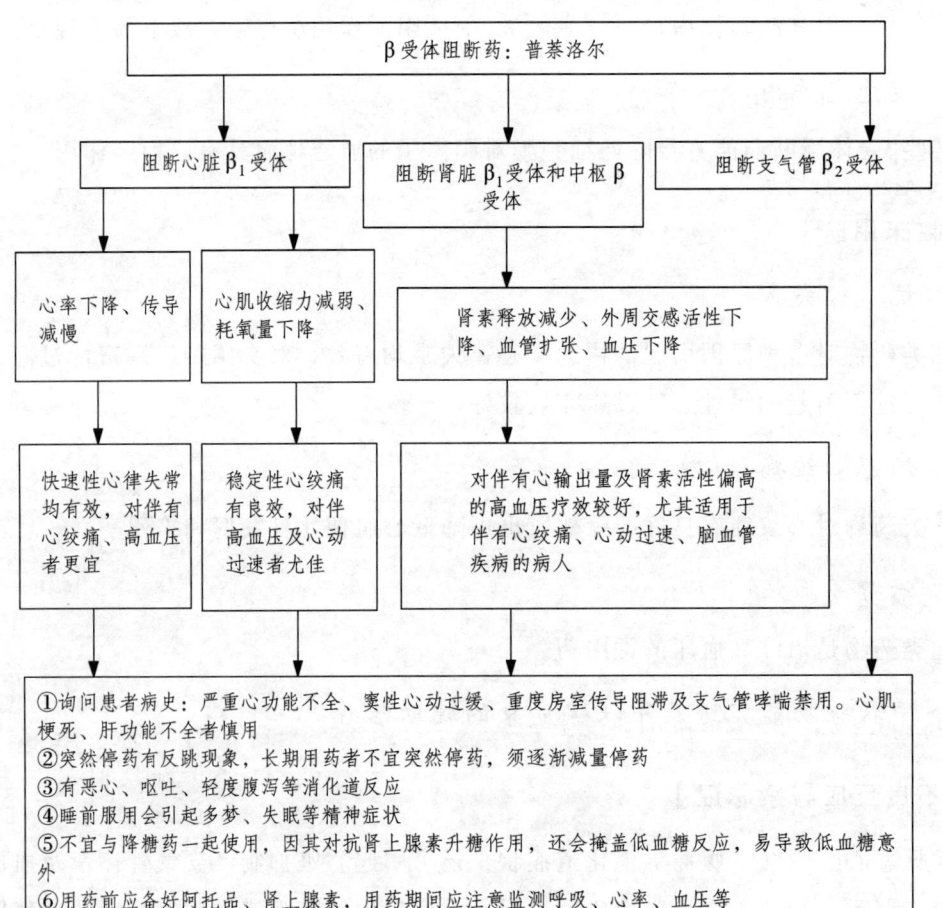

图 4-6-2　β肾上腺素受体阻断药的用药指导及监护流程

三、α、β受体阻断药

本类药物对α受体和β受体的选择性不强，但对β受体的阻断作用强于α受体。

拉贝洛尔

本药阻断α受体和β受体，对$β_1$和$β_2$受体的作用相似，对$α_1$受体的作用较弱，对$α_2$受体无作用。临床主要用于高血压、心绞痛的治疗，静脉给药可抢救高血压危象。

常见不良反应为眩晕、乏力、上腹不适等，大剂量可引起直立性低血压。支气管哮喘及心功能不全者禁用。对小儿、孕妇及脑出血患者禁用静脉注射。肝功能不良者慎用。注射液不宜与葡萄糖氯化钠注射液混合滴注；口服个体差异大，宜剂量个体化。

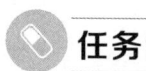

任务评价

以小组为单位进行讨论，说一说常用α肾上腺受体素阻断药和β受体阻断药的作用、临床用途及其用药监护，并即时作出评价。

表4-6-3　项目四　任务六　任务评价

	评价内容与标准	分值	得分			平均分
			自评	互评	教师评	
1	α受体阻断药酚妥拉明的作用、用途及用药监护	50				
2	常用β受体阻断药的作用、用途及用药监护	50				
	合计					

4-6　知识拓展

项目五　局部麻醉药

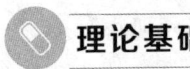

局部麻醉药简称为局麻药，是一类能可逆性阻断神经冲动的产生和传导，从而使病人在意识清醒的状态下痛觉暂时消失，利于手术治疗的药物。

局麻药的作用机制是阻断 Na^+ 内流，阻止动作电位的产生和神经冲动的传导，产生局麻作用。一般来说，神经纤维越细，对局麻药越敏感。

一、局麻药的给药方法

1. 表面麻醉

表面麻醉是指将脂溶性的药物喷洒于皮肤、黏膜表面，使得黏膜下感觉神经末梢麻醉，适用于眼、鼻、口腔、咽喉、泌尿生殖系统等部位的手术。常选用丁卡因。

2. 浸润麻醉

浸润麻醉是将局麻药注入手术部位的皮下或深部组织，麻醉局部感觉神经末梢，适用于浅表手术，常选用普鲁卡因。

3. 传导麻醉

传导麻醉是将药液注入外周神经干或神经丛，使局部的神经末梢被麻醉，适用于四肢、面部及口腔的手术。

4. 蛛网膜下腔麻醉

该麻醉是将药液经过低位腰椎间隙注入蛛网膜下腔，阻断该部位的脊神经根，使该处发出的神经所分布的区域麻醉，适用于腹部及或下肢手术，常用普鲁卡因、利多卡因、丁卡因。腰麻时因交感神经同时被麻醉，常伴有血压下降，可注射麻黄碱预防。由于注药时硬脊膜被刺穿，脑脊液渗漏，易导致麻醉后头痛。蛛网膜下腔与颅腔相通，麻醉时应注意病人体位和药液比重，控制麻醉平面，防止药物扩散到颅腔，危及生命中枢。

二、常用局麻药

普鲁卡因

普鲁卡因又名奴佛卡因，为酯类短效局麻药，1~3 min 显效，作用维持 30~45 min，加用肾上腺素后可延长 1~2 h。

【作用及临床应用】

1. 局部麻醉

本药毒性小，对黏膜穿透能力弱，不作表面麻醉。主要用于浸润麻醉、传导麻醉、腰麻和硬膜外麻醉。

2. 局部封闭

用 0.25%～0.5%的普鲁卡因溶液注射到病灶周围，可减轻病灶对中枢神经系统的不良刺激，使炎症、组织损伤部位的症状缓解，促进病变愈合。

【不良反应及注意事项】

1. 毒性反应

该药用量过大或误注入血管时，可出现中枢神经系统和心血管系统毒性反应。中枢神经系统表现先兴奋后抑制，先出现兴奋不安，甚至惊厥，最后由兴奋转为抑制，出现昏迷、呼吸麻痹，严重时因呼吸麻痹而死亡。心血管系统表现为心脏抑制，血管扩张，血压下降。心肌对局麻药耐受性较高，中毒时先出现呼吸停止。故用药过程中应注意以下问题：

（1）严格控制剂量和浓度，不能超过极量。

（2）防止局麻药过快吸收或误注入血管：每次推药前必须回吸无血后才能注射；同时在局麻药中加入少量肾上腺素（1∶250 000），可延缓吸收。但手指、足趾、耳郭及阴茎等部位局麻时禁加肾上腺素，否则可引起局部组织坏死。同时高血压、心脏病、甲状腺功能亢进病人禁用肾上腺素。

（3）一旦发现早期中毒症状，应及时抢救，可加压给氧、输液、给予地西泮。

2. 过敏反应

少数患者可发生。表现为皮肤红斑、荨麻疹、哮喘、甚至休克。故用药前应询问有无过敏史，有者禁用。首次应用前应做皮试，阳性者禁用。一旦发生过敏反应，立即停药，静注肾上腺素、吸氧和给予抗过敏药。对本药过敏者可用利多卡因代替。

3. 其 他

（1）腰麻和硬膜外麻醉时，因同时阻滞交感神经，可引起血压下降。术前可肌注麻黄碱预防，术后应保持头低足高位 12 h，以防直立性低血压。

（2）普鲁卡因在血浆中被假性胆碱酯酶水解成对氨基苯甲酸（PABA）和二乙胺基乙醇，前者可降低磺胺药的抗菌作用，后者能增加强心苷的毒性，故应避免与磺胺药及强心苷合用。

三、常用的麻醉药物及作用特点的比较（表 5-1）

表 5-1 常用的麻醉药物及作用特点的比较

药　名	维持时间/h	相对强度	相对毒性	穿透力	局麻用途
普鲁卡因	30～45 min	1	1	弱	除表面麻醉外的各种麻醉
利多卡因	1～2	2	2	强	除腰麻外的各种麻醉
丁卡因	2～3	10	10～12	强	除浸润麻醉外的各种麻醉
布比卡因	5～10	6.5	4～6	弱	除表面麻醉外的各种麻醉

四、局麻药的用药指导及监护流程（图 5-1）

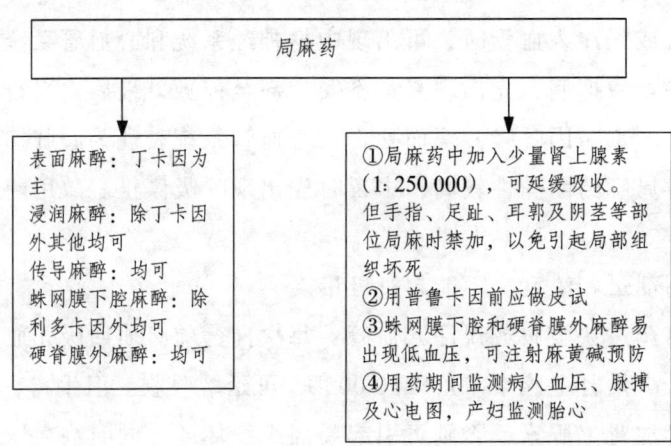

图 5-1 局麻药的用药指导及监护流程

任务评价

以小组为单位进行讨论，说一说临床局麻方法及其适用手术与常用药物的用药注意事项，并即时作出评价。

表 5-2 项目五 任务评价

	评价内容与标准	分值	得分			平均分
			自评	互评	教师评	
1	局麻药概念	20				
2	局麻药的给药方法和常用药物	40				
3	局麻药的用药注意事项	40				
	合计					

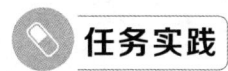 **任务实践**

【案例讨论】

患者，女，28岁，左脚酸痛，来医院就诊。经 X 线等检查，诊断为关节滑膜炎。给予 2%盐酸普鲁卡因注射液予以封闭治疗。1 周后，患者前来复诊，医生再次给予封闭注射 1 次，注射后约 2 小时，患者感到注射部位酸痛难忍、咽喉发痒、胸闷气促，继而出现呼吸困难、全身大汗淋漓、血压下降、晕倒在地。

讨论：

（1）该病人出现什么情况？

（2）请你模拟医护人员进行抢救。

5-1　知识拓展

项目六　中枢神经系统药

任务一　镇静催眠药和抗惊厥药

 理论基础

镇静催眠抗惊厥药是一类抑制中枢神经系统功能，引起镇静催眠作用的药物。较小剂量时即可呈现良好的抗焦虑作用，小剂量时引起安静或嗜睡的镇静作用，较大剂量时引起类似生理性睡眠的催眠作用。随着剂量的增大，还可产生抗惊厥的作用。本类药物包括苯二氮䓬类、巴比妥类及其他类药物。

一、常用镇静催眠药物

（一）苯二氮䓬类

地西泮

地西泮又称安定，安全范围大，可口服、静脉注射、肌内注射等方式给药。口服吸收迅速，起效快，静脉注射给药呈短暂快速的中枢抑制作用，本品脂溶性高，易透过血脑屏障和胎盘屏障。主要在肝内代谢转化为活性代谢产物去甲地西泮（desmethyldiazepam）、奥沙西泮（oxazepam）和替马西泮（temazepam），最后形成葡萄糖醛酸结合物由肾排泄，极少量地西泮未被代谢从乳汁分泌排泄。

【作用及临床应用】

1. 抗焦虑作用

小剂量具有抗焦虑作用，可明显改善病人的紧张烦躁、焦虑不安、恐惧失眠等症状，为临床上治疗各种焦虑症的首选药物。

2. 镇静催眠的作用

随着剂量的增加，具有镇静催眠的作用，能够缩短入睡的时间，明显延长睡眠持续时间，减少觉醒次数，产生近似生理性睡眠，停药后较少出现依赖性和反跳现象，主要用于治疗各种失眠，也用于麻醉前给药。

3. 抗惊厥和抗癫痫作用

临床上可用于辅助治疗破伤风、子痫、小儿高热惊厥和药物中毒性惊厥。静脉注射地西泮是治疗癫痫持续状态的首选药，也可用于治疗癫痫大发作和小发作。

4. 中枢性肌肉松弛作用

地西泮有较强的肌肉松弛作用，且不影响正常骨骼肌的活动。可用于脑血管意外或脊髓损伤引起的中枢性肌强直和腰肌劳损、内镜检查等所致的肌肉痉挛，对肌紧张性头痛、炎症引起的反射性肌肉痉挛也具有明显效果。

【不良反应及注意事项】

1. 中枢神经系统反应

治疗量连续用药有一定蓄积性，可致嗜睡、乏力、头昏、记忆力下降等。大剂量可见共济失调、视力模糊、言语不清。

2. 急性中毒

过量或静脉注射过快可导致急性中毒，表现为昏迷和呼吸抑制，必要时可应用特殊的拮抗药物氟马西尼进行解救。

3. 耐受性和依赖性

停药后可出现反跳现象和戒断症状，表现为失眠、焦虑、兴奋、心动过速、呕吐、出汗及震颤，甚至惊厥等。使用时应严格掌握适应证，避免滥用；一般采用小剂量短期给药和间断用药，停药时应逐渐减量。

4. 禁忌证

老人和小儿应慎用，重症肌无力患者、孕妇、哺乳期妇女禁用。

其他常用苯二氮䓬类药物的特点与应用见表 6-1-1。

表 6-1-1 其他常用苯二氮䓬类药物特点与应用

类型及药物		作用和应用	不良反应与注意事项
长效类	氟西泮	具有较好的催眠作用，用于各种失眠症	眩晕、嗜睡、共济失调，肝肾功能不全者及孕妇禁用
	氯氮䓬	具有抗焦虑、镇静、肌肉松弛等作用，用于神经官能症和失眠	嗜睡、便秘等，长期服用可产生耐受性和成瘾性，老人慎用，孕妇和哺乳期妇女禁用
中效类	硝西泮	催眠、抗癫痫作用强，用于各种癫痫和失眠	嗜睡、头晕、共济失调等，服药期间禁酒，重症肌无力病人禁用
	奥沙西泮	具有镇静催眠、抗焦虑、抗癫痫作用，用于神经症、失眠及癫痫	恶心、头晕，肝肾功能不全者慎用
	艾司唑仑	镇静、催眠作用比地西泮强，用于焦虑、失眠、紧张、恐惧、癫痫、惊厥、术前镇静	偶见乏力、嗜睡，可自行消失
短效类	三唑仑	具有明显的镇静、催眠作用，起效快，肌松作用强，主要用于失眠，也可用于焦虑、神经紧张等	头晕、嗜睡、乏力，可产生依赖性，孕妇、哺乳期妇女慎用，青光眼、重症肌无力病人禁用

（二）其他镇静催眠药物（见表 6-1-2）

表 6-1-2　其他镇静催眠药物作用及特点

药物	作用及特点
巴比妥类 苯巴比妥 异戊巴比妥 司可巴比妥	① 对中枢神经系统具有普遍抑制作用，随着剂量的增大，出现镇静、催眠、抗惊厥和麻醉等作用，过量会引起呼吸中枢和血管中枢麻痹 ② 临床用于抗惊厥、抗癫痫及癫痫的持续状态，其中硫喷妥钠用于静脉麻醉和基础麻醉 ③ 不良反应：引起后遗效应，产生耐受性和依赖性
水合氯醛	① 口服 15 min 起效，催眠作用可持续 7~8 h，醒后无后遗效应，不易蓄积中毒 ② 临床用于顽固性失眠及其他催眠药无效的失眠，也可用于小儿高热惊厥、子痫、破伤风及中枢兴奋药中毒导致的惊厥 ③ 消化性溃疡患者慎用，久用可产生耐受性和依赖性
佐匹克隆	① 作为第三代镇静催眠药，具有抗焦虑、镇静催眠、抗惊厥、肌肉松弛等作用 ② 临床用于各种失眠症 ③ 不良反应少，偶见嗜睡、口干、肌无力

二、常用镇静催眠药的用药指导及监护流程（图 6-1-1）

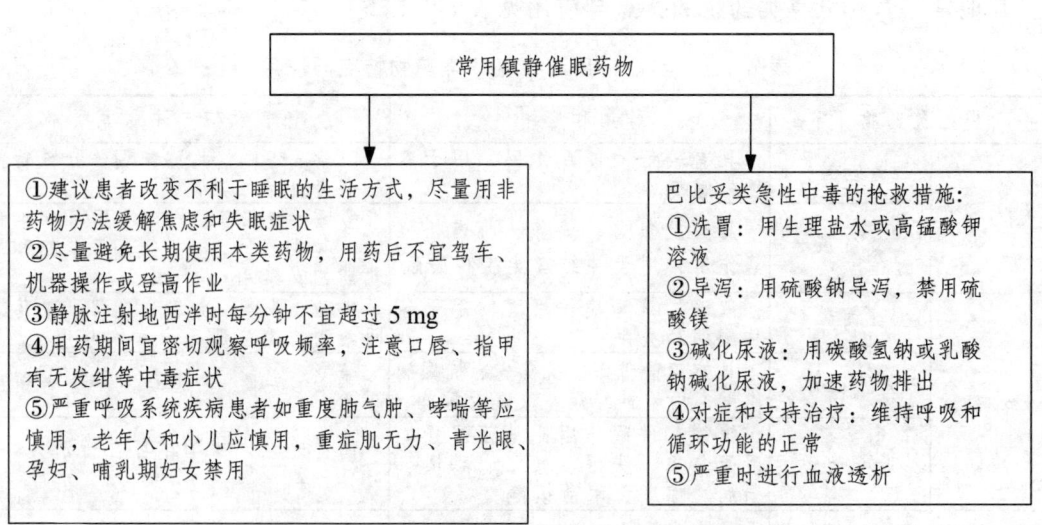

图 6-1-1　常用镇静催眠药的用药指导及监护流程

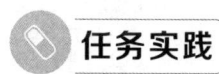 任务评价

以小组为单位进行讨论,说说临床常用镇静催眠药地西泮的作用、临床应用及不良反应等,以及巴比妥类药物中毒的表现及抢救措施,并即时作出评价。

表 6-1-3 项目六 任务一 任务评价

	评价内容与标准	分值	得分			平均分
			自评	互评	教师评	
1	地西泮的作用、临床应用及不良反应	60				
2	巴比妥类药物中毒的表现及抢救措施	40				
	合计					

任务实践

【实验】

地西泮抗惊厥作用

实验目的:
(1)学习动物惊厥模型及研究抗惊厥药物的实验方法;
(2)观察地西泮对尼可刹米致惊厥的保护作用。

实验动物:小白鼠(雌雄均可,体重 18~22 g)。

药品与器材:0.25%地西泮溶液、5%尼可刹米溶液、生理盐水、电子秤、鼠笼。1 mL 注射器、大烧杯。

实验原理:惊厥是痫性发作的主要形式,以强直或阵挛等骨骼肌运动性发作为主要表现,常伴意识障碍。尼可刹米能选择性地兴奋延髓呼吸中枢,也可通过颈动脉体和主动脉体化学感受器反射性地兴奋呼吸中枢,并提高呼吸中枢对二氧化碳的敏感性,使呼吸加深加快,对血管运动中枢有微弱兴奋作用,剂量过大可引起血压升高、心悸、出汗、呕吐、震颤及肌僵直,即惊厥。

地西泮为长效苯二氮䓬类药,可引起中枢神经系统不同部位的抑制。本实验通过向小白鼠注射尼可刹米注射液,引起小鼠呼吸加深加快,引起惊厥反应后,实验组使用地西泮拮抗其惊厥症状。对照注射生理盐水,未能拮抗其惊厥症状。

实验过程:见图 6-1-2。

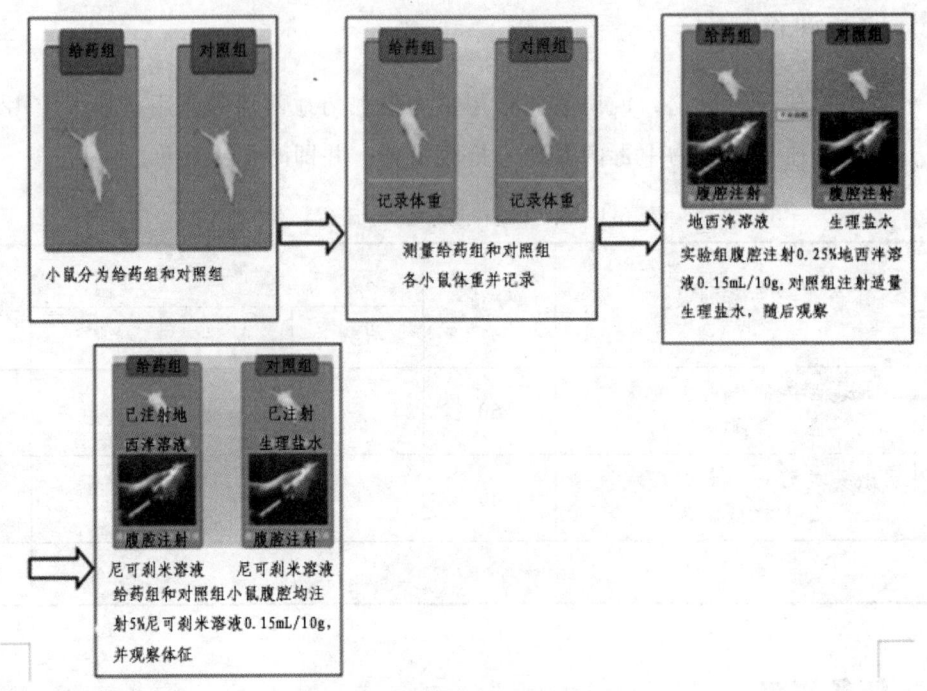

图 6-1-2 地西泮抗惊厥实验

实验结果：将实验结果填入表 6-1-4 中。

表 6-1-4 地西泮抗惊厥实验结果

组别	体重	药物及剂量	5%尼可刹米溶液 0.15 mL/10 g	结果
实验组		0.25%地西泮溶液 0.15 mL/10 g		
对照组		0.9%氯化钠溶液适量		

结果讨论：
（1）分别简述地西泮、尼可刹米的药物分类及其药物作用。
（2）分析实验结果。
（3）作为医务工作人员，在临床工作使用地西泮、尼可刹米时应注意些什么？

【案例讨论】

于某，男，2 岁，一天前因发热头痛就诊于附近乡医院，医生以"头孢噻肟"肌注，2 小时前突发抽搐两次，但间歇期间神志清楚，能回答提问。半小时前，患儿开始哭闹，随即头首高翘，呈典型的角弓反张，初步诊断为细菌感染性发热，高热惊厥，立即给予地西泮静注，惊厥症状即停，但发现病人出现呼吸浅慢、脉细速、心率减慢及呼吸、心血管抑制等症状。

讨论：

（1）请问病人可能出现什么状况？

（2）此时医护人员应如何处理？应用地西泮时应如何进行用药监护？

【处方分析】

一位患有失眠症的患者，医生开具以下处方，请分析此处方是否合理，为什么？

处方一：苯巴比妥　0.03 mg × 30

用法：一次 0.06 mg，2 次/d。

处方二：安定片（地西泮）　2.5 mg × 30

用法：一次 5 mg，2 次/d。

6-1　知识拓展

任务二　抗癫痫药

 理论基础

癫痫是由多种原因引起的大脑的局部异常高频放电并向周围正常组织扩散所致的大脑功能失调综合征，本类药物通过抑制脑细胞异常放电的产生或扩散，从而阻滞运动、感觉、意识或精神异常，临床上常用药物主要有传统抗癫痫药和新型抗癫痫药两类。

一、常用的抗癫痫药物

苯妥英钠

苯妥英钠又称大仑丁（Dilantin），临床常用钠盐为强碱性，刺激性大，不宜肌内注射。口服吸收缓慢而不规则，常规给药 6~10 天才能达到有效血药浓度。不同制剂的生物利用度明显不同，用药个体差异较大，应根据病人用药后疗效、毒性反应及血药浓度调整剂量。

【作用及临床应用】

1. 抗癫痫

苯妥英钠可阻止异常高频放电的扩散,从而呈现抗癫痫作用,而对正常的低频放电无明显影响。该药是治疗癫痫大发作和单纯局限性发作的首选药,对精神运动性发作也有效,缓慢静脉注射可有效缓解癫痫持续状态,对小发作无效,有时甚至增加发作次数。

2. 治疗外周神经痛

包括三叉神经痛、舌咽神经痛等,苯妥英钠可减轻疼痛,减少发作次数。

3. 抗心律失常

主要用于强心苷中毒引起的心律失常。

【不良反应及注意事项】

1. 局部刺激性

本药碱性强(pH 10.4),刺激性大,不宜肌内注射。常见胃肠道反应,如食欲减退、恶心、呕吐、上腹部疼痛等,多采用饭后服用。静脉注射可致静脉炎,宜稀释后选用较粗大的血管缓慢给药。

2. 牙龈增生

长期用药可致齿龈增生,多见于儿童和青少年,发生率约20%,与本药可经唾液排出,刺激胶原组织增生有关,停药后3~6个月可自行消失。

3. 神经系统反应

用药量过大或用药时间过长可引起中毒,表现为眩晕、共济失调、头痛、眼球震颤等,严重者可出现精神错乱、甚至昏睡或昏迷。

4. 血液系统反应

本品可抑制叶酸吸收、加速其代谢及抑制二氢叶酸还原酶活性,久服导致叶酸缺乏,可致巨幼红细胞性贫血,宜补充亚叶酸钙(甲酰四氢叶酸钙)。

5. 过敏反应

可见药热、皮疹、粒细胞减少、血小板减少、再生障碍性贫血等。偶见肝损害。应定期做血常规和肝功能检查,如有异常,应及早停药。

6. 其他

偶见致畸、肝损害、男性乳房发育、女性多毛、淋巴结肿大等,小儿生长期服用易引起软骨病。长期应用突然停药可诱发癫痫大发作。

二、其他抗癫痫药物（见表 6-2-1）

表 6-2-1 其他抗癫痫药物作用及特点

药物	作用及特点
卡马西平	① 为安全、有效、广谱的抗癫痫药； ② 临床用于治疗单纯局限性发作和大发作的首选药物之一，对神经痛也有效，还可治疗躁狂症和抑郁症 ③ 不良反应：本药是肝药酶的诱导剂，长期用药时应注意
苯巴比妥	① 抑制神经元的异常发电，控制癫痫 ② 临床用于治疗大发作和癫痫的持续状态，对小发作和婴儿的痉挛效果差 ③ 不良反应为中枢抑制作用
乙琥胺	① 为临床治疗失神性发作的首选药 ② 不良反应有食欲不振、恶心、呕吐、嗜睡、眩晕等，偶见粒细胞的减少，长期用药应注意检查血象
丙戊酸钠	① 为一种广谱的抗癫痫药，用于各种癫痫。对小发作疗效优于乙琥胺，但因为有肝毒性，故不作首选药 ② 不良反应主要为消化道反应，宜饭后服用

三、抗癫痫药物的用药指导及监护流程（图 6-2-1）

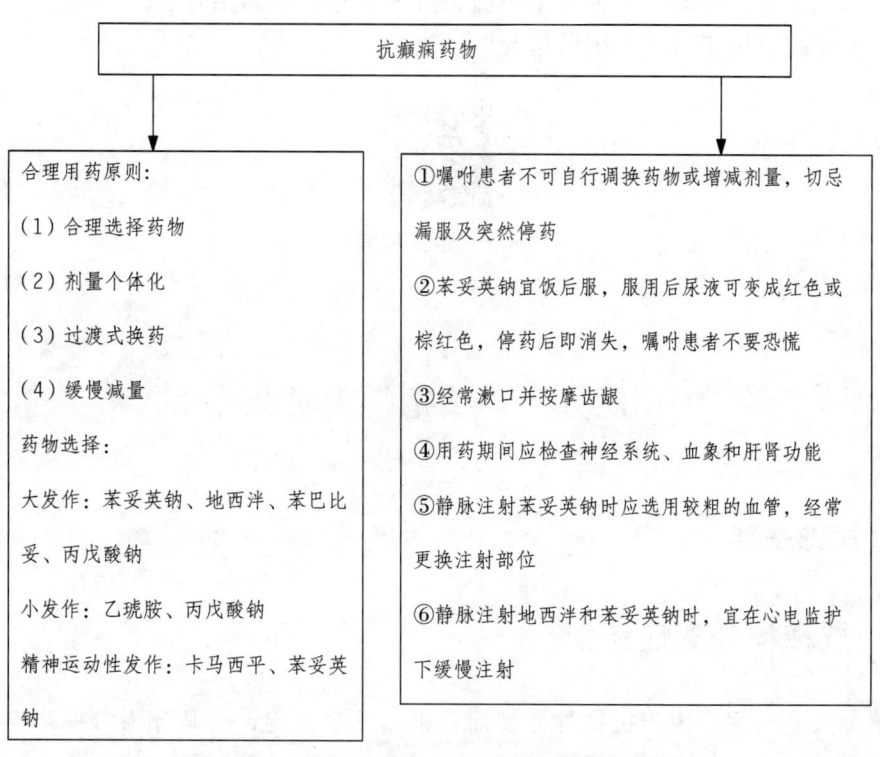

图 6-2-1 抗癫痫药物的用药指导及监护流程

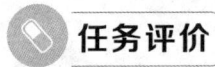 **任务评价**

以小组为单位进行讨论,说说各型癫痫的首选药物以及苯妥英钠的作用、临床应用和不良反应,并即时作出评价。

表 6-2-2　项目六　任务二　任务评价

	评价内容与标准	分值	得分			平均分
			自评	互评	教师评	
1	苯妥英钠的作用、临床应用以及不良反应	60				
2	各型癫痫的首选药	40				
	合计					

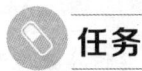 **任务实践**

【案例讨论】

某癫痫患者,突然意识丧失,全身强制性痉挛,口吐白沫,随后进入沉睡状态。
讨论:
(1)你考虑患者可能为哪种类型癫痫,应该首选何种药治疗?
(2)治疗过程中如何进行用药指导?

6-2　知识拓展

任务三　抗精神失常药

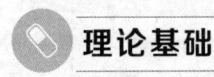 **理论基础**

一、抗精神分裂症药物

抗精神失常药主要用于抗精神分裂症,根据化学结构,将其分为吩噻嗪类、硫杂蒽类、丁酰苯类及其他。

（一）常用药物——吩噻嗪类

氯丙嗪

氯丙嗪又名冬眠灵，是应用最广泛的吩噻嗪类药物的典型代表。本品口服吸收慢而不规则，不同个体口服相同剂量，血药浓度可相差10倍以上，因此临床给药剂量应个体化。氯丙嗪主要拮抗脑内边缘系统多巴胺（DA）受体，也可拮抗α受体和M受体。

【作用及临床应用】

1. 对中枢神经系统的作用

（1）镇静、安定、抗精神病作用：正常人口服治疗量氯丙嗪后可出现安静、活动减少、情感淡漠、注意力下降、反应迟钝，但理智正常、易诱导入睡，大剂量也不引起麻醉。精神分裂症病人用药后能迅速控制兴奋、躁狂症状，长期用药能消除病人的幻觉、妄想等思维障碍，使其理智恢复、情绪安定、生活自理、合作治疗。

临床主要用于治疗精神分裂症，对急性病人疗效较好，但无根治作用，必须长期服用以维持疗效，减少复发。也可治疗躁狂症及其他精神病伴有的兴奋、紧张及妄想等症状。

（2）镇吐作用：小剂量抑制延髓催吐化学感受区（CTZ）多巴胺受体，大剂量能直接抑制呕吐中枢，镇吐作用强。对药物（洋地黄、吗啡、四环素等）和疾病（如尿毒症、肿瘤放化疗）等原因所致的呕吐有显著的镇吐作用；对顽固性呃逆具有显著疗效，对晕动病呕吐无效。

（3）对体温调节中枢的影响：通过抑制下丘脑体温调节中枢，使体温调节能力减退，导致体温随环境温度的变化而升降。临床应用氯丙嗪配合物理降温可使体温低于正常，用于低温麻醉；氯丙嗪与中枢抑制药（异丙嗪、哌替啶）组成"冬眠合剂"，配合物理降温，可使病人体温、代谢、组织耗氧量均降低，机体对各种病理刺激的反应性降低，有助于机体度过一些严重疾病的危险期，称为"人工冬眠"，为进行其他有效的对因治疗争取时间，可作为严重创伤、感染性休克、高热惊厥及甲状腺危象等病症的辅助治疗。

（4）加强中枢抑制药的作用：本药可加强麻醉药、镇静催眠药、镇痛药及乙醇的作用，合用时应适当减量，以免加深对中枢神经系统的抑制。

2. 对自主神经系统的影响

氯丙嗪可阻断α受体，扩张血管，降低血压，但副作用较多，故不适用于高血压的治疗。其阻断M受体的作用无治疗意义，但大剂量应用时仍可出现明显的抗胆碱作用，是一些不良反应的主要原因。

3. 对内分泌系统的影响

本药抑制下丘脑催乳素抑制因子的分泌，使催乳素分泌增加，出现乳房肿大、溢乳；抑制性激素分泌，出现排卵延迟等性功能障碍；抑制促肾上腺皮质激素（ACTH）的分泌，进而抑制了肾上腺皮质激素的分泌，造成肾上腺皮质机能减退；抑制生长激素分泌，影响儿童生长发育，亦可用于治疗巨人症。

【不良反应】

1. 一般反应

主要有中枢抑制症状（嗜睡、无力、淡漠），α受体、M受体阻断的症状（鼻塞、低血压、口干、心悸、便秘、尿潴留和视力模糊）。

2. 锥体外系反应

该反应是长期大量应用氯丙嗪最常见的不良反应，其表现有：① 帕金森综合征：肌张力增强、面容呆板、动作迟缓、肌肉震颤及流涎等。② 急性肌张力障碍：强迫性张口、伸舌、斜颈、呼吸运动障碍及吞咽困难等。③ 静坐不能：坐立不安、反复徘徊。④ 迟发性运动障碍：口、面部不自主的刻板运动、舞蹈样手足徐动症。

3. 急性中毒

一次吞服大剂量氯丙嗪可致急性中毒，表现为昏睡、低血压休克、心动过速，心电图异常，应该立即对症治疗。

4. 其他

偶见肝脏损害、粒细胞减少、贫血和再生障碍性贫血；可诱发癫痫发作，有诱发心律失常和猝死的危险；过敏反应主要有皮疹和光敏皮炎。长期用药可见乳腺增大、泌乳、月经停止、儿童生长发育迟缓等内分泌系统紊乱。用药期间应定期检查血象、肝功能和心电图。

（二）其他抗精神分裂症药物（见表6-3-1）

表6-3-1 其他抗精神分裂症药物的分类及作用与特点

类型及药物		作用与特点
硫杂蒽类 氯普噻吨		① 作用与吩噻嗪类相似 ② 临床用于治疗伴抑郁、焦虑症状的精神分裂症，更年期的抑郁症及焦虑性神经症 ③ 不良反应与吩噻嗪类相似但较轻
丁酰苯类 氟哌啶醇		① 作用与吩噻嗪类相似 ② 临床上主要用于治疗以幻想、妄想为主要表现的各种急慢性精神病症状，具有较好的疗效 ③ 锥体外系不良反应发生率高
其他类	五氟利多	① 临床用于以幻想、妄想和退缩症状为主的精神分裂症 ② 不良反应与氟哌啶醇类似
	舒必利	① 对木僵、退缩、幻想和妄想症状为主的精神分裂症效果较好 ② 不良反应相对较少
	氯氮平	① 临床用于急、慢性精神分裂症和其他抗精神病药物无效或锥体外系反应过强的病人 ② 主要的不良反应为粒细胞减少，应定期做血象检查。锥体外系不良反应少
	利培酮	① 对精神分裂症阴性症状和阳性症状的病人均有效，适用于治疗首发的急性和慢性病人，目前已成为治疗精神分裂症的一线药物 ② 不良反应轻

二、抗躁狂症药、抗抑郁症药

（一）抗躁狂症药

治疗躁狂症的药物主要是碳酸锂，抗精神病药物吩噻嗪类、丁酰苯类、五氟利多、氯氮平及抗癫痫药物卡马西平和丙戊酸钠等也可应用。

碳酸锂

【作用及临床应用】

治疗量碳酸锂对正常人精神活动几无影响，但对躁狂症发作者则有显著疗效，可使其言语、行为恢复正常。临床主要用于治疗躁狂症，若躁狂和抑郁频繁交替出现，也可应用；对精神分裂症的兴奋躁动也有效，与抗精神病药合用疗效较好。

【不良反应】

（1）用药初期有胃肠反应、多尿。常在继续治疗1~2周内逐渐减轻或消失。

（2）有抗甲状腺作用，可引起甲状腺功能低下或甲状腺肿，一般无明显自觉症状，停药后可恢复。

（3）中毒时主要表现为意识障碍、昏迷、肌张力增高、深反射亢进、共济失调、震颤及癫痫发作等中枢神经症状。

（4）老龄或身体虚弱者、甲状腺功能低下者、严重心血管疾病、肾病、糖尿病、脑损伤、癫痫、帕金森病、严重脱水、尿潴留及使用利尿药者禁用。

（二）抗抑郁症药

常用的抗抑郁症药物有丙米嗪、多塞平、阿米替林、地昔帕明、氯米帕明、马普替林、米安色林及氟西汀等，抗精神病药硫杂蒽类及舒必利等亦可应用。

丙米嗪

丙米嗪又名米帕明。

【作用及临床应用】

正常人服用本品后出现困倦、头晕等中枢抑制现象，而抑郁症患者连续服用丙米嗪后，可出现情绪提高、精神振奋、思维改善、活动增加、食欲和睡眠好转。

临床用于各型抑郁症、强迫症、恐怖症的治疗，需连续用药2~3周后才显效，对精神分裂伴有的抑郁症状疗效较差。也可用于儿童遗尿症。

【不良反应】

1. 副作用

有阿托品样作用，如口干、腹胀、便秘、视力模糊等。

2. 心脏毒性

表现为心律失常（心动过速多见）、血压降低等。

3. 过敏反应

极少数患者出现皮疹、肝功损害和粒细胞缺乏。

4. 神经系统症状

无力、头晕、反射亢进、共济失调、肌肉震颤等，大剂量可诱发兴奋躁狂症状。

氟西汀

氟西汀又名百优解。具有抗抑郁和抗焦虑双重作用，疗效确切、使用方便，具有良好的耐受性和依从性。不良反应轻。主要用于广泛性焦虑症、强迫症、神经性贪食症、惊恐障碍及神经衰弱等神经症，也适用于长期抗复发治疗。

常用抗抑郁症药物的作用比较见表6-3-2。

表6-3-2 常用抗抑郁药物作用比较

药物	抗胆碱	镇静	不良反应
丙米嗪	++	++	+++
多塞平	+++	+++	+++
地昔帕明	+	+	++
氯米帕明	++	+++	++
马普替林	++	++	++
氟西汀			+

（三）抗躁狂症和抗抑郁症药的用药护理

（1）应注意观察锂盐的胃肠道症状，在治疗过程中出现较严重胃肠道症状时，应立即停药。

（2）应用碳酸锂时应测血锂浓度，当浓度高至1.6 mmol/L时，应立即报告医生，减量或停药，并静脉注射生理盐水加速锂的排泄。

（3）抗抑郁症药可于晚间一次服用。

三、抗精神失常药的用药指导及监护流程(图6-3-1)

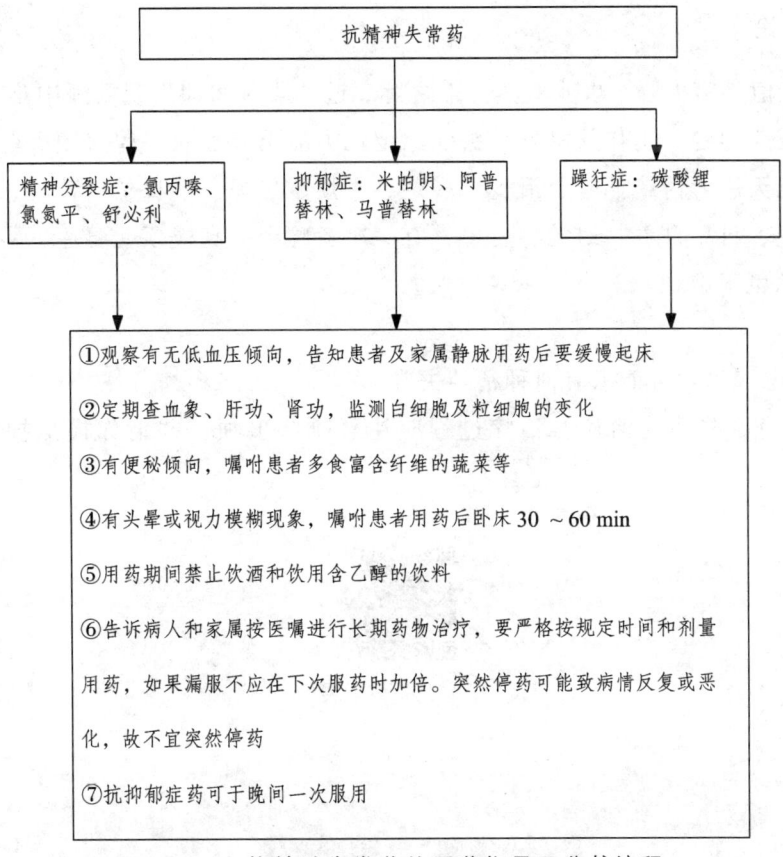

图 6-3-1　抗精神失常药的用药指导及监护流程

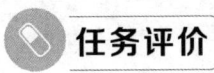 任务评价

以小组为单位进行讨论,说说氯丙嗪的主要作用、临床应用、不良反应和用药指导,以及人工冬眠、锥体外系反应的概念,并即时作出评价。

表 6-3-3　项目六 任务三 任务评价

	评价内容与标准	分值	得分			平均分
			自评	互评	教师评	
1	氯丙嗪的作用、临床应用、不良反应及用药指导	70				
2	人工冬眠、锥体外系反应的概念	30				
	合计					

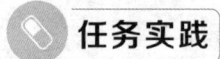 **任务实践**

【案例讨论】

于某,正值年富力强、事业蒸蒸日上之际,近一段时间却出现入睡困难、多梦易醒、四肢无力、反应迟钝、工作效率低、头痛、记忆力减退等症状,曾服镇静药催眠,效果不理想,近几天患者情绪低落、沮丧、多疑、心烦、焦虑、整日愁眉苦脸、言语减少,常常悲观绝望、自卑自责、幻觉、妄想,有一次竟爬到一高楼顶就要往下跳,幸亏同事及时发现才幸免于难。

讨论:

① 请考虑该患者可能患有何种精神失常?

② 可选用哪些药物治疗?治疗过程应注意哪些事项?并请你模拟护士进行用药护理。

6-3 知识拓展

任务四 镇痛药

 理论基础

镇痛药是一类作用于中枢神经系统,能选择性地消除或缓解疼痛,而不影响意识和其他感觉的药物。因其反复应用易致成瘾,因此临床应用受到严格限制,一般仅限于急性剧烈疼痛时短期应用。疼痛是一种因实际或潜在的组织损伤而产生的痛苦感觉,常伴有不愉快的情绪或心血管和呼吸方面的变化,是许多疾病的一种常见症状,控制疼痛是临床治疗的主要目的之一,但疼痛的部位和性质是诊断疾病的重要依据,故未明确诊断前不能急于使用镇痛药,以免延误诊治。

一、常用镇痛药

临床上常用镇痛药可分为三类:① 阿片受体激动剂;② 阿片受体部分激动剂;③ 其他类。

（一）阿片受体激动剂

吗 啡

【药物作用】

1. 中枢神经系统作用

（1）镇痛、镇静作用：吗啡镇痛作用强，选择性高，能明显减轻或消除各种锐痛和钝痛，对持续性慢性钝痛的作用强于间断性锐痛。此外，还具有明显的镇静作用，能消除由疼痛引起的焦虑、紧张、恐惧等症状，在安静环境中易于入睡。

（2）抑制呼吸：治疗量吗啡可抑制呼吸，引起呼吸频率减慢、肺通气量减少。剂量增大，抑制作用增强。急性中毒时呼吸频率可减慢至每分钟 3~4 次。呼吸抑制是急性中毒致死的主要原因之一。

（3）镇咳作用：吗啡对多种原因引起的咳嗽均有效，易产生成瘾性，常用可待因替代。

（4）其他：可引起恶心、呕吐；使瞳孔缩小，中毒时瞳孔为针尖样大小。

2. 平滑肌作用

（1）胃肠道平滑肌：吗啡能提高胃肠道平滑肌和括约肌张力，使肠蠕动减慢，可引起便秘。

（2）胆道平滑肌：治疗量吗啡可使胆道括约肌收缩，胆管排空受阻，胆囊内压明显提高，从而引起上腹部不适，严重者可诱发或加重胆绞痛。

（3）其他平滑肌：吗啡可降低子宫平滑肌张力，延长孕妇产程；提高膀胱括约肌张力，导致排尿困难、尿潴留；较大剂量的吗啡可收缩支气管平滑肌，诱发或加重哮喘。

3. 心血管系统作用

吗啡可扩张血管，引起直立性低血压。此外，吗啡可抑制呼吸，导致体内二氧化碳潴留，使脑血管扩张，引起颅内压增高。

【临床应用】

1. 镇 痛

吗啡对各种疼痛均有效，但久用易成瘾，一般仅短期用于其他镇痛药无效的急性锐痛，如严重创伤、烧伤、晚期癌症及手术引起的剧烈疼痛；对胆绞痛、肾绞痛应与阿托品等解痉药物合用；对于心肌梗死引起的剧痛，只有血压正常者方可使用。

2. 治疗心源性哮喘

在应用强心苷、氨茶碱及吸氧的基础上，配合静注吗啡可获良效。

3. 治疗急慢性腹泻

可选用阿片酊或复方樟脑酊。

【不良反应】

1. 一般反应

治疗量吗啡可引起嗜睡、眩晕、恶心、呕吐、便秘、排尿困难、胆绞痛、呼吸抑制等。

2. 耐受性及依赖性

吗啡连续使用，镇痛作用减弱，并有明显的戒断症状，表现为兴奋、失眠、流泪、流涕、打哈欠、出汗、震颤、呕吐、腹泻、发热、瞳孔扩大、过度通气、焦虑、敌意，甚至虚脱、意识丧失等。

3. 急性中毒

用量过大可致急性中毒，表现为昏迷、瞳孔极度缩小呈针尖样、呼吸严重抑制，同时常伴有发绀、体温及血压降低，甚至休克、死亡。

4. 禁忌证

分娩止痛和哺乳期妇女止痛，支气管哮喘、肺心病、颅脑损伤所致颅内压增高及肝功能严重减退的患者、婴儿不宜使用。休克、昏迷及严重肺功能不全者禁用。

其他阿片受体激动剂见表（表6-4-1）。

表6-4-1　其他阿片受体激动剂的作用及特点

药物	作用及特点
可待因	① 作用与吗啡相似，镇痛作用为吗啡的1/12到1/10，镇咳作用为其1/4 ② 与解热镇痛药合用可用于中等程度疼痛的止痛，亦用于干咳 ③ 成瘾性较吗啡弱，但仍属于限制性应用的麻醉药品
哌替啶	① 镇痛作用为吗啡的1/10，起效快，持续时间较短；抑制呼吸作用与吗啡相当；可扩张血管导致直立性低血压；大剂量可导致胃肠道平滑收缩，对妊娠末期子宫收缩活动无影响，不延长产程 ② 临床用于急性锐痛，常代替吗啡用于创伤、手术后以及晚期癌症等各种剧痛，胆、肾绞痛病人需要与阿托品等解痉药合用；可用于人工冬眠和心源性哮喘 ③ 不良反应与吗啡相似
芬太尼	① 镇痛作用为吗啡的80~100倍，作用迅速，维持时间短，成瘾性小 ② 可用于各种剧痛；与麻醉药合用，可减少麻醉药用量；与氟哌利多配伍用于"神经安定镇痛术" ③ 可致眩晕、恶心、呕吐，静脉注射过快可抑制呼吸，反复使用可产生成瘾性
美沙酮	① 作用与吗啡相似 ② 临床主要用于创伤、手术后、晚期癌症所导致的剧痛，广泛用于戒除吗啡或海洛因成瘾 ③ 不良反应多见眩晕、恶心、呕吐、口干、嗜睡、便秘及直立性低血压；禁用于分娩止痛，以免影响产程和抑制胎儿呼吸
曲马朵	① 镇痛效果好 ② 适用于中度及重度急、慢性疼痛，如手术、创伤、分娩及晚期癌症疼痛等 ③ 耐受性和成瘾性小

(二)阿片受体部分激动剂

喷他佐辛

喷他佐辛又名镇痛新。镇痛作用为吗啡的 1/3,呼吸抑制作用约为吗啡的 1/2。适用于各种慢性剧痛。在药政管理上列入非麻醉药品。

常见不良反应有眩晕、恶心、出汗,剂量增大能引起呼吸抑制、血压升高、心率增快,也可引起焦虑、噩梦、幻觉等。

(三)其他镇痛药

布桂嗪

布桂嗪又名强痛定。镇痛作用约为吗啡的 1/3,为速效镇痛药。可用于偏头痛、三叉神经痛、炎症性及外伤性疼痛、关节痛、痛经及晚期癌症疼痛。长期用药可成瘾。

罗通定

罗通定又名颅通定、左旋四氢巴马汀,具有镇静、安定、镇痛和中枢性肌肉松弛作用,为非麻醉性镇痛药,镇痛作用较哌替啶弱,但强于解热镇痛药。

罗通定可用于胃肠及肝胆系统疾病引起的钝痛、一般性头痛、脑震荡后头痛、痛经及分娩止痛等;对创伤或手术后疼痛或晚期癌症痛的止痛效果较差。也可用于失眠。

治疗量不良反应少见,大剂量可抑制呼吸,无成瘾性。

二、镇痛药的用药指导及监护流程(图 6-4-1)

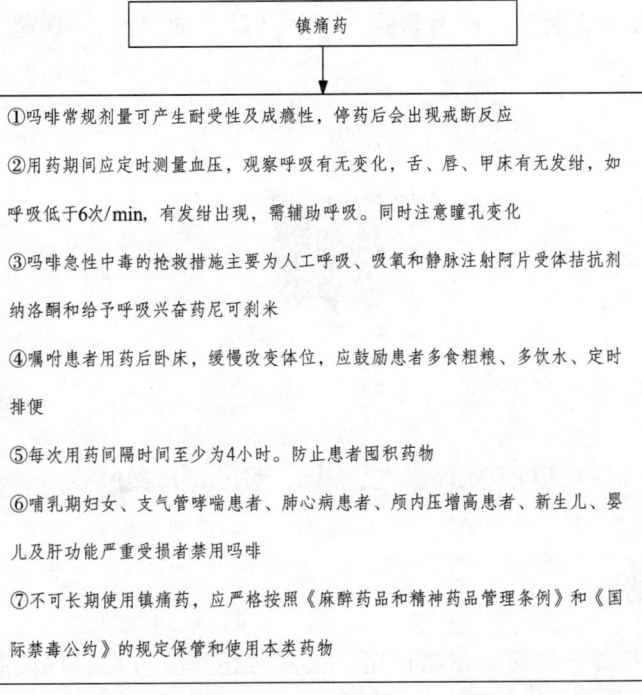

图 6-4-1 镇痛药的用药指导及监护流程

任务评价

以小组为单位进行讨论，说说吗啡的作用、主要临床应用、不良反应及用药注意事项等，以及比较哌替啶的特点，并即时作出评价。

表 6-4-2　项目六　任务四　任务评价

	评价内容与标准	分值	得分			平均分
			自评	互评	教师评	
1	吗啡的作用、临床应用、不良反应及注意事项	50				
2	比较哌替啶的特点	50				
	合计					

任务实践

【案例讨论】

（1）一急诊患者，昏迷，呼吸 6 次/min，血压 90/46 mmHg，瞳孔极度缩小，呈针尖样大小。

讨论：

① 请你试试说出可能的病因。

② 请你模拟医护工作人员进行用药抢救。

（2）某女，41 岁，工人。右上腹呈持续性绞痛，阵挛性加剧，恶心、呕吐，体检：体温 38 ℃，右上腹压痛明显、肌肉紧张，可触及肿大的胆囊，"B 超"显示胆囊发炎、胆结石，诊断为胆绞痛。

讨论：

请问此时应首选何药缓解绞痛？为什么？

6-4　知识拓展

任务五　解热镇痛抗炎药

理论基础

解热镇痛抗炎药具有解热、镇痛作用，大多数还具有抗炎、抗风湿作用，目前认为其主要的药理作用机制是抑制体内前列腺素（PG）的生物合成。

一、解热镇痛抗炎药的作用

1. 解热作用

解热镇痛抗炎药能降低发热病人的体温,但对正常体温无影响。常与其他解热镇痛抗炎药组成复方制剂,用于感冒发热及头痛、牙痛、神经痛、肌肉痛、痛经等慢性钝痛;大剂量有较强的抗炎抗风湿的作用,适用于急性风湿热和类风湿关节炎,目前是风湿性和类风湿关节炎的首选药。

2. 镇痛作用

本类药物具有中等程度的镇痛作用,对慢性钝痛如头痛、牙痛、肌肉痛、关节痛等效果好。对严重的创伤性剧痛、内脏痛无效。在镇痛剂量下,无成瘾性,不抑制呼吸。

3. 抗炎抗风湿的作用

PG 是主要的炎性介质,使血管扩张,局部充血水肿,还能增加缓激肽、组胺等物质的致炎作用,本类药物通过抑制 PG 的生物合成和释放,发挥抗炎抗风湿作用。

二、常用的解热镇痛抗炎药

常用的解热镇痛抗炎药按化学结构可分为四类:水杨酸类、苯胺类、吡唑酮类及其他有机酸类。

(一) 水杨酸类

阿司匹林

阿司匹林又称乙酰水杨酸。

【作用及临床应用】

1. 解热镇痛及抗炎抗风湿作用

治疗量阿司匹林有较强的解热镇痛作用,常与其他解热镇痛药组成复方制剂。大剂量有抗炎抗风湿的作用,可以缓解关节红肿、疼痛症状。

临床用于感冒发烧及头痛、牙痛、神经痛、肌肉痛等慢性的钝痛。

2. 抑制血栓形成

小剂量阿司匹林通过抑制血小板中环氧酶(COX)减少血栓素 A_2 的形成,影响血小板的聚集而防止血栓的形成,达到抗凝作用,预防心肌梗死和动脉血栓形成。大剂量阿司匹林直接抑制血管壁中的环氧酶,减少前列环素的合成,促进血栓的形成。

临床作为急性风湿性关节炎及类风湿性关节炎对症治疗首选药;儿科用于皮肤黏膜淋巴结综合征(川崎病)的治疗;治疗痛风。

【不良反应及注意事项】

1. 胃肠道反应

最常见口服时引起上腹不适、恶心呕吐。

2. 凝血障碍

小剂量可抑制血小板聚集，使出血时间延长。大剂量或长期服用，可抑制肝脏凝血酶原形成，引起凝血障碍，可服用维生素K预防。

3. 水杨酸反应

大剂量服用易中毒，表现为头痛、眩晕、恶心、呕吐、耳鸣、听力及视力减退，称为水杨酸反应。

4. 过敏反应

偶见荨麻疹、血管神经性水肿和过敏性休克，个别病人服用阿司匹林诱发哮喘，称为阿司匹林哮喘。

5. 急性肝脂肪变性-脑病综合征（瑞夷综合征）

患病毒性感染伴有发热的儿童或青少年，如流感、水痘、流行性腮腺炎等使用阿司匹林退热时，有发生瑞夷综合征的危险，以肝衰竭合并脑病为突出表现，可致死。

（二）其他类常用解热镇痛抗炎药（见表6-5-1）

表6-5-1 其他类常用解热镇痛抗炎药作用及特点

分类与常用药物		作用及特点
苯胺类 对乙酰氨基酚		① 解热与阿司匹林相似，镇痛作用弱。几乎无抗炎抗风湿的作用 ② 临床用于感冒发烧、头痛、牙痛及月经痛 ③ 不良反应少，长期可导致依赖性
吡唑酮类 保泰松		① 抗炎抗风湿作用弱 ② 临床用于类风湿性关节炎和风湿性关节炎，直立性脊柱炎的治疗 ③ 不良反应较多，现已少用
其他有机酸类	吲哚美辛	① 具有显著的抗炎抗风湿及解热作用，对炎性疼痛镇痛效果明显 ② 临床用于其他药物不能耐受或疗效不显著的急性风湿性及类风湿性关节炎 ③ 不良反应多且重
	布洛芬	① 具有较强的抗炎解热镇痛作用，其效价强度与阿司匹林相似 ② 临床用于风湿性关节炎及类风湿性关节炎 ③ 胃肠道反应轻，但长期应用可导致胃溃疡和胃出血

（三）常用解热镇痛抗炎药作用比较（见表 6-5-2）

表 6-5-2　常用解热镇痛抗炎药作用比较

药物	解热作用	镇痛作用	抗炎抗风湿作用	胃肠反应	对血液系统的影响
阿司匹林	强	强	弱	明显	有
对乙酰氨基酚	强	弱	无	不明显	不明显
保泰松	较弱	较弱	很强	明显	有
吲哚美辛	强	强	强	明显	明显
布洛芬	较强	较强	较强	较少	轻
萘普生	强	强	强	较少	轻
双氯芬酸	很强	强	强	常见	有
吡罗昔康	强	强	强	小	有
尼美舒利	较弱	较弱	强	偶有	有

三、解热镇痛抗炎药的用药指导及监护流程（图 6-5-1）

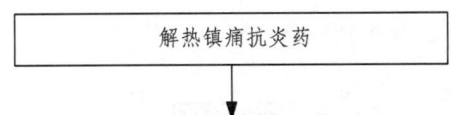

①本类药物较大剂量和长期应用可诱发加重消化道溃疡和无痛性出血，可于饭后服药，肠溶片应餐前整片吞服；服药期间忌酒或含乙醇的饮料，并注意观察大便的颜色

②观察用药期间是否有头晕耳鸣等症状，一旦发现立即停药

③个别病人服用阿司匹林，会导致阿司匹林哮喘，哮喘、鼻息肉、慢性荨麻疹的病人禁用；严重的肝病、低凝血酶原血症、维生素K缺乏症、血友病患者及产妇禁用

④发热者应注意休息，多饮水，用药时间不宜超过一周

⑤治疗风湿痛时，应告诉患者服药1~2周后疗效才会显著

图 6-5-1　解热镇痛抗炎药的用药指导及监护流程

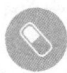 **任务评价**

以小组为单位进行讨论，说说阿司匹林的作用、主要临床应用、不良反应及用药指导，并与其他解热镇痛抗炎药进行比较，即时作出评价。

表 6-5-3　项目六　任务五　任务评价

评价内容与标准		分值	得分			平均分
			自评	互评	教师评	
1	阿司匹林的作用、临床应用、不良反应及用药指导	50				
2	其他解热镇痛抗炎药的特点	50				
合计						

 任务实践

【案例讨论】

刘某，48岁，20多天前无明显诱因下出现腰痛，活动时更明显，2天后腰痛缓解，痛及双膝关节，后渐发展为双肘关节、腕关节及双踝关节，呈游走性，疼痛关节活动不利，无明显晨僵现象，无胸闷、心悸。诊断为风湿性关节炎。

讨论：

① 请问该病人应首选何药治疗？

② 治疗过程中应如何进行用药指导？

6-5　知识拓展

任务六　中枢兴奋药

 理论基础

中枢兴奋药是指能提高中枢神经系统功能活动的一类药物。根据其主要作用部位不同可分为三类：① 主要兴奋大脑皮层的药物，如咖啡因等；② 主要兴奋延髓呼吸中枢的药物（又称呼吸兴奋药），如尼可刹米、二甲弗林、洛贝林等；③ 促脑功能恢复药，如甲氯芬酯、吡拉西坦、胞磷胆碱等。

- 108 -

一、常用中枢兴奋药

（一）主要兴奋大脑皮层药

咖啡因

咖啡因与苯甲酸钠形成复盐为苯甲酸钠咖啡因，又名安钠咖。

【作用与应用】

1. 兴奋中枢神经系统

小剂量（50～200 mg）的咖啡因可兴奋大脑皮层，使睡意消失，疲劳减轻，精神振奋，思维敏捷，工作效率提高。较大剂量（250～500 mg）则直接兴奋延脑呼吸中枢和血管运动中枢，使呼吸加深加快，血压升高，在呼吸中枢受抑制时尤为明显。过量（>800 mg）中毒时引起中枢神经系统广泛兴奋，甚至惊厥。临床主要用于解救严重传染病、镇静催眠药过量引起的昏睡及呼吸循环抑制等。

2. 收缩脑血管

咖啡因对脑血管平滑肌有明显收缩作用，减小脑血管搏动的幅度，缓解头痛。常与麦角胺配伍治疗偏头痛，与解热镇痛药配伍治疗一般性头痛。

3. 其 他

咖啡因可刺激胃酸、胃蛋白酶分泌；可松弛支气管、胆道和胃肠道平滑肌；有利尿作用。

【不良反应】

安全范围大，不良反应少见。中毒时可致中枢兴奋，躁动不安、面颊潮红、呼吸加快、肌肉抽搐、心动过速，甚至惊厥。婴幼儿高热时易发生惊厥，应避免使用含咖啡因的复方制剂退热。有耐受性及交叉耐受性。

哌甲酯

哌甲酯又名利他林。哌甲酯中枢兴奋作用较温和，能改善精神活动，振奋精神，消除疲劳。较大剂量也能兴奋呼吸中枢，过量可致惊厥。临床用于巴比妥类及其他中枢抑制药过量中毒、轻度抑郁症、发作性睡病、小儿遗尿症、儿童多动症的治疗。

久用可产生耐受性，并可抑制儿童生长发育；癫痫、高血压病患者禁用。

（二）呼吸中枢兴奋药

尼可刹米

尼可刹米又名可拉明，为人工合成药。

【作用与应用】

治疗量尼可刹米直接兴奋延髓呼吸中枢,也可刺激颈动脉体和主动脉体的化学感受器,反射性兴奋呼吸中枢,提高呼吸中枢对二氧化碳的敏感性,使呼吸加深加快。该药作用温和,安全范围大,维持时间短,需反复、间歇给药。临床常用于各种原因所致中枢性呼吸抑制,对吗啡中毒所致呼吸抑制及肺心病引起的呼吸衰竭疗效较好,对吸入性麻醉药中毒次之,对巴比妥类药物中毒引起的呼吸抑制效果较差。

【不良反应】

治疗量不良反应少。急性中毒时症状同咖啡因。

二甲弗林

二甲弗林又名回苏灵。该药可直接兴奋延髓呼吸中枢,作用快、强、维持时间短。能显著改善呼吸,使呼吸加深加快。临床用于各种原因所致的中枢性呼吸抑制,对肺性脑病有较好的促苏醒作用。该药安全范围小,过量易致惊厥,小儿尤易发生。

洛贝林

洛贝林又名山梗菜碱。该药通过刺激颈动脉体和主动脉体的化学感受器,反射性地兴奋延髓呼吸中枢。作用快、弱、短暂,仅数分钟,需反复用药。临床主要用于新生儿窒息、小儿感染性疾病引起的呼吸衰竭和一氧化碳中毒。

本药安全范围大,不易引起惊厥,但大剂量可致心律失常、甚至惊厥。

(三)促脑功能恢复药

甲氯芬酯

甲氯芬酯主要兴奋大脑皮层,能促进脑细胞代谢,增加葡萄糖的利用。本药对抑制状态的中枢有兴奋作用,但作用缓慢,需反复用药。临床用于颅脑外伤后昏迷、新生儿缺氧、脑动脉硬化及中毒所致意识障碍、儿童精神迟钝、小儿遗尿、阿尔茨海默病等。

吡拉西坦

吡拉西坦可改善记忆功能;促进儿童大脑发育及智力的发展。临床用于脑动脉硬化、脑外伤及脑血管意外所致记忆、思维障碍,慢性酒精中毒,阿尔茨海默病及儿童智力低下。

胞磷胆碱

胞磷胆碱促进脑功能的恢复和苏醒。主要用于急性颅脑外伤和脑手术后的意识障碍。

二、中枢兴奋药的用药指导及监护流程（图6-6-1）

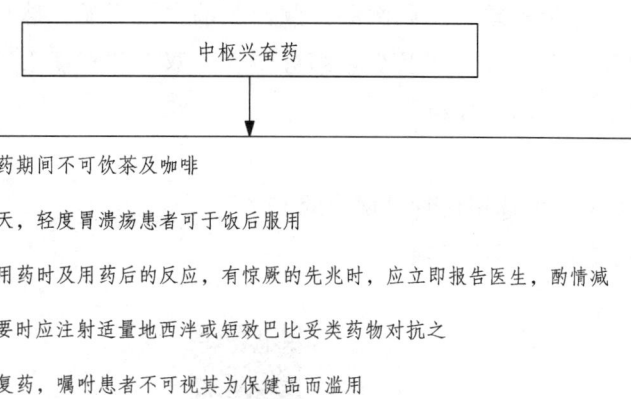

①嘱咐患者用药期间不可饮茶及咖啡

②给药应在白天，轻度胃溃疡患者可于饭后服用

③应密切观察用药时及用药后的反应，有惊厥的先兆时，应立即报告医生，酌情减量或停药，必要时应注射适量地西泮或短效巴比妥类药物对抗之

④促脑功能恢复药，嘱咐患者不可视其为保健品而滥用

图 6-6-1 中枢兴奋药的用药指导及监护流程

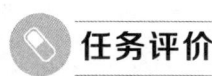 任务评价

以小组为单位进行讨论，说说中枢兴奋药的分类以及常用呼吸中枢兴奋药的主要临床应用，并即时作出评价。

表 6-6-1 项目六 任务六 任务评价

	评价内容与标准	分值	得分			平均分
			自评	互评	教师评	
1	中枢兴奋药的分类	50				
2	列举常用呼吸中枢兴奋药及其临床应用	50				
	合计					

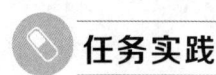 任务实践

【案例讨论】

（1）某病人，男，30岁，消瘦，处于昏迷状态，原因未明。检查：瞳孔极度缩小成针尖样大小，呼吸深度昏迷。

讨论：

① 病人可能为哪种药物中毒？

② 针对病人出现呼吸困难的症状，应该使用什么药物进行抢救，禁用哪种药物兴奋呼吸？

（2）某患者，男性，52岁。因反复咳嗽15年，气喘、心悸5年加重20天，入院治疗。病人神志清，精神差，皮肤潮湿，颜面肢端发绀明显，球结膜中度充血水肿，颈静脉怒张，桶状胸，双肺底可闻及少量细湿啰音，双下肢轻度水肿。诊断为呼吸衰竭、慢性肺源性心脏病、心功能Ⅳ级。

讨论：

① 请问该病人可选用何种呼吸兴奋药？

② 用药时应注意哪些事项？

6-6 知识拓展

项目七 利尿药与脱水药

任务一 利尿药

 理论基础

一、常用利尿药

利尿药是一类作用于肾脏，增加尿量排出的药物。临床一般用于治疗水肿、高血压等疾病。利尿药常按其利尿效能分为以下三类：高效利尿药、中效利尿药和低效利尿药。

（一）高效利尿药

常用药物有呋塞米、依他尼酸、布美他尼等。

【作用及应用】

高效利尿药作用于髓袢升支粗段，抑制 NaCl 再吸收而发挥强大的利尿作用。持续给予大剂量呋塞米可使成人 24 小时内排尿 50~60 升。其特点是作用强、起效快，但维持时间短。另外高效利尿药还具有扩张肾血管、降低肾血管阻抗力、增加肾血流量、提高肾小球滤过率的作用。

1. 各种类型的水肿

水肿常见于心、肝、肾性疾病，利尿药可通过利尿排 Na^+、排水而治疗水肿。特别是对于肺水肿患者，呋塞米通过强大的利尿作用降低血容量的同时，还可扩张血管，降低外周阻力，减少回心血量，降低左心负担，从而可迅速缓解水肿症状，可作为治疗肺水肿的首选药物。

2. 急慢性肾功能衰竭

大剂量注射给药可预防急性肾功能衰竭和治疗急性肾衰早期的少尿，能增加尿量及尿流速度，防止肾小管萎缩、坏死及急性肾衰时的无尿。同时扩张肾血管，降低肾血管阻力，增加肾血流量对治疗也具有促进作用。

3. 急性左心力衰竭

通过静脉注射可产生较好疗效,一般和保钾利尿药螺内酯可用。

4. 高钙血症

高效利尿药抑制髓袢升支粗段对钙的吸收,增加钙的排出而降低血钙。

5. 加速毒物排泄

某些药物或毒物可随尿液以原型排出体外,在中毒发生时可通过强迫利尿,同时配合喝水、输液等方法使尿量增加,加速毒物排出。

【不良反应】

1. 水与电解质紊乱

主要表现为低血容量、低血钾、低血钠、低氯碱血症等。其中临床低血钾较为常见,严重时可增强强心苷对心脏的毒性以及肝昏迷,故应注意及时补充钾盐或与留钾利尿药合用。长期应用还可引起低血镁、由于 Na^+-K^+-ATP 酶的激活需要 Mg^{2+},当低血 K^+ 与低血 Mg^{2+} 同时存在时,如不纠正低血 Mg^{2+},即使补充 K^+ 也不易纠正低血钾。

2. 耳毒性

表现为眩晕、耳鸣、听力减退或暂时性耳聋,依他尼酸耳毒性最强,且可发生永久性耳聋。布美他尼的耳毒性最小,为呋塞米的六分之一,对听力有缺陷及急性肾衰者宜选用布美他尼。耳毒性的发生机制可能与内耳淋巴液电解质成分改变有关。

3. 高尿酸血症

主要是由于利尿后血容量降低、细胞外液容积减少,使尿酸经近曲小管的再吸收增加所致。另一原因是利尿药和尿酸经有机酸分泌途径排出时相互竞争,长期用药时多数病人可出现高尿酸血症,但临床痛风的发生率较低。

4. 其他

胃肠道反应表现为恶心、呕吐、上腹部不适,大剂量时可出现胃肠出血。少数患者还可出现过敏反应等。久用可引起高血糖、高血脂、急性胰腺炎等。糖尿病、高脂血症、冠心病及早孕妇女慎用。

布美他尼

作用于呋塞米相似,具有速效、高效和低毒的特点。主要作为呋塞米的代用品,可用于顽固性水肿和急性肺水肿。

(二)中效利尿药

噻嗪类利尿药

此类药物有氯噻嗪、氢氯噻嗪、氢氟噻嗪、苄氟噻嗪、环戊噻嗪等。噻嗪类药物的效价随剂量不同，相差很大，但效能基本相同，所以有效剂量的大小在各药的实际应用中并无重要意义。它们在体内主要通过肾小球滤过及近曲小管分泌而排泄，少量由胆汁排泄。

【作用及应用】

1. 利尿作用

噻嗪类药物作用于髓袢升枝粗段皮质部（远曲小管开始部位）抑制 NaCl 的再吸收，从而产生利尿作用。可用于各种原因引起的水肿，对轻、中度心源性水肿疗效较好。由于可降低血容量，改善心功能，常用于治疗充血性心力衰竭。因本类药物能增强远曲小管对 Ca^+ 的再吸收，也可用于防止钙结石的形成。

2. 抗尿崩症作用

噻嗪类利尿药能明显减少尿崩症患者的尿量，主要用于肾性尿崩症及加压素无效的垂体性尿崩症。因增加 NaCl 的排出、造成负盐平衡，导致血浆渗透压的降低，减轻口渴感和减少饮水量，也使胞外容量减少和导致尿量减少。

3. 降压作用

一般作为基础降压药，作用温和持久。多和其他降压药联合使用，可以提高疗效，并可降低不良反应的发生率。

【不良反应】

1. 电解质紊乱

长期服用可致低血钾、低血镁、低氯碱血症等，其中以低血钾最为常见，特别是治疗肝硬化和充血性心力衰竭引起的水肿更易出现低血钾症，应注意补钾或和保钾利尿药合用。

2. 高尿酸血症

主要是由于药物减少细胞外液容量，增加近曲小管对尿酸的再吸收所致，可与促进尿酸排泄的氨苯蝶啶合用，痛风患者慎用。

3. 高脂血症、高血糖

长期应用可使血清甘油三酯及低密度脂蛋白-胆固醇量增加，同时伴有高密度脂蛋白的减少，同时应用β受体阻断可防止利尿药引起的低密度脂蛋白-胆固醇的升高。还可降低糖耐量，使血糖升高，糖尿病者慎用。

4. 高敏反应

如发热、皮疹、过敏反应等。

5. 其他

可增高血尿素氮，加重肾功能不良。无尿及对磺胺过敏者禁用本类药物。

（三）低效利尿药

螺内酯

【作用及应用】

螺内酯的化学结构与醛固酮相似，可与醛固酮竞争醛固酮受体，阻碍蛋白质的合成，从而抑制 Na^+-K^+ 交换，减少 Na^+ 的再吸收和钾的分泌，表现出排 Na^+ 留 K^+ 作用。

螺内酯的利尿作用较弱，起效缓慢，但维持作用时间较长。只有当体内有醛固酮存在时，螺内酯才发挥作用，对切除肾上腺的动物则无利尿作用。由于其利尿作用较弱，因此较少单用。常与噻嗪类利尿药或高效利尿药合用以增强利尿效果并减少 K^+ 的排出。

1. 顽固性水肿

主要用于治疗醛固酮水平升高的顽固性水肿，如肝硬化腹水、肾病综合征等。

2. 充血性心力衰竭

利用其利尿作用及抑制心肌纤维化等多方面作用改善病人的症状。

【不良反应】

久用可引起高血钾，当肾功能不良时尤为明显，故肾功能不良者禁用。还有性激素样副作用，可引起男子乳房女性化和性功能障碍，也可导致妇女多毛症等。

氨苯蝶啶

该药口服约 50%可被人体吸收，主要经肝代谢，代谢物仍具有活性。原形及代谢产物主要经肾脏排泄，尿液中可出现淡蓝色荧光，部分可经胆汁排泄，可产生肠肝循环。

【作用及应用】

作用于远曲小管及集合管，直接抑制 Na^+-K^+ 交换，发挥排钠利尿和留钾作用。其作用机制与螺内酯不同，氨苯蝶啶对醛固酮无拮抗作用，对切除肾上腺的动物仍有保钾利尿的作用。常与排钾利尿药合用治疗顽固性水肿，同时由于可促进尿酸的排泄，尤其适用于痛风患者的利尿。

【不良反应】

由于保钾作用，故可引起高钾血症，有高钾血症倾向者禁用。肾功能不良者、糖尿病患者、老人慎用。氨苯蝶啶还可抑制二氢叶酸还原酶，引起叶酸缺乏。

二、利尿药的用药指导及监护流程（图 7-1-1）

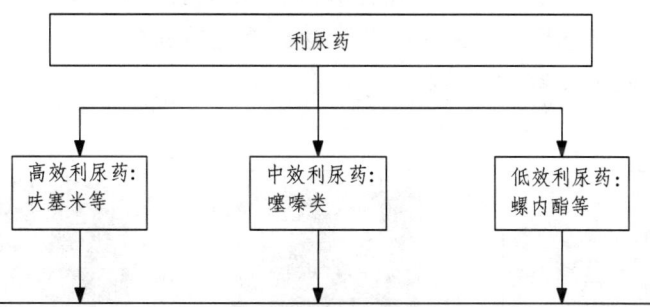

图 7-1-1　利尿药的用药指导及监护流程

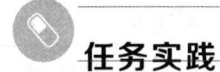

【实验】

利尿药的利尿作用

实验目的：观察呋塞米与高渗葡萄糖对家兔尿量排泄的影响。

实验动物：雄性家兔三只，每只 2~3 kg。

药物与器材：手术器械一套、兔手术台、导尿管（也可用输尿管插管或膀胱插管）、注射器（1 mL、20 mL）、量筒、烧杯、滴定管、铁支架、三角烧瓶、加样器（1 mL）、试管架、试管和试管夹、1%呋塞米溶液、50%葡萄糖溶液、生理盐水、3%戊巴比妥钠溶液。

实验原理：利尿药和脱水药均可引起动物尿量的增加，但其作用机制及作用强度不同。利尿药主要作用于肾脏，通过抑制肾小管电解质的重吸收，进而减少水的重吸收而产生利尿作用。临床将浓度为50%的葡萄糖注射液称为高渗溶液，即为脱水药，其主要作用是增加组织胶体渗透压，促进重吸收，达到渗透性利尿作用。

实验过程：实验过程见图7-1-2。

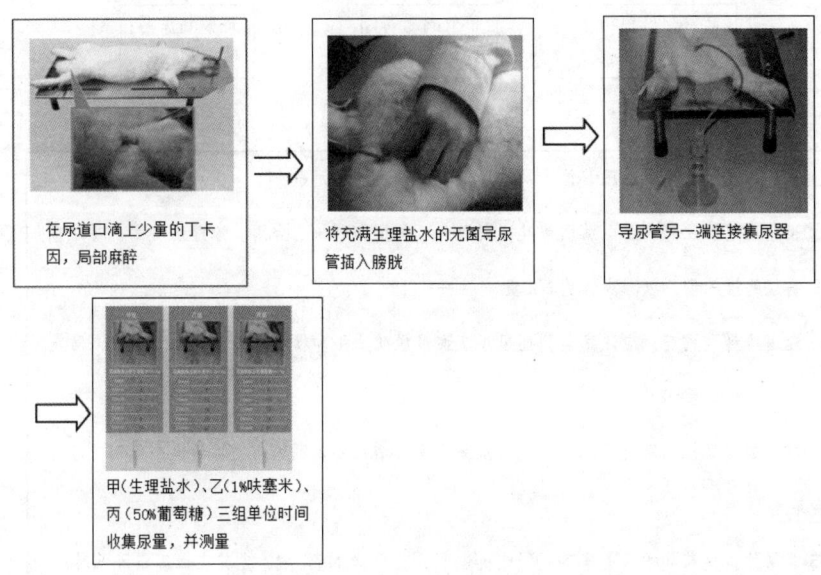

图 7-1-2　呋塞米和高渗葡萄糖对家兔尿量排泄的影响

实验结果：将实验结果填入表7-1-1中。

表 7-1-1　呋塞米和50%葡萄糖对家兔尿量排泄的影响

组别	用药	药后尿量/mL					
		5 min	10 min	15 min	20 min	25 min	30 min
甲组	生理盐水						
乙组	1%呋塞米						
丙组	50%葡萄糖						

结果讨论：
① 呋塞米与高渗葡萄糖的利尿作用机制有何不同？
② 呋塞米与高渗葡萄糖为什么都具有利尿作用？

【处方分析】

某男，长期患高血压，医生开具下列药物，请从联合用药方面分析该处方用药是否合理？

处方：氢氯噻嗪片　12.5 mg × 50 片

用法：一次 12.5 mg，1 次/d。

螺内酯片　20 mg×50 片

用法：一次 20 mg，1 次/d。

【案例分析】

（1）患者，男，30 岁。1 个月前，无明显诱因地出现眼睑水肿，并逐渐延及双下肢，上腹胀，食欲差。近 1 日水肿加重，尿量减少，24 小时尿量 200 mL，无肉眼血尿出现，来院就诊。体检：血压 160/100 mmHg，肺部听诊有小水泡音，心率 99 次/分钟，双下肢凹陷性水肿，腹软，尿常规检查：尿蛋白（＋＋＋），镜下 WBC 0~1 个/HP，B 超示双肾增大。考虑诊断为急性肾衰竭少尿期。

讨论：

① 针对患者出现的少尿及水肿情况可以选择的利尿药物有哪些？

② 应用药物时应注意什么问题？

（2）李先生，患高血压 10 年，一日前突然感到极度胸闷、气急、大汗淋漓、心率增快、咳嗽、咳粉红色泡沫样痰，端坐呼吸，两肺满布湿啰音及哮鸣音，血压 200/100 mmHg，诊断为急性肺水肿。随即给予呋塞米治疗。

讨论：

① 说明选用呋塞米治疗急性肺水肿的原因。

② 给予呋塞米后可能产生哪些不良反应？需要严密监测哪些指标？

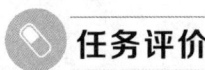 任务评价

以小组为单位进行讨论，分别说说呋塞米、氢氯噻嗪、螺内酯的作用临床用途、不良反应和用药注意事项等，并即时作出评价。

表 7-1-2　项目七　任务一　任务评价

	评价内容与标准		分值	得分			平均分
				自评	互评	教师评	
1	呋塞米	作用、用途	30				
2	氢氯噻嗪	不良反应	30				
3	螺内酯	用药注意事项	40				
	合计						

7-1　知识拓展

任务二 脱水药

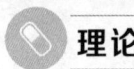
理论基础

脱水药又称渗透性利尿药，是指能使组织脱水并产生利尿作用的药物。本类药物在通过肝脏时，增加水和电解质离子的排出，从而产生渗透性利尿作用。脱水药具有以下特点：① 易经肾小球滤过；② 不易被肾小管再吸收；③ 在体内不易被代谢；④ 不易从血管透入组织液中。临床常用药物包括甘露醇、山梨醇、高渗葡萄糖等。

一、常用脱水药

甘露醇

【作用及应用】

1. 脱水作用

一般采用静脉给药，药物进入血液循环后，能迅速提高血浆渗透压，使组织间液向血浆转移而产生脱水作用。临床可用于脑水肿及青光眼的治疗。该药不易进入脑组织，是治疗各种原因引起的脑水肿（如脑瘤、颅脑外伤、脑组织缺氧等情况时）的首选药。甘露醇也可降低青光眼患者的房水量及眼内压，短期用于急性青光眼，或术前使用以降低眼内压。

2. 利尿作用

甘露醇通过稀释血液而增加循环血容量及肾小球滤过率，减少髓袢升支对 NaCl 的再吸收而产生利尿作用；同时甘露醇还能扩张肾血管、增加肾血流量，从而产生利尿作用。静注高渗甘露醇后，一般在 10 分钟左右起效，能迅速增加尿量及排出 Na^+、K^+，经 2~3 小时利尿作用达高峰。临床可用于预防急性肾功能衰竭。肾功能衰竭时及时应用甘露醇，通过脱水作用，可减轻肾间质水肿。同时能在肾小管液中发生渗透效应，阻止水分再吸收，维持足够的尿流量，且使肾小管内有害物质稀释，从而保护肾小管，使其免于坏死。

【不良反应】

注射过快时可引起一过性头痛、眩晕和视力模糊。因可增加循环血量而增加心脏负荷，禁用于慢性心功能不全患者。

山梨醇

山梨醇是甘露醇的同分异构体，其药理作用与临床应用与甘露醇相似，作用较弱。临床一般用其 25% 的高渗溶液。

高渗葡萄糖

50%的高渗葡萄糖也有脱水及渗透性利尿作用,但因易被代谢,故作用较弱。单独应用治疗脑水肿时,由于葡萄糖可进入脑组织,同时带入水分可使颅内压升高,故常与甘露醇合用或交替使用。

二、脱水药的用药指导及监护流程(图7-2-1)

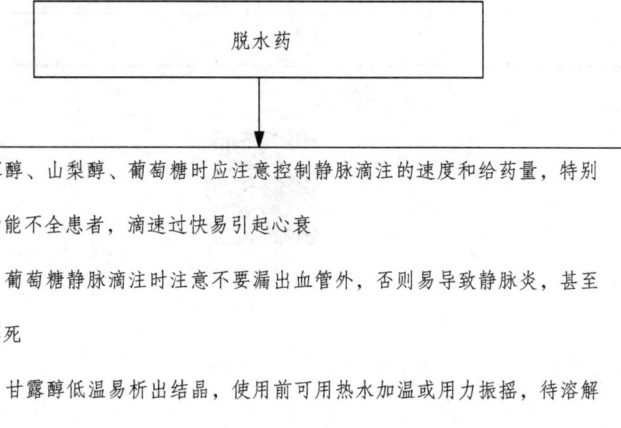

图7-2-1 脱水药的用药指导及监护流程

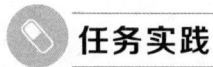

【处方分析】

李某,女,14岁,因接触"流脑"病人,出现突然发烧、头痛、呕吐。诊断:流行性脑脊髓膜炎,颅内压增高。医生开具以下处方,请分析此处方是否合理,为什么?

处方:20%甘露醇　250 mL×2瓶

用法:250 mL 静脉滴注　于30分钟内快速滴入

【案例分析】

患者,女,46岁。心悸、气短5年,病情加重伴下肢水肿1年,5年前过劳自觉心悸气短,休息可缓解,可胜任一般工作,近一年来反复出现下肢水肿,来院就诊。

讨论:

为消除该患者的水肿不能应用的药物是哪些?

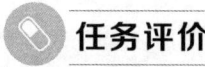

以小组为单位进行讨论,说说甘露醇、山梨醇、高渗葡萄糖的药物作用、临床应用及不良反应等,并即时作出评价。

表 7-2-1　项目七 任务二 任务评价

	评价内容与标准		分值	得分			平均分
				自评	互评	教师评	
1	甘露醇	药物作用	30				
2	山梨醇	临床应用	30				
3	高渗葡萄糖	不良反应	40				
		合计					

7-2　知识拓展

项目八　作用于心血管药

任务一　抗高血压药

理论基础

高血压是危害人类健康的常见病,其发病率、致残率均很高,主要并发症有急性脑血管病(或称脑卒中)、心力衰竭、肾功能衰竭等。世界卫生组织规定高血压的诊断标准为:未服抗高血压药的情况下,收缩压≥140 mmHg、舒张压≥90 mmHg。抗高血压药又称降压药,合理应用抗高血压药不仅能控制血压,改善症状,还可减少或防止心、脑、肾并发症的发生,若配合低盐饮食、控制体重、戒烟戒酒、适当加强体育锻炼、改变生活方式等,则可取得更好的效果。

一、抗高血压药物的分类

血压形成的基本因素包括心输出量和外周血管阻力,参与血压调节的器官主要为脑、心、血管、肾,而心血管活动的调节涉及许多神经、体液因素。高血压发生发展的病理生理过程中涉及许多因素,抗高血压药通过作用于以上器官,影响不同环节而发挥降压作用。根据药物作用部位或机制,可将抗高血压药物分为以下几类(见表8-1-1)。

表8-1-1　抗高血压药物分类

分　类	代表药
1. 利尿药	氢氯噻嗪
2. 钙拮抗药	硝苯地平
3. 肾上腺素受体阻断药	
(1) α受体阻断药	哌唑嗪
(2) β受体阻断药	普萘洛尔
(3) α、β受体阻断药	拉贝洛尔
4. 肾素-血管紧张素系统抑制药	
(1) 血管紧张素Ⅰ转化酶(ACE)抑制药	卡托普利
(2) 血管紧张素Ⅱ受体(AT$_1$)阻断药	氯沙坦
5. 交感神经抑制药	
(1) 中枢性降压药	可乐定
(2) 去甲肾上腺素能神经末梢抑制药	利血平
6. 血管扩张药	
(1) 直接舒张血管药	肼屈嗪
(2) 钾通道开放药	米诺地尔

二、常用抗高血压药

（一）利尿药

利尿药是治疗高血压的基础药，以噻嗪类利尿药为主，其中最常用的是氢氯噻嗪。噻嗪类降压作用缓慢、温和、持久，连续用药2~4周显效，长期用药无耐受性。

本类药可单独或与其他抗高血压药联合应用治疗，以缓解其他药引起的水钠潴留，并增强疗效。高效能利尿药如呋噻米因能增加肾脏血流量，可用于高血压危象及伴有慢性肾功能不良的高血压患者。

长期应用噻嗪类利尿药可引起低血钾、高血糖、高血脂、高尿酸血症，也可引起肾素活性升高，如合用β受体阻断药可以对抗。

（二）钙拮抗药

钙拮抗药也称钙通道阻滞药，通过选择性阻滞血管平滑肌细胞膜上 Ca^{2+} 通道，阻滞 Ca^{2+} 内流，使血管平滑肌松弛，血管扩张，血压下降。临床用于治疗高血压、心律失常、心绞痛、慢性心功能不全等疾病。用于治疗高血压的钙通道阻滞药有硝苯地平、维拉帕米和地尔硫䓬等。各类药对心脏和血管的选择性不同，其中，维拉帕米对心脏作用最强，硝苯地平作用最弱，地尔硫䓬介于两者之间。硝苯地平对血管作用较强，同类药还有伊拉地平、氨氯地平、尼莫地平等。

1. 常用钙拮抗药

硝苯地平

硝苯地平舌下含服 2~3 min 显效，口服 30 min 显效，作用持续 4~6 h。

【作用及临床用途】

硝苯地平降压作用迅速、强大。对小动脉敏感性远高于小静脉，故扩张小动脉的作用强于小静脉；降压时可反射性引起心率加快、肾素活性增高，如合用β受体阻断药可对抗。但长期用短效制剂可加重心肌缺血，增加猝死率。目前主张应用缓释片或控释片，一次给药作用可持续 24 h，安全可靠、疗效显著。

对轻、中、重高血压均适用。单用或与利尿剂、β受体阻断药、血管紧张素转化酶抑制药等合用可增强疗效。由于硝苯地平能引起交感神经反射性活动增高，所以对伴有缺血性心脏病的高血压病人慎用。也可用于治疗各种心绞痛、肺动脉高压症、外周血管痉挛性疾病如雷诺病等。

【不良反应与禁忌证】

常见头痛、眩晕、心悸、踝部水肿。其踝部水肿是毛细血管前血管扩张所致，并不是水钠潴留。少数患者心肌缺血症加重，出现心绞痛。

2. 其他钙拮抗药（见表 8-1-2）

表 8-1-2　其他钙拮抗药应用与特点

药　物	应用与特点
尼群地平	① 对血管平滑肌有较高的选择性，反射性心率加快作用较弱 ② 适用于各型高血压，尤其是老年性高血压患者 ③ 与β受体阻断药或利尿药合用，能获得更佳疗效 ④ 不良反应较轻，可有头痛、眩晕、心悸，停药后可消失。肝功不良者适当减量
氨氯地平	① 降压作用缓慢、温和、持久，对心率无明显影响，无直立性低血压、无水钠潴留，长期应用不产生耐受性 ② 与噻嗪类利尿药、β受体阻断药或血管紧张素转化酶抑制药合用疗效更好 ③ 临床可用于各型高血压 ④ 不良反应少，可见头痛、面部潮红

（三）肾上腺素受体阻断药

1. α受体阻断药

哌唑嗪

哌唑嗪口服 30 min 显效，作用持续 10 h。主要在肝内代谢，少部分以原形经肾脏排出。

【作用及临床用途】

哌唑嗪可选择性阻断α_1受体，舒张小动脉及小静脉，降低外周阻力，减少回心血量而降压。降压时不加快心率、不影响肾血流。对前列腺肥大者，能改善排尿困难。此外，还可降低血脂。

哌唑嗪可单独用于轻、中型高血压，特别是高血压伴有高脂血症、前列腺肥大、心功能不全的患者。可与利尿药或β受体阻断药合用治疗重度高血压。

【不良反应与注意事项】

可有头晕、乏力、口干等。部分患者首次用药后可在 1 h 内出现直立性低血压、眩晕、心悸，称为"首剂现象"，若首次剂量减为 0.5 mg，于睡前服用可避免此反应的发生。

特拉唑嗪和多沙唑嗪

特拉唑嗪和多沙唑嗪的作用、临床用途、不良反应等均与哌唑嗪相似。两药的半衰期 $t_{1/2}$ 较长。

2. β受体阻断药

用于治疗高血压的β受体阻断药有普萘洛尔、美托洛尔、阿替洛尔等。

普萘洛尔

【作用及临床用途】

普萘洛尔为非选择性β_1受体阻断药,用量个体差异大。降压作用机制与阻断β受体密切相关,包括:① 阻断心脏β_1受体,使心脏排出血量减少;② 阻断肾脏β_1受体,抑制肾素的释放,阻断肾素-血管紧张素-醛固酮系统对血压的影响;③ 阻断去甲肾上腺素能神经突触前膜β_2受体,减少去甲肾上腺素的释放;④ 阻断下丘脑、延髓等中枢部位β受体,导致外周交感神经活性降低。

用于治疗各型高血压,特别对高血压合并心绞痛、室上性心动过速、心脏输出量过多、肾素水平偏高者疗效较好。可单独用,也可与其他抗高血压药合用。

【不良反应与注意事项】

普萘洛尔可引起头晕、失眠,应避免晚间给药。还可引起肢体发凉等外周循环缺血的现象,对伴有外周血管痉挛性疾病者禁用。长期用药后突然停药,可出现停药反应,即停药后几天内出现反跳性心动过速,心绞痛、心律失常等。严重心功能不全、房室传导阻滞、心动过缓、支气管哮喘、慢性阻塞性肺气肿等患者禁用。

3. α、β受体阻断药

拉贝洛尔

拉贝洛尔兼有α_1、β受体阻断作用,阻断β受体的作用较阻断α受体的作用强,但对β_1、β_2受体无选择性。故其降压作用比单用β受体阻断药强。临床可用于治疗各型高血压。高血压危象时静脉给药。少数患者用药后出现乏力、眩晕、上腹部不适等。儿童、孕妇、脑出血患者禁忌静脉注射。支气管哮喘患者禁用。

(四)肾素-血管紧张素-醛固酮系统抑制药

肾素-血管紧张素-醛固酮系统(RAAS)对心血管功能有重要的调节作用。肾素由肾脏合成和释放,在肾素的作用下,血管紧张素原转化为血管紧张素Ⅰ,在血管紧张素转化酶(ACE,激肽酶)作用下,血管紧张素Ⅰ转变为血管紧张素Ⅱ。血管紧张素Ⅱ通过激动血管紧张素Ⅱ受体,收缩血管和促进醛固酮分泌,参与升高血压的调节,并且血管紧张素Ⅱ还作为一种细胞生长因子,促进心血管重构(左室肥大和血管壁增厚)。肾素-血管紧张素-醛固酮系统抑制药主要通过抑制血管紧张素转化酶和阻断血管紧张素Ⅱ受体而发挥降压作用。

1. 血管紧张素转化酶抑制药（ACEI）

卡托普利

【作用及临床用途】

卡托普利通过抑制血管紧张素Ⅰ转化酶而产生降压和逆转心血管重构作用，同时还可抑制组织中缓激肽的降解，增强其舒张血管作用，使血压进一步下降，尤其对血浆肾素活性增高的高血压效果更好。与其他降压药比较，其具有下列特点：① 降压时不伴有反射性心率加快；② 降低肾血管阻力，增加肾脏血流量；③ 能增强机体对胰岛素的敏感性；④ 可预防和逆转心肌与心血管构型重建；⑤ 对慢性心功能不全患者能改善心脏泵血功能，增加心排血量。

卡托普利单用于轻、中型原发性高血压或肾性高血压，也可与利尿药、β受体阻断药、钙拮抗药合用治疗中、重型高血压。对伴有糖尿病、慢性心能不全、肾功能不全、心肌缺血的高血压患者也有较好的疗效。也可用于慢性心功能不全的治疗，通过扩张血管，减轻心脏前、后负荷，增加心排出量，还可逆转心肌重构。

【不良反应及注意事项】

卡托普利不良反应发生率较低，严格掌握剂量，大多数患者可以耐受。

（1）低血压：与开始剂量过大有关，应从小剂量开始。

（2）刺激性干咳：多在用药后 1 周至 6 个月内出现，停药后通常在 4 天内消失。其作用机制可能与缓激肽及前列腺素等物质对呼吸道黏膜的刺激有关。

（3）高血钾：伴肾功能不全或合用留钾利尿药者易出现，联合用药时应注意。

（4）其他：可有味觉障碍、皮疹、血管神经性水肿、中性粒细胞减少等。

依那普利

依那普利的降压作用机制与卡托普利相似，其作用比卡托普利强 10 倍，维持时间长，一次给药降压作用可持续 24 h；但显效慢，需在体内水解为依那普利拉才产生作用；不良反应比卡托普利少。可用于高血压及充血性心力衰竭的治疗。

2. 血管紧张素Ⅱ受体阻断药

血管紧张素Ⅱ受体有两种亚型，即 AT_1 和 AT_2，目前认为与心血管功能调节有关的受体为 AT_1。血管紧张素Ⅱ受体阻断药为近年来发展的新药，其代表药有氯沙坦、缬沙坦等。此类药主要通过阻断 AT_1 受体，拮抗血管紧张素Ⅱ的心血管作用。其作用与 ACEI 相似，因对缓激肽降解无影响，故不引起干咳、血管神经性水肿等不良反应。

氯沙坦

氯沙坦与缬沙坦、厄贝沙坦、坎地沙坦等均为强效 AT_1 受体阻断药，降压平稳，可持续 24 h，阻止和逆转心血管重构。此类药可用于高血压和充血性心力衰竭的治疗，不良反应少，可有头痛、眩晕，剂量过大可致低血压。孕妇禁用。

（五）交感神经抑制药

1. 中枢性降压药

可乐定

可乐定口服 30 min 显效，2~4 h 作用达高峰，作用可持续 6~8 h，50%肝内代谢，50%以原形由肾脏排出。

【作用及临床用途】

可乐定的降压作用中等偏强，降压的同时可伴有心率减慢、心排血量减少、外周血管扩张。另外，还有镇静、镇痛和抑制胃肠蠕动及分泌作用。

可乐定主要用于治疗中度高血压，尤其适用于伴有消化性溃疡病的高血压患者，可与利尿药或其他降压药合用。一般高血压可口服用药，高血压危象应静脉给药。也可用于阿片类镇痛药依赖者的脱瘾治疗。

【不良反应与注意事项】

不良反应较轻，常见口干、便秘、嗜睡、眩晕，久用可见水钠潴留。长期使用后突然停药可出现心悸、出汗、血压升高等交感神经功能亢进的症状，继续使用可乐定或用α受体阻断药（如酚妥拉明）可消失，故应逐渐减量停药。精神抑郁者、高空作业者或驾驶员慎用。

其他常用中枢性降压药见表 8-1-3。

表 8-1-3　其他中枢性降压药的应用与特点

药物	应用与特点
甲基多巴	① 对肾血管扩张明显 ② 除用于中度高血压外，还可用于肾功能不全的高血压 ③ 不良反应有嗜睡、便秘、口干，有时出现肝脏损害 ④ 抑郁症和肝病患者禁用
莫索尼定	① 口服吸收好，生物利用度高 ② 适用于轻、中度高血压 ③ 对轻、中度高血压的疗效与 ACE 抑制药、钙通道阻滞药等相当 ④ 不良反应较少见

2. 去甲肾上腺素能神经末梢抑制药

利血平

利血平降压作用缓慢、温和、持久。因不良反应较多，目前已很少单用，常与其他药组成复方制剂治疗轻、中度高血压。本药是研究交感神经活性的重要工具药。其主要不良反应有镇静、嗜睡和胃酸分泌过多等，长期使用可导致抑郁症。伴有溃疡病者、抑郁症病史者禁用或慎用。

（六）血管扩张药

本类药物能直接作用于小动脉，松弛血管平滑肌，降低外周血管阻力，引起血压下降。可用于治疗重度高血压。久用后，反射性引起交感神经兴奋、肾素-血管紧张素系统激活，使醛固酮分泌增加，导致水钠潴留，使降压效果降低，并可能诱发心绞痛，因此一般不宜单用，常与β受体阻断药和利尿药等合用。

1. 直接扩张血管药（见表8-1-4）

表8-1-4　常用直接扩张血管药的应用与特点

常用药物	应用与特点
肼屈嗪	① 适用于中、重度高血压 ② 常与β受体阻断药和利尿药等合用，以增强疗效，减少不良反应 ③ 大剂量使用可引起全身性红斑狼疮样综合征
硝普钠	① 静脉滴注主要用于高血压危象、高血压脑病和恶性高血压，也适用于高血压伴有心力衰竭患者 ② 可用于外科麻醉时的控制性降压以及难治性心力衰竭 ③ 不良反应有呕吐、出汗、头痛、心悸等 ④ 遇光易破坏，故静脉滴注的药液应新鲜配制和严格避光

2. 钾通道开放药

米诺地尔

米诺地尔经肝转化后产生作用，降压作用强而持久，口服2~4h作用达高峰，可维持24h。主要用于重度高血压和肾性高血压。其不良反应主要有心悸、水钠潴留及多毛症等。本药引起的多毛症，在开始几个月最明显，此作用可用于治疗男性脱发。

三、抗高血压药临床用药原则

高血压是最常见的心血管病，发病率极高。高血压一般早期可无任何不适，当发展到一定阶段，即可引起脑卒中、心肾功能衰竭、心肌梗死等严重并发症。高血压的治疗旨在最大限度地降低心血管病致死、致残的危险性，避免并发症的发生，提高生活质量。药物治疗是主要手段，应遵循以下原则。

1. 早期干预

预防和处置高血压最有效的方法是把握干预血压升高的时机。即只要有血压高于正常高限（收缩压为 130～139 mmHg，舒张压为 85～89 mmHg）时就应采取干预措施，早期干预可以防患于未然。

2. 药物治疗与非药物治疗相结合

非药物治疗措施包括限制钠盐摄入，合理膳食、控制体重，戒除烟酒、适当运动等，非药物治疗应作为药物治疗的辅助手段。

3. 根据病情轻重程度及并发症选用药物

对Ⅰ级高血压患者多选用作用弱的降压药，Ⅱ级、Ⅲ级高血压则主张联合用药。联合用药可通过不同作用机制增强疗效，减少不良反应（因联用药物各自用量较单独应用时减少）。应避免不良反应相似、作用机制相同的药物联合应用。也应注意避免药物相互作用导致药效降低或不良反应增多或加重。高血压出现并发症或伴发疾病时应慎重选药，以下原则可供参考：

（1）合并心力衰竭者，宜用利尿药、硝苯地平或卡托普利等。

（2）合并窦性心动过速，年龄小于 50 岁者，宜用β受体阻断药。

（3）合并肾功能不全者，宜用卡托普利、硝苯地平、甲基多巴。

（4）合并支气管哮喘、慢性阻塞性肺部疾病者，宜用钙通道阻滞药、利尿药等，不用β受体阻断药及 ACEI。

4. 保护靶器官

高血压的靶器官损害包括心肌肥厚、肾小球硬化和小动脉重构等。避免用药过程中对靶器官造成进一步损害，尽可能选用能阻止或逆转靶器官损伤的药物，目前认为 ACEI 和长效钙通道阻滞药对靶器官有良好保护作用。

5. 治疗应做到药物和剂量个体化

由于药物种类繁多，作用特点各异，患者的病情轻重、是否有并发症、是否耐受以及药物剂量个体差异性等方面问题，为有效控制血压，主张采取个体化治疗原则，即根据具体情况选用合适的治疗药物和剂量，并根据病人的临床反应和耐受情况及时调整。

6. 坚持长期用药、平稳降压

为了长期有效控制血压，减少并发症的发生，目前主张高血压患者应终身治疗。治疗过程中，应尽量避免人为因素造成的血压波动，切忌中途随意停药。必要时，更换药物应逐步替代。

7. 用药期间测量、记录血压、全面评价药物治疗效果

用药期间按规定每天正确测量血压，并将每次测量结果记录下来，根据病人的病情、药物的疗效和出现的不良反应，对药物治疗进行全面评价，如出现血压急剧升高、剧烈头痛、视力模糊、气短、心绞痛、心动过速等，可能为高血压危象的表现；剧烈头痛、恶心、呕吐以至于失语偏瘫等为高血压脑病的表现，如有以上症状应及时通知医生。

四、抗高血压药的用药指导及监护流程（图 8-1-1）

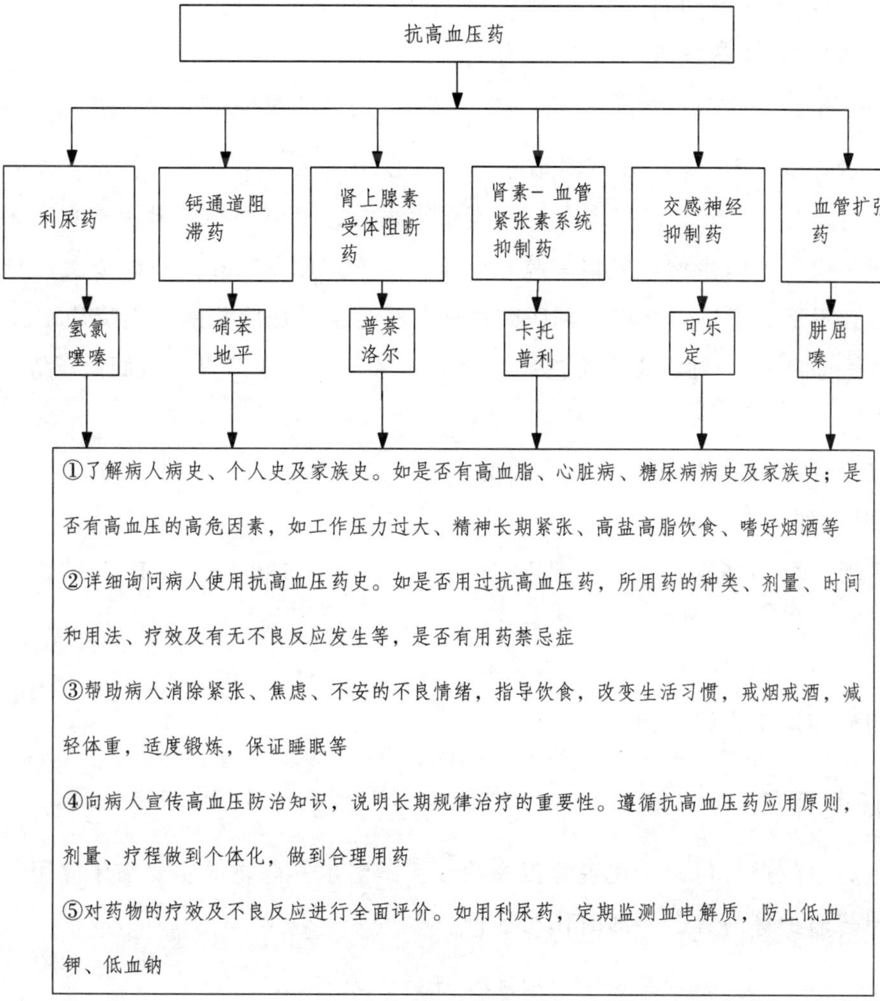

图 8-1-1 抗高血压药的用药指导及监护流程

流程图内容：

抗高血压药分为：利尿药、钙通道阻滞药、肾上腺素受体阻断药、肾素-血管紧张素系统抑制药、交感神经抑制药、血管扩张药

对应代表药物：氢氯噻嗪、硝苯地平、普萘洛尔、卡托普利、可乐定、肼屈嗪

① 了解病人病史、个人史及家族史。如是否有高血脂、心脏病、糖尿病病史及家族史；是否有高血压的高危因素，如工作压力过大、精神长期紧张、高盐高脂饮食、嗜好烟酒等

② 详细询问病人使用抗高血压药史。如是否用过抗高血压药，所用药的种类、剂量、时间和用法、疗效及有无不良反应发生等，是否有用药禁忌症

③ 帮助病人消除紧张、焦虑、不安的不良情绪，指导饮食，改变生活习惯，戒烟戒酒，减轻体重，适度锻炼，保证睡眠等

④ 向病人宣传高血压防治知识，说明长期规律治疗的重要性。遵循抗高血压药应用原则，剂量、疗程做到个体化，做到合理用药

⑤ 对药物的疗效及不良反应进行全面评价。如用利尿药，定期监测血电解质，防止低血钾、低血钠

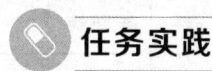任务实践

【处方分析】

患者，男，50 岁。患高血压 10 余年，血压最高值为 220/120 mmHg，无明显症状，未规律用药，否认其他病史，吸烟 30 年。其父亲有高血压、脑出血病史。查体：血压 180/112 mmHg，心电图：左室高电压，提示心肌肥厚。心脏超声提示：高血压，左心室肥厚改变。血脂血糖均在正常范围内。

诊断：高血压 3 级，高危。

处方：卡托普利片　　　　25 mg　　　3 次/日
　　　氢氯噻嗪片　　　　12.5 mg　　 1 次/日
　　　硝苯地平缓释片　　10 mg　　　 2 次/日

讨论：

① 处方中以卡托普利为主药，为什么？

② 请问为什么要联合用药？

【案例分析】

（1）患者，女，56岁。近日因感到头晕、心悸、乏力，到医院就诊。查体：血压150/99 mmHg，无心、脑、肾损害，视网膜动脉正常，超声心动图显示左心室无肥厚。诊断为Ⅰ级高血压。医生给予氢氯噻嗪片治疗，一次口服25 mg，一日2次。服药3天后，仍然感到不适，于早上9点又到医院就诊，医生给其加服盐酸哌唑嗪片1 mg，一日3次。首次服药后30分钟，患者突然感到恶心、眩晕、心悸、直立性低血压等。

讨论：

① 请问此时患者可能出现了什么情况？

② 此时应如何进行处理？

（2）患者，女，56岁，头痛、头昏2个月，血压为180/110 mmHg，并伴有窦性心律不齐。

讨论：

宜选用何药降压为好？为什么？

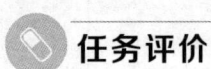 任务评价

以小组为单位进行讨论，说说氢氯噻嗪、普萘洛尔等药物的主要临床应用、主要不良反应及用药监护等内容，并即时作出评价。

表 8-1-5 项目八 任务一 任务评价

	评价内容与标准		分值	得分			平均分
				自评	互评	教师评	
1	氢氯噻嗪 普萘洛尔 硝苯地平 卡托普利	主要应用	30				
2		主要不良反应	30				
3		监护方法	40				
		合计					

8-1 知识拓展

任务二 抗慢性心功能不全药

理论基础

慢性心功能不全（CHF）又称充血性心力衰竭，是指在静脉回流正常的情况下，由于不同原因引起的心脏损害，导致心排血量减少和心室充盈压升高，临床上以组织血液灌注不足及肺循环和（或）体循环淤血为主要特征的综合征。

CHF的治疗目前仍以药物治疗为主，主要药物有强心苷类、利尿药、扩血管药、非苷类正性肌力药及其他药。

一、强心苷类

强心苷是一类选择性作用于心脏，增强心肌收缩力的药物，主要来源于植物。临床常用的有洋地黄毒苷、地高辛、去乙酰毛花苷（西地兰）、毒毛花苷K等，其中地高辛最为常用。常用强心苷体内过程比较见表8-2-1。

表8-2-1 常用强心苷体内过程比较

分类	药物	给药方式	蛋白结合率/%	显效时间	消除方式	$t_{1/2}$
慢效	洋地黄毒苷	口服	97	2 h	肝代谢	5~7d
中效	地高辛	口服	25	1~2 h	肾排泄	36 h
速效	毒毛花苷K	静脉注射	5	5~10 min	肾排泄	12~19 h
	去乙酰毛花苷	静脉注射	<20	5~10 min	肾排泄	23 h

【作用及临床用途】

1. 加强心肌收缩力（正性肌力作用）

治疗量的强心苷选择性作用于心肌，增强心肌收缩力，使心排血量增加，可解除CHF的症状。强心苷增强心肌收缩力有如下三个显著特点，是治疗CHF的主要药理学基础。

（1）增加心肌血氧供给与静脉回流：强心苷加强心肌收缩力的同时可加快心肌收缩速度，在整个心动周期中心缩期缩短，心舒张期相对延长，这既有助于静脉系统淤血的回流，又利于冠状动脉血液的充分灌流。

（2）增加衰竭心脏的输出量：强心苷对正常心脏在加强收缩力的同时还收缩外周血管，使外周阻力增加，心排血量并不增加。CHF时，因交感神经活性增高，强心苷通过加强心肌收缩力，每搏输出量增加，刺激主动脉弓和颈动脉窦压力感受器，反射性使迷走神经兴奋，交感神经活性降低，外周血管扩张，其扩张血管的作用强于本身收缩血管的作用，使外周阻力下降，心排血量增加。

（3）降低衰竭心脏耗氧量：心肌耗氧量取决于室壁张力（心室的容积）、心率和心肌收缩力，其中以室壁张力最重要。衰竭而扩大的心脏，心室容积增大，室壁张力显著增高，加以代偿性心率加快，使心肌耗氧量明显增加。强心苷加强心肌收缩力虽然能增加耗氧量，但由于心肌收缩力加强后心脏射血充分，心腔内残余血量减少，心室容积缩小，室壁张力下降及负性频率的综合作用，从而抵消或超过了因加强心肌收缩力增加的耗氧量，使总耗氧量减少，心脏工作效率较用药前明显提高。

2. 减慢心率（负性频率作用）

CHF 时，因心脏输出量减少，对主动脉弓和颈动脉窦压力感受器刺激减弱，交感神经兴奋性增高，出现代偿性心率加快。治疗量的强心苷通过加强心肌收缩力，心脏输出量增加，对主动脉弓和颈动脉窦压力感受器刺激增加，可反射性引起交感神经兴奋性降低，迷走神经兴奋性增高，从而使心率减慢。

3. 抑制房室传导（负性传导作用）

治疗量的强心苷通过兴奋迷走神经，使房室结传导减慢，有效不应期延长；较大剂量能直接抑制房室传导，使部分冲动不能到达心室；强心苷还能提高浦肯野纤维的自律性，是强心苷中毒引起室性早搏的原因之一。中毒时可引起不同程度的传导阻滞，甚至心脏停搏。

4. 利尿作用

CHF 病人应用强心苷后能增加肾血流量和肾小球滤过率，并减少肾小管对 Na^+ 重吸收而增加尿量，产生利尿作用。

强心苷临床主要用于治疗慢性心功能不全及某些心律失常（如心房纤颤、心房扑动、阵发性室上性心动过速）。强心苷治疗 CHF 的疗效随病因和 CHF 程度不同，而有很大的差异：① 对房颤或心室率快的 CHF 及高血压、某些心瓣膜病、先天性心脏病引起的 CHF 疗效好；② 对继发于甲亢、严重贫血、维生素 B_1 缺乏的 CHF 疗效差；③ 对心肌炎、肺心病引起的 CHF，不但疗效差，还易发生中毒；④ 对重度二尖瓣狭窄、缩窄性心包炎引起的 CHF 无效。

【不良反应及注意事项】

强心苷安全范围小，一般临床有效量相当于中毒量的 60%，且个体差异大，当用量较大时，易发生中毒反应。其中毒反应表现为：

1. 胃肠道症状

胃肠道反应为常见的早期中毒症状，表现为恶心、呕吐、厌食、腹泻等。剧烈的呕吐可致低钾，加重强心苷中毒，应补钾或考虑停药。

2. 神经系统反应

有头痛、头晕、失眠、乏力、视觉障碍等，其中黄视、绿视等视觉障碍通常是中毒的先兆，可作为停药的指征，但较少见。

3. 心脏毒性反应

心脏毒性反应是最严重的毒性反应，也是致死原因。临床上可以见到各种心律失常，其中室性早搏最多见，并且出现最早，严重者可发生室性心动过速，甚至室颤。也可出现不同程度的房室传导阻滞、窦性心动过缓，一般认为心率低于 60 次/min 时应停药。

【中毒的防治】

1. 中毒的预防

严格掌握适应证，做到用药剂量个体化。同时避免诱发强心苷中毒的各种因素，如低血钾、低血镁、高血钙、心肌缺血缺氧等。注意中毒先兆症状，一旦发现室性早搏、心动过缓、黄视、绿视等，必要时减量或停药。

2. 中毒的治疗

对快速型心律失常，轻者口服或静脉滴注钾盐，严重者可用苯妥英钠治疗，因为它能与强心苷竞争 Na^+、K^+-ATP 酶而产生解毒效果；对室性心律失常也可选用利多卡因；对缓慢型心律失常，不宜补钾，可用阿托品治疗。

【给药方法】

1. 传统给药法

先给全效量（洋地黄化量），然后再给维持量。全效量有速给法和缓给法。此种给药法的特点是对急、重症患者可较快产生最大治疗效应，但不良反应发生率高。

2. 维持量疗法（逐日恒量给药法）

临床研究证实，对病情不急的轻、中度 CHF 者，给予地高辛维持量 0.25～0.375 mg/d，经过 4～5 个 $t_{1/2}$（6～7d）可达稳态血药浓度，这种方法安全有效，既可达到治疗目的，又能减少毒性反应，为目前临床推荐的常用给药法。

二、肾素-血管紧张素-醛固酮系统抑制药

肾素-血管紧张素-醛固酮系统（RAAS）亢奋在 CHF 发生发展中的不良作用已被肯定，表现为收缩血管，增加水钠潴留，增加心脏前、后负荷，降低压力感受器敏感性，促进心肌、血管重构等诸多方面。大量临床研究资料证实，降低 RAAS 兴奋性药物不仅能改善 CHF 血流动力学，缓解心衰症状、提高生命质量，而且能中止、逆转组织重构，降低病死率，改善预后。目前用于临床的血管紧张素转化酶抑制药（ACEI）和血管紧张素Ⅱ受体拮抗药，既能扩张血管，减少回心血量，减轻心脏的前后负荷，又能逆转心血管重构。这类药物对 CHF 可作为基础药与利尿药、强心苷等合用。

三、利尿药

利尿药在 CHF 的治疗中是常规用药。利尿药在用药的初期通过排钠利尿，减少血容量及回心血量，减轻心脏前后负荷，缓解心衰症状。长期用药可致血管壁细胞内缺 Na^+，而减少 Na^+-Ca^{2+} 交换，细胞内 Ca^{2+} 含量降低，导致血管扩张，外周阻力降低，缓解 CHF 的症状。

氢氯噻嗪可单独适用于轻度 CHF；对中度 CHF 氢氯噻嗪可与低效的螺内酯合用或口服呋噻米；对重度 CHF、慢性 CHF 急性发作、急性肺水肿等，可用强效的呋噻米静脉内给药。

四、扩血管药

部分治疗高血压和心绞痛的扩血管药用于治疗 CHF，能缓解症状，改善血流动力学，提高运动耐力，使疗效大为提高。扩血管药通过扩张小静脉，减少回心血量，降低心脏负荷，同时左室舒张末压、肺楔压降低，缓解肺淤血症状；扩张小动脉，降低外周阻力，降低心脏后负荷，使心排血量增加，组织供血增加。临床常用药物有硝普钠、硝酸甘油、哌唑嗪等。

五、β受体阻断药

CHF 患者由于代偿性交感神经兴奋，血中去甲肾上腺素水平增高，加重心脏负担，促进心室重构。β受体阻断药可改善这种状态。临床常用药有卡维洛尔、美托洛尔、比索洛尔等，其中卡维洛尔治疗效果较为显著。目前认为该类药主要适用于慢性心衰的长期治疗，不能用于急性心衰或难治性心衰患者。平均奏效时间为 3 个月，应从小剂量开始，加强随访，根据病情及时调整β受体阻断药及其他合用药物的剂量。

六、非苷类正性肌力药

1. β受体激动药

本类药物主要有多巴酚丁胺。多巴酚丁胺选择性兴奋心脏$β_1$受体，使心肌收缩力加强，输出量增加，治疗量对心率影响小。主要用于对强心苷疗效不佳的严重左心功能不全和心肌梗死后的心律失常。该药治疗量不良反应少，剂量过大可使心率加快、耗氧量增加而诱发心绞痛和心律失常。

2. 磷酸二酯酶抑制药

本类药物有米力农、维司力农等。它们通过抑制磷酸二酯酶，提高细胞内 cAMP 含量，增加心肌细胞 Ca^{2+} 内流和减少血管平滑肌细胞 Ca^{2+} 内流而发挥增强心肌收缩力和扩血管的双重作用。但本类药物因不良反应多，可增加心血管死亡率，故临床上仅短期静脉滴注用于治疗急性左心衰竭。其不良反应可见低血压、心动过速及诱发室性心律失常。

七、抗慢性心功能不全药的用药指导及监护流程（图 8-2-1）

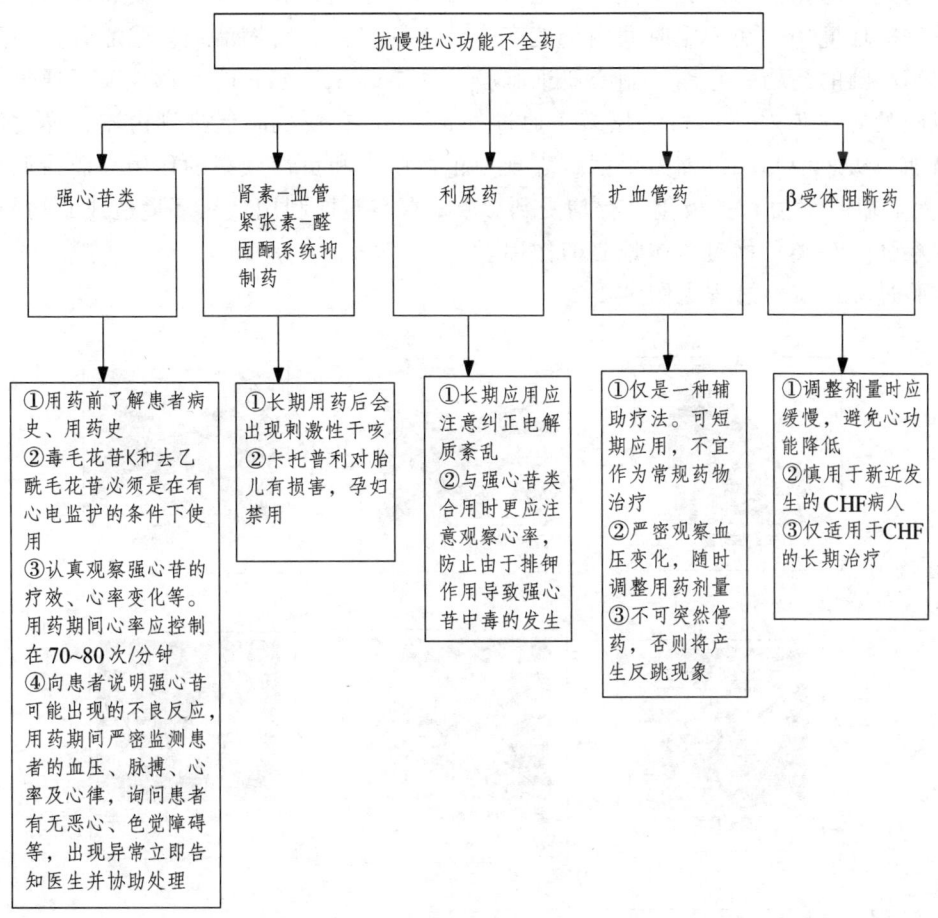

图 8-2-1　抗慢性心功能不全药的用药指导及监护流程

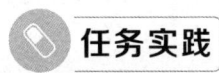

【实验】

强心苷对离体蛙心的影响

实验目的：观察强心苷对离体蛙心收缩强度、频率和节律的影响以及强心苷和钙离子量协同作用。

实验动物：蛙（70 g 以上）3 只。

药物与器材：（1）器械：蛙板、探针、斯氏蛙心套管、蛙心夹、张力换能器、电脑、双凹夹、长柄木夹、铁支架、滴管、丝线。

（2）药品和试剂：任氏液、低钙任氏液（所含 $CaCl_2$ 量为一般任氏液的 1/4，其他成分不变）、5%洋地黄溶液（0.1%毒毛旋花子苷 K 溶液）、1%氯化钙溶液。

实验原理:

作为蛙心起搏点的静脉窦能按一定节律自动产生兴奋,因此,只要将离体的蛙心保持在适宜的环境中,在一定时间内仍能产生节律性兴奋和收缩活动。强心苷是一类选择性作用于心脏的药物,它能抑制心肌细胞膜上的 Na^+-K^+-ATP 酶,调控离子通道,使临近心肌膜处的细胞内 Na^+ 暂时增多,通过 Na^+-Ca^{2+} 交换机制促进钙内流,导致细胞内 Ca^{2+} 增加,从而使心肌收缩力增强,表现为正性肌力和负性频率的作用,而在低钙环境中,心脏心肌收缩力和去极化过程均受到影响,本实验即利用低钙环境造成心功能不全,从而观察强心苷类药物对离体蛙心的作用。

实验过程:实验过程见图 8-2-2。

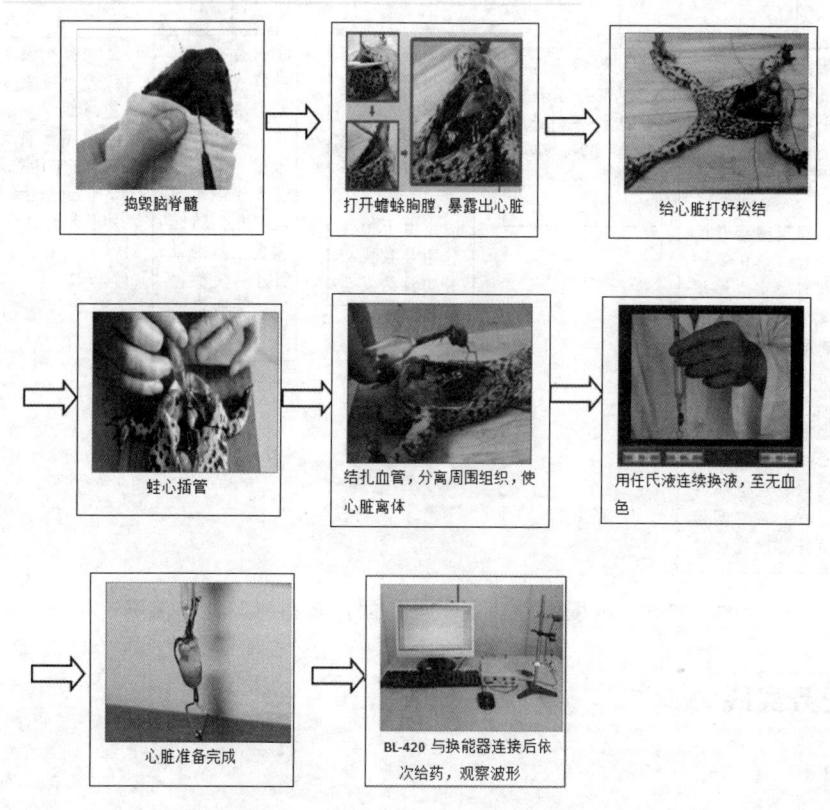

图 8-2-2 强心苷对离体蛙心的影响

实验结果:将实验结果填入表 8-2-2。

表 8-2-2 强心苷对离体蛙心影响

动物	药物	心率变化及波形
蛙 1	低钙任氏液	
蛙 2	1%氯化钙溶液	
蛙 3	5%洋地黄溶液	

结果分析：
① 讨论分析强心苷类药物对离体蛙心有什么作用？
② 通过实验观察，讨论护士在强心苷类药物的临床用药中应注意的问题。

【处方分析】

患者，女，40岁，患风湿性心脏病二尖瓣狭窄合并关闭不全，出现心悸、气短、下肢水肿，近五日出现房颤。医生给予口服地高辛 0.25 mg、氢氯噻嗪 25 mg，四周后患者感到恶心、呕吐。心电图示：窦性心律，心率 68 次/分，室性期前收缩二联律。考虑地高辛中毒。

请分析：
① 地高辛出现毒性反应的诱因有哪些？
② 地高辛中毒的早期表现有哪些？
③ 地高辛中毒可应用哪些药物治疗？

【案例分析】

王某，女，48岁，因患慢性心功能不全，医生给予地高辛治疗后出现窦性心动过缓。
讨论：应选用何药治疗？为什么？

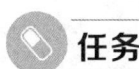 任务评价

以小组为单位进行讨论，说说地高辛的主要临床应用、主要不良反应及用药监护等，并即时作出评价。

表 8-2-3　项目八　任务二　任务评价

	评价内容与标准		分值	得分			平均分
				自评	互评	教师评	
1	地高辛	主要应用	30				
2		主要不良反应	30				
3		监护方法	40				
		合计					

8-2　知识拓展

任务三 抗心律失常药

理论基础

心律失常是指心动节律和频率的异常。心律失常时心脏泵血功能发生了障碍，影响全身器官的供血。某些严重的心律失常可危及生命，必须及时纠正。心律失常的治疗方法有药物治疗和非药物治疗（起搏器、电复律、导管消融术等）两种。抗心律失常药在治疗心律失常中起到非常重要的作用。

一、抗心律失常药的基本作用及分类

1. 心律失常发生机制

（1）折返：一次冲动下传后，又可顺着另一环形通路折回，再次兴奋原已兴奋过的心肌，是引发快速型心律失常的主要机制之一，其形成过程见图8-3-1。

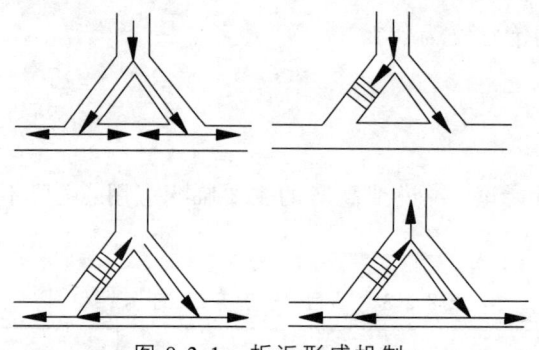

图8-3-1 折返形成机制

（2）自律性升高：当交感神经兴奋、低血钾、心肌细胞受到机械性牵张时，动作电位4相斜率增加，自律性升高，发生心律失常。

（3）减少后除极：某些情况下，心肌细胞在一个动作电位后产生一个提前的除极化，称为后除极，后除极的扩布即会触发异常节律，发生心律失常。

2. 抗心律失常药基本作用机制

（1）降低自律性：抗心律失常药可通过降低4相斜率、提高动作电位的发生阈值、增加静息膜电位绝对值、延长心肌细胞的动作电位时程（APD）等方式降低自律性。

（2）减少后除极：钠通道阻滞药或钙通道阻滞药可减少滞后除极的发生，缩短APD的药物可减少早后除极的发生。

（3）消除折返：通过改变传导性或延长细胞的有效不应期（ERP），消除折返。

3. 抗心律失常药的分类

根据药物作用机制不同，可将抗心律失常药分为以下四类，见表 8-3-1。

表 8-3-1 抗心律失常药物的分类

分 类	作 用 机 制	代 表 药 物
Ⅰ类 钠通道阻滞药		
Ⅰa类	中度阻滞钠内流，降低 0 相上升速度，延长复极过程，延长 ERP	奎尼丁、普鲁卡因胺
Ⅰb类	轻度阻滞钠内流，降低 0 相上升速度，降低自律性，缩短或不影响 APD	利多卡因、苯妥英钠
Ⅰc类	重度阻滞钠内流，降低 0 相上升速度，减慢传导速度最明显	普罗帕酮
Ⅱ类 β受体阻断药	阻断β受体，抑制交感神经兴奋，降低自律性，减慢传导	普萘洛尔、美托洛尔
Ⅲ类 延长 APD 药	抑制钾离子，延长 APD、ERP，对动作电位幅度和去极化速率影响小	胺碘酮、索他洛尔
Ⅳ类 钙通道阻滞药	抑制钙内流，降低窦房结自律性，减慢房室结传导性	维拉帕米、地尔硫䓬

二、常用抗心律失常药物

（一）Ⅰ类——钠通道阻滞药

1. Ⅰa类药物

奎尼丁

【作用及临床用途】

奎尼丁能阻滞钠通道，显著抑制异位起搏活动和除极化组织的传导性、兴奋性，并延长除极化组织的不应期。延长 APD 的作用也使大部分心肌的不应期延长。奎尼丁能阻滞多种钾通道，延长心房、心室浦肯野细胞的 APD。奎尼丁还可减少 Ca^{2+} 内流，具有负性肌力作用。除对心肌的直接作用外，还有阻断α、M 受体作用，使血管扩张，引起血压下降而反射性兴奋交感神经，使窦性频率增加。

本药为广谱抗心律失常药，主要用于心房扑动及心房纤颤。对心房扑动及心房纤颤，目前采用电复律，在复律前先用强心苷，然后再用奎尼丁可以恢复窦性心律，并维持窦性心律。对室上性及室性心律失常也有效，一般不作为首选药。

【不良反应及注意事项】

奎尼丁安全范围小，不良反应较多见。

（1）胃肠及中枢反应。胃肠及中枢反应较常见，前者表现为恶心、呕吐、腹痛、腹泻等，后者表现为头晕、耳鸣、视力模糊、晕厥等，总称为金鸡纳反应。

（2）心血管反应。心血管反应较严重，包括低血压、心力衰竭、房室及室内传导阻滞，严重者可发生奎尼丁晕厥，表现为突然意识丧失，四肢抽搐，呼吸停止（因为室速和室颤所致），一旦发生，应立即进行人工呼吸、胸外按摩、电复律抢救。

（3）过敏反应：少数人有药热、皮疹及血小板减少等。

严重的心功能不全、重度房室传导阻滞、强心苷中毒、高血钾患者及对本药过敏者禁用。

普鲁卡因胺

普鲁卡因胺为普鲁卡因的衍生物，口服有效。

【作用及临床用途】

普鲁卡因胺作用与奎尼丁相似而较弱，无α受体阻断作用，抗M受体、抑制心脏收缩力作用弱，不良反应较少。常用于室性心律失常，危重病例可采用静脉滴注给药。对房性心动过速也有效，但对心房扑动和心房纤颤疗效较差。

【不良反应及注意事项】

口服可出现恶心、呕吐等胃肠反应。静脉给药过快或剂量过大可引起低血压、房室传导阻滞、窦性心动过缓等。少数人可出现药热、皮疹、粒细胞减少等过敏反应。长期使用时少数病人可出现红斑狼疮综合征。禁忌证同奎尼丁。

2．Ⅰb类药物

利多卡因

【作用及临床用途】

利多卡因抗心律失常主要作用在心室，而对窦房结、心房作用弱。利多卡因抑制参与动作电位复极2相的少量钠内流，缩短浦肯野纤维和心室肌的APD，使静息期延长。利多卡因对缺血性或强心苷中毒所致的心律失常有较强抑制作用。因能减小动作电位4相除极斜率，可降低自律性。

利多卡因的心脏毒性低，主要用于室性心律失常，如心脏手术、心导管术、急性心肌梗死或强心苷中毒所致的室性心动过速或室颤。

【不良反应及注意事项】

静脉注射过快时，可出现头痛、嗜睡或激动不安、感觉异常等。剂量过大可引起心率减慢、房室传导阻滞和低血压。严重房室传导阻滞者禁用。心衰、肝功能不全者长期静脉滴注可产生药物蓄积，儿童或老年人应适当减量。

苯妥英钠

苯妥英钠作用与利多卡因相似，因能与强心苷竞争 Na^+，K^+-ATP 酶，取消强心苷对心脏传导的抑制，加快传导，为治疗强心苷中毒所致室性快速性心律失常的首选药。临床主要用于强心苷中毒引起的室性心律失常，对其他原因引起的室性心律失常也有效，但疗效不如利多卡因。

静脉注射过快可引起心律失常。孕妇禁用。

3. Ic 类药物

普罗帕酮

普罗帕酮化学结构与β受体阻断药相似，有弱的β受体阻断作用。主要作用于浦肯野纤维，通过重度阻滞 Na^+ 内流，可降低自律性，减慢传导，延长 ERP，从而可消除室性异位节律。此外，还有轻度的 Ca^{2+} 通道阻滞作用。临床可用于室性及室上性心律失常，如室性早搏、房性早搏、心房扑动和心房纤颤。因本身具有导致心律失常的作用，一般不作首选药，仅用于其他药物疗效不佳或严重的心律失常患者。

常见不良反应有恶心、头晕、味觉改变等，严重时可致心律失常。心电图 QRS 波加宽超过 20%或 Q-T 间期明显延长者，应减量停药。心力衰竭、休克、Ⅱ或Ⅲ度房室传导阻滞、窦房结功能障碍者禁用。

（二）Ⅱ类——β受体阻滞药

普萘洛尔

【作用及临床用途】

普萘洛尔通过阻断心脏$β_1$受体，使窦房结和房室结自律性降低，窦性频率减慢，对由于精神紧张引起的心率加快作用更明显。可减慢传导速度，延长有效不应期。

主要用于室上性心律失常，为窦性心动过速常用首选药。对心房扑动、心房纤颤、阵发性室上性心动过速，可单用或与强心苷合用以控制心室率。对情绪激动、甲亢等诱发的室性早搏、室性心动过速也有效。

【不良反应与注意事项】

本药可致窦性心动过缓、房室传导阻滞，并可诱发支气管哮喘和心力衰竭、低血压、精神抑郁、记忆力减退等。长期应用对脂质代谢和糖代谢有不良影响。故高脂血症、糖尿病患者慎用。支气管哮喘、心动过缓、重度房室传导阻滞、低血压、抑郁症患者禁用。

（三）Ⅲ类——延长 APD 药

胺碘酮

胺碘酮又名乙胺碘呋酮。

【作用及临床用途】

胺碘酮可阻滞 4 相 Na^+ 和 Ca^{2+} 内流,使窦房结、浦肯野纤维的自律性降低;并可阻滞 0 相 Na^+ 和 Ca^{2+} 内流,使房室结、浦肯野纤维的传导速度减慢。此药能延长 APD 和 ERP,且有一定的 α、β 受体阻断作用,可降低外周阻力,增加冠脉血流,减少心肌耗氧量,保护缺血心肌。

胺碘酮为广谱抗心律失常药,适用于各种室上性和室性心律失常,如房性早搏、室性早搏、心房扑动、心房纤颤、阵发性室上性心动过速、室性心动过速及预激综合征等。

【不良反应及注意事项】

静脉注射过快可引起心动过缓、房室传导阻滞。因含碘,长期服用可影响甲状腺的功能。少量由泪腺排出而在角膜沉着,一般不影响视力,停药后自行消失。最严重的是引起肺纤维化,与大剂量长疗程有关。

索他洛尔

索他洛尔为具有延长复极过程作用的 β 受体阻断药。其口服吸收完全,除阻断 β 受体,还可抑制动作电位 3 相 K^+ 外流,延长 ADP 和 ERP,可用于各种严重的心律失常,不良反应较胺碘酮少,易于耐受。其致心律失常作用与剂量相关,较易控制。

(四)Ⅳ类——钙拮抗药

维拉帕米

维拉帕米又名戊脉胺、异搏定。

【作用及临床用途】

维拉帕米能选择性阻滞心肌细胞膜 Ca^{2+} 内流,可降低窦房结、房室结的自律性,减慢传导,延长 ERP,有利于消除经房室结折返引起的室上性心动过速。

该药主要用于治疗室上性心动过速,尤其对阵发性室上性心动过速常作为首选药,对急性心肌梗死、心肌缺血及洋地黄中毒引起的室性早搏有效。

【不良反应及注意事项】

口服较安全,但可出现便秘、腹胀、腹泻、头痛等。静脉注射可引起低血压、窦性心动过缓。休克,低血压,心力衰竭,Ⅱ、Ⅲ度房室传导阻滞者禁用。

三、抗心律失常药的用药指导及监护流程（图 8-3-2）

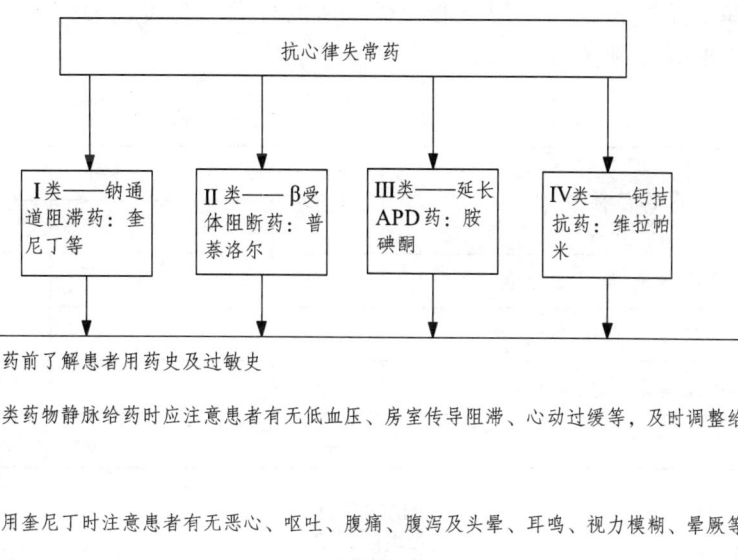

图 8-3-2　抗心律失常药的用药指导及监护流程

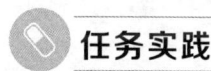

【案例分析】

（1）患者，女，67 岁。一日突然感到心跳变得不规则，并伴有恶心，到医院就诊。查体：心律不齐，心率 120～140 次/分，血压 132/76 mmHg，心电图（ECG）显示心房纤颤。诊断：心房纤颤。治疗：立即静注维拉帕米后心率下降到 80～100 次/分，节律仍不规律。然后静脉注射奎尼丁，20 分钟后 ECG 显示恢复了窦性心律。后三周反复出现心悸，加用胺碘酮，再没有出现症状发作。

讨论：
① 长期应用胺碘酮会产生什么不良反应？
② 对该患者的用药监护中应注意什么？

（2）崔某，32 岁。患高血压病多年，近来心慌、气短，心电图提示：阵发性室性心动过速。

讨论：
宜选用何药静脉滴注控制其症状？

任务评价

以小组为单位进行讨论,说说抗心律失常药的分类、各类代表药及奎尼丁等药物的临床应用,并即时作出评价。

表 8-3-2 项目八 任务三 任务评价

	评价内容与标准	分值	得分			平均分
			自评	互评	教师评	
1	抗心律失常药的分类	30				
2	抗心律失常药各类代表药	30				
3	奎尼丁等药物的临床应用	40				
	合计					

8-3 知识拓展

任务四 抗心绞痛药

理论基础

心绞痛是因冠状动脉供血不足引起的心肌急剧的、暂时的缺血与缺氧综合征,其典型临床表现为突然发作的胸骨中段或上段后部压榨性疼痛或闷痛,向左肩、左上臂内侧放射。心绞痛临床上分为三型:① 劳累性心绞痛:常在劳累或情绪激动时发作,休息或舌下含服硝酸甘油可缓解。此类心绞痛又分为稳定型心绞痛、初发型心绞痛和恶化型心绞痛。② 自发性心绞痛:常在夜间或休息时发作,主要由冠状动脉痉挛收缩引起。发作时症状重,持续时间长,且硝酸甘油不易缓解。③ 混合性心绞痛:不定时地发作,心肌耗氧量增加与不增加都会发生。临床上常将初发型心绞痛、恶化型心绞痛及自发型心绞痛称为不稳定型心绞痛。

心绞痛是心肌供氧不足,耗氧增加而诱发,供氧取决于心肌的血流量,耗氧则取决于心肌的收缩力、心率、心室壁的张力。因此,降低心肌耗氧量、扩张冠状血管、改善冠脉血液供应是缓解心绞痛的主要方法。临床常用药物有硝酸酯类、β受体阻断药、钙通道阻滞药三类。

冠状动脉粥样硬化斑块变化、血小板聚集和血栓形成是诱发不稳定型心绞痛的重要因素，临床应用抗血小板药、抗血栓药，有助于心绞痛的防治。目前外科还通过心导管用球囊扩张狭窄的冠脉血管并放置支架的手术，或胸壁血管与冠脉吻合手术，可明显改善心肌的血液供给，对缓解心绞痛有较好的效果。

一、硝酸酯类

本类药物有硝酸甘油、硝酸异山梨酯和单硝酸异山梨酯，其中硝酸甘油最为常用。此类药物作用相似，但起效时间、持续时间和作用强度有所不同。

硝酸甘油

硝酸甘油口服首关消除明显，生物利用度仅为8%。舌下含服可避免首关消除，生物利用度为80%。舌下含服后 1～2 min 显效，作用可维持 20～30 min。硝酸甘油也可经皮肤吸收，用2%的硝酸甘油软膏或贴膜剂睡前涂抹在前臂皮肤或贴在胸部皮肤，可维持较长的有效浓度。

【作用及临床用途】

硝酸甘油的基本作用是松弛平滑肌，且对血管平滑肌作用最明显。

1. 降低心肌耗氧量

硝酸甘油可舒张全身小动脉和小静脉，舒张小静脉作用较小动脉强。舒张小静脉可减少回心血量，使心室前负荷、充盈度及心室壁的张力降低；舒张小动脉，可使外周阻力降低，心脏后负荷减轻，从而降低心室内压和心室壁张力，使心肌耗氧量降低。

2. 增加缺血区血液供应

心绞痛发作时，室壁张力明显增高，心内膜下区域极易缺血。硝酸甘油舒张小静脉，使回心血量减少，左室舒张末期内压降低，有利于血液从心外膜向心内膜下流动，增加心内膜下的血液供给；另外，心肌缺血时，缺血区局部代谢产物积聚，阻力血管因缺血缺氧而呈明显的舒张状态，而硝酸甘油舒张冠状动脉的输送和侧支血管，这样就迫使血液从输送血管经侧支血管流向缺血区，增加缺血区的血液供给。

3. 保护缺血心肌细胞，减轻缺血损伤

硝酸甘油不仅保护缺血心肌，减轻缺血损伤，缩小心肌梗死范围，还能减少心律失常的发生。

硝酸甘油舌下含服能迅速缓解各型心绞痛的发作，为心绞痛发作的首选治疗药。也可用于预防，如胸前区出现压迫、紧张、烧灼感、情绪激动等时，立即舌下含服，可防止发作。对急性心肌梗死患者，早期小剂量、短时间静脉滴注，能增加缺血区血液供给，降低耗氧量，缩小梗死范围。硝酸甘油通过扩张全身小动脉和小静脉，降低心脏前后负荷，可缓解心衰症状，用于治疗心力衰竭。还可用于呼吸衰竭及肺动脉高压患者。

【不良反应及注意事项】

因血管扩张，用药后可出现短暂的面部潮红、头痛、颅内压升高等，连用数天后逐渐减轻。有时可出现直立性低血压。剂量过大，因血压过度降低，可反射性引起交感神经兴奋，心率加快，心肌收缩力加强，耗氧量增加，心绞痛加重，必要时与β受体阻断药合用。连用2~3周可产生耐受性，停药1~2周后消失。

硝酸异山梨酯

硝酸异山梨酯又名消心痛。作用与硝酸甘油相似而较其弱，显效较慢，维持时间较长，不良反应与硝酸甘油相似而较轻。用于预防心绞痛发作和心肌梗死后心衰的长期治疗。

二、β受体阻断药

本类常用药物有普萘洛尔、阿替洛尔和美托洛尔等。

普萘洛尔

【作用及临床用途】

1. 降低心肌耗氧量

心绞痛时，因心肌缺血，局部和血中儿茶酚胺含量均明显增加，激动$β_1$受体，使心肌收缩力加强，心率加快，心肌耗氧量增加；同时因心率加快，舒张期相对缩短，使冠状动脉血流量减少，可进一步加重心肌缺血缺氧。普萘洛尔通过阻断$β_1$受体，使心肌收缩力减弱，心率减慢，心肌耗氧量明显减少。

2. 改善心肌缺血区血液供应

（1）因普萘洛尔降低心肌耗氧量，使非缺血区血管阻力增高，可促使血液流向已代偿性舒张的缺血区，增加缺血区的血液供应；

（2）普萘洛尔能减慢心率，心舒张期随之延长，有利于血液从心外膜血管流向易缺血的心内膜区，可增加缺血区血液供应；

（3）促进氧合血红蛋白氧的分离而增加组织供氧。

普萘洛尔主要用于稳定型和不稳定型心绞痛，可减少发作的次数，对伴有高血压及心律失常者尤为适用。对变异型心绞痛不宜应用，因为β受体阻断后，α受体相对占优势，易致冠状动脉收缩。

β受体阻断药能对抗硝酸甘油引起的反射性心率加快，而硝酸甘油能对抗β受体阻断药所致的心室容积增大和射血时间延长及冠脉收缩倾向，故两药合用可互相取长补短，协同降低耗氧量，但二者都可降压，合用时剂量不宜过大，否则，血压下降过多，冠脉流量反而减少，对治疗心绞痛不利。

【不良反应及注意事项】

本药长期应用能引起血脂升高，故高血脂患者禁用。

三、钙通道阻滞药

本类常用药物有硝苯地平、地尔硫䓬、维拉帕米等。

【作用及临床用途】

1. 降低心肌耗氧量

本类药通过阻滞钙通道，抑制 Ca^{2+} 内流，使心率减慢，心肌收缩力减弱，血管平滑肌松弛，血管扩张，外周阻力降低，心脏负荷减轻，心肌耗氧量减少。

2. 增加缺血区血液供给

本类药通过扩张冠状动脉，解除冠状动脉痉挛，增加侧支循环，可改善缺血区血氧供给。

3. 保护缺血的心肌

心肌缺血时，细胞膜对 Ca^{2+} 通透性增加，细胞内 Ca^{2+} 超负荷，可损害线粒体的结构，能量代谢障碍促使细胞死亡。本类药抑制 Ca^{2+} 内流，可保护缺血受损的心肌细胞和血管内皮细胞。

本类药物可用于各种类型心绞痛和心肌梗死。但各药的作用略有不同。

硝苯地平舒张冠状动脉及外周动脉作用强，对变异型心绞痛疗效显著，对伴有高血压的心绞痛尤为适用。对稳定型心绞痛因舒张血管，可引起反射性心率加快，与β受体阻断药合用较为理想。对急性心肌梗死，可促进侧支循环，缩小梗死范围。

维拉帕米舒张冠状动脉作用较弱，抑制心脏收缩力和减慢心率作用强，对变异型心绞痛不单独用。主要用于稳定型心绞痛，但不宜与β受体阻断药合用。

地尔硫䓬作用强度介于二者之间，对变异型、稳定型和不稳定型心绞痛都可应用，在同类药中地尔硫䓬是一个安全有效的抗心绞痛药。

【不良反应及注意事项】

硝苯地平扩张血管作用强，可引起心率加快和血压下降，故不稳定型心绞痛、低血压患者禁用。维拉帕米减慢心率，抑制心肌收缩力和房室传导作用较强，故对伴有窦性心动过缓、严重心功能不全、严重房室传导阻滞者禁用。地尔硫䓬不良反应较少。

四、抗心绞痛药的用药指导及监护流程（图 8-4-1）

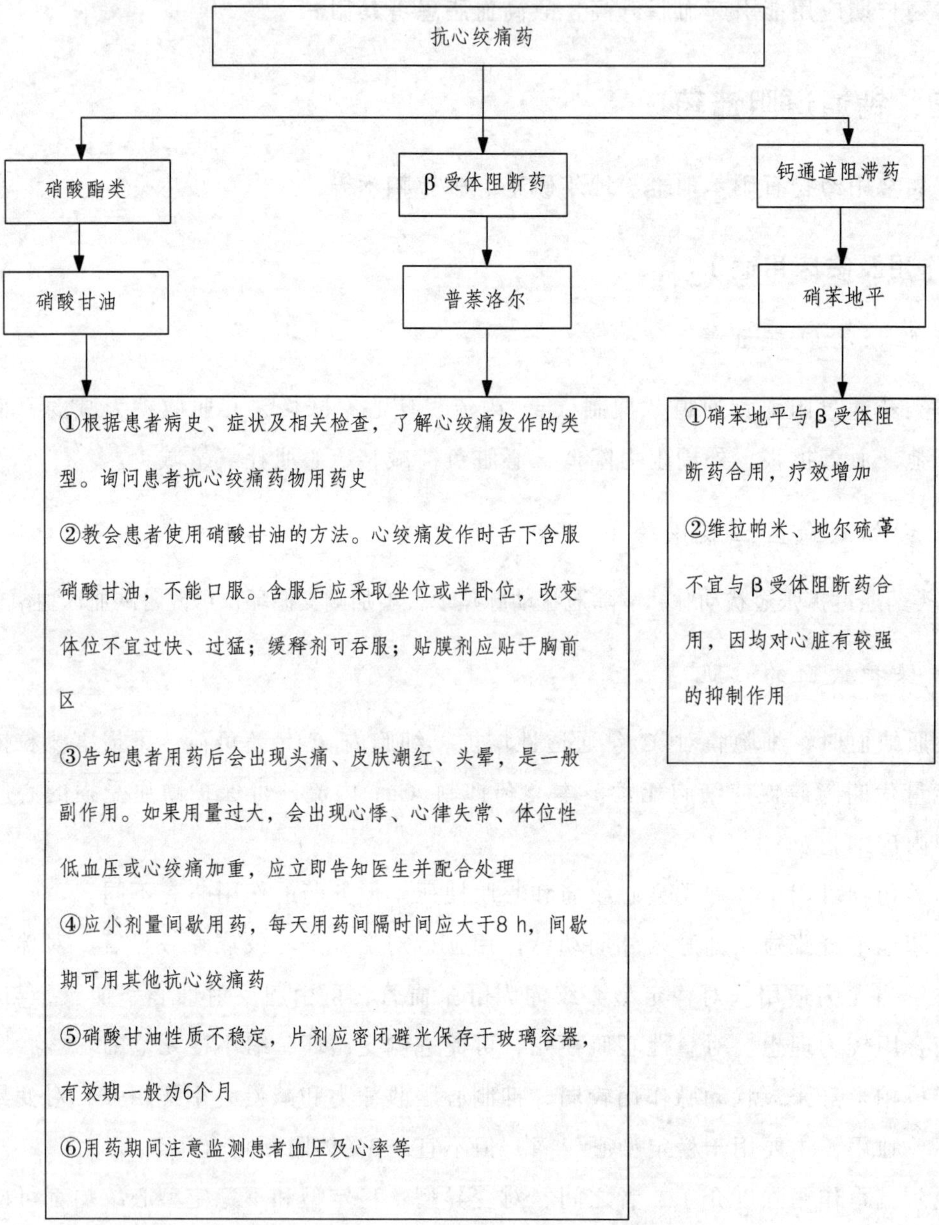

```
                          抗心绞痛药
         ┌───────────────────┼───────────────────┐
     硝酸酯类            β受体阻断药           钙通道阻滞药
         │                    │                    │
      硝酸甘油             普萘洛尔             硝苯地平
```

①根据患者病史、症状及相关检查，了解心绞痛发作的类型。询问患者抗心绞痛药物用药史
②教会患者使用硝酸甘油的方法。心绞痛发作时舌下含服硝酸甘油，不能口服。含服后应采取坐位或半卧位，改变体位不宜过快、过猛；缓释剂可吞服；贴膜剂应贴于胸前区
③告知患者用药后会出现头痛、皮肤潮红、头晕，是一般副作用。如果用量过大，会出现心悸、心律失常、体位性低血压或心绞痛加重，应立即告知医生并配合处理
④应小剂量间歇用药，每天用药间隔时间应大于8 h，间歇期可用其他抗心绞痛药
⑤硝酸甘油性质不稳定，片剂应密闭避光保存于玻璃容器，有效期一般为6个月
⑥用药期间注意监测患者血压及心率等

①硝苯地平与β受体阻断药合用，疗效增加
②维拉帕米、地尔硫䓬不宜与β受体阻断药合用，因均对心脏有较强的抑制作用

图 8-4-1 抗心绞痛药的用药指导及监护流程

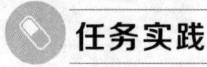 任务实践

【处方分析】

患者，男，72岁。劳累后或激动后出现胸骨后压榨性疼痛半年就诊，医生诊断为冠心病心绞痛，开处方如下，请分析该处方用药是否合理，为什么？

处方：硝酸甘油片　0.5 mg×30

用法：0.5 mg/次，舌下含化

普萘洛尔片 10 mg×30

用法：10 mg/次，一日 3 次

【案例分析】

（1）患者，男，57 岁，近一年来在劳累后出现胸骨后压榨性疼痛，反复发作，每次发作在休息后缓解。两小时前因快速骑自行车胸部疼痛再次发作。

讨论：

该患者应选择何药缓解疼痛？为什么？

（2）患者，男，56 岁。近期因工作繁忙常需加班熬夜，一周前开始出现心前区疼痛，每次持续 3～5 min，并向左肩内侧放射，休息可缓解。今日因工作事宜与同事争吵，突感心前区疼痛加重，休息后不缓解，急诊入院。

讨论：

① 宜选用何种药物治疗？为什么？

② 患者用药时应注意哪些问题？

 任务评价

以小组为单位进行讨论，说说硝酸甘油的主要临床应用、主要不良反应及用药监护方法等，并即时作出评价。

表 8-4-1　项目八　任务四　任务评价

	评价内容与标准		分值	得分			平均分
				自评	互评	教师评	
1	硝酸甘油	主要应用	40				
2		主要不良反应	40				
3		用药监护方法	20				
		合计					

8-4　知识拓展

项目九　作用于血液和造血系统药物

任务一　抗凝血药、抗血小板药和纤维蛋白溶解药

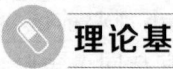 理论基础

正常情况下，人体血管内的血液保持流动状态，这是因为血液中存在凝血与抗凝血、纤溶与抗纤溶两种对立统一的调节系统。血液流动性能或造血功能的改变可导致多种严重疾病：凝血亢进或纤溶能力不足可引发血管内凝血，并形成血栓栓塞性疾病；凝血功能低下或纤溶亢进可引起出血性疾病；铁、某些维生素及造血因子等的缺乏，将导致造血功能障碍而出现贫血；而各种原因引起的大量失血造成血容量降低，可导致休克而危及生命。作用于血液和造血系统药物可通过各个环节对以上疾病进行治疗。

一、抗凝血药

抗凝血药是一类通过影响凝血因子阻止血液凝固的药物，临床主要用于防止血栓形成和阻止已经形成的血栓进一步发展。

血液凝固是一系列凝血因子经蛋白酶水解活化的连锁反应过程。它可通过内源性途径或外源性途径启动，进而引起一系列凝血因子依次激活，最终生成凝血酶进入共同途径，使可溶性的纤维蛋白原变成稳定、难溶的纤维蛋白而使血液凝固。

（一）常用药物

肝　素

肝素因最初来自肝脏，故名肝素，以哺乳动物的肺和肠黏膜的含量最高。药用肝素多从猪肠黏膜和猪、牛肺脏中提得。它是由 D-葡糖胺、L-艾杜糖醛酸及 D-葡糖醛酸交替组成的黏多糖硫酸酯类化合物，平均分子量约 12 KD，呈强酸性，并带有的大量负电荷。肝素是高极性大分子物质，不易通过生物膜，故口服和直肠给药均无效，皮下注射血浆浓度低，肌内注射可发生局部血肿，临床多采用静脉给药的方式。

【作用及临床用途】

1. 抗凝作用

肝素在体内、体外均有强大的抗凝作用。静脉注射后 10 min 内血液凝固时间、凝血酶时间及凝血酶原时间均明显延长，作用维持 3～4 h。

肝素的生物活性主要取决于血浆蛋白酶抑制剂抗凝血酶Ⅲ（AT-Ⅲ）。AT-Ⅲ是血浆含丝氨酸蛋白酶的抑制剂，能与凝血酶及Ⅸa、Ⅹa、Ⅺa、Ⅻa 等凝血因子结合形成稳定的复合物，并可抑制这些因子，从而发挥抗凝血作用。当肝素与 AT-Ⅲ作用后可加速 AT-Ⅲ与上述凝血因子的结合而产生抗凝血作用。

临床可用于以下疾病的治疗：

（1）主要用于防治血栓栓塞性疾病，如静脉血栓栓塞、肺栓塞、周围动脉血栓栓塞。对静脉栓塞的病人，连续静脉注射肝素，使血药浓度保持在 0.2 U/mL，可防止肺栓塞的发生。

（2）用于心肌梗死、脑梗死、心血管手术及外周静脉术后血栓的防治，心肌梗死后用肝素可预防高危病人发生静脉血栓栓塞性疾病，并预防大块前壁性心肌梗死病人发生动脉栓塞。

（3）治疗早期弥散性血管内凝血（DIC），如脓毒血症、胎盘早期剥离、恶性肿瘤溶解等所致的 DIC。早期应用肝素治疗，可防止因纤维蛋白和凝血因子的消耗引起继发性出血。

（4）体外抗凝，如血液透析、心导管检查、心血管手术等。

2. 其他作用

（1）降血脂：肝素能促进脂蛋白酶从组织释放到血浆中，进而水解血中乳糜微粒和极低密度脂蛋白，降低血脂。

（2）抑制血管平滑肌增生，保护动脉内皮细胞：肝素带有大量负电荷，与血管内皮有较高的亲和力，能使血管内皮细胞负电荷增加，可阻止血小板和其他物质与血管内皮黏附，从而保护动脉内皮细胞，防止增生。

（3）抗炎作用：在炎症反应中，肝素可抑制炎症介质活性和炎症细胞活动。

（4）抑制血小板凝集作用。

【不良反应】

1. 自发性出血

自发性出血是肝素最常见的不良反应，发生率为 5%～10%。表现为各种黏膜出血、关节腔积血和伤口出血等。

2. 血小板减少症

发生率约为 5%，多发生于用药后 7～10 天，可能与免疫反应有关。一般认为是患者对其产生了肝素依赖性抗体，引起血小板聚集的结果，停药4天可恢复。

3. 其 他

偶有过敏反应，如哮喘、荨麻疹、结膜炎和发热等。长期应用肝素可引起脱发、骨质疏松和骨折等。

低分子量肝素（LMWH）是指分子量低于6.5 KD的肝素，可由普通肝素直接分离或由普通肝素降解后再分离制得。低分子量肝素能选择性抑制凝血因子Xa的活性，从而发挥抗凝血作用。目前临床常用的LMWH制剂有：依诺肝素、替地肝素、弗希肝素、洛吉肝素、洛莫肝素等。

香豆素类

临床常用香豆素类药物主要有华法林（苄丙酮香豆素）、双香豆素（败坏翘摇素）、醋硝香豆素（新抗凝）等。本类药物均含有4-羟基香豆素的基本结构。其中华法林是本类药物的代表药物。

【作用及临床用途】

香豆素类药物是维生素K的拮抗药。这类药物口服有效，体外无效，故又称口服抗凝血药。本类药物的结构与维生素K相似，在肝脏中可抑制维生素K的转化，从而阻碍依赖于维生素K的凝血因子Ⅱ、Ⅶ、Ⅸ、Ⅹ的合成，但对于已经合成的凝血因子无作用。

临床可用于：

（1）血栓栓塞性疾病。如静脉血栓栓塞、外周动脉血栓栓塞、肺栓塞、心房纤颤和心瓣膜病所致的血栓栓塞等。其特点是显效慢，作用时间较长，故防治静脉血栓和肺栓塞一般先采用肝素治疗，再用香豆素类药物维持治疗。

（2）预防术后血栓形成。关节固定术、人工置换心脏瓣膜等手术应用本类药物，可防止静脉血栓形成。

【不良反应】

应用过量易致自发性出血，表现为牙龈出血、皮肤黏膜瘀斑、血尿及胃肠道、呼吸和生殖系统的出血症状。此外，还可有胃肠道反应、粒细胞增多等。

枸橼酸钠

枸橼酸钠（柠檬酸钠）为体外抗凝药，其酸根与Ca^{2+}可形成难解离的可溶性络合物，导致血中Ca^{2+}浓度降低，钙离子是凝血过程中所需的物质之一，血液中钙离子减少，而使凝血因子合成受阻，故有抗凝作用。本药仅适用于体外抗凝血，临床主要用于体外血液保存，输血时每100 mL全血中加入2.5%的枸橼酸钠溶液10 mL，可防止血液凝固。

(二)抗凝血药的用药指导及监护流程(图 9-1-1)

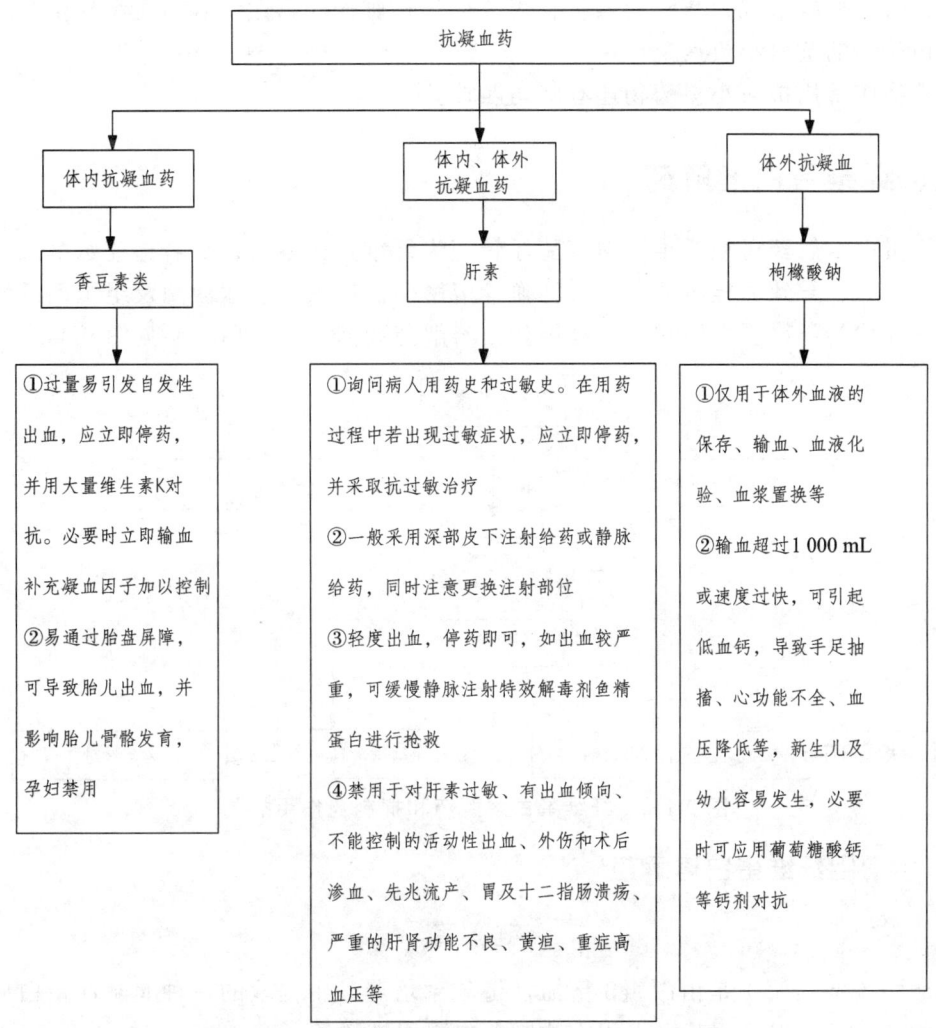

图 9-1-1 抗凝血药的用药指导及监护流程

二、抗血小板药

抗血小板药是指能抑制血小板黏附、聚集以及释放等功能,防止血栓的形成的药物。

双嘧达莫

本药通过多种机制抑制血小板的聚集和黏附:① 抑制磷酸二酯酶活性,使环磷酸腺苷(cAMP)破坏减少,cAMP 含量增加可抑制血小板聚集。② 增强前列环素(PGI_2)活性。③ 抑制腺苷脱氢酶,减少腺苷的分解;抑制腺苷的再摄取;从而增加腺苷的含量。还可激活腺苷酸环化酶活性,使血小板内 cAMP 增多。④ 轻度抑制血小板的环氧酶,使血栓素 A_2(TXA_2)合成减少。双嘧达莫还可促进血管内皮细胞 PGI_2 的生成,也可阻抑动脉粥样硬化早期的病理过程。双嘧达莫一般与口服抗凝药香豆素合用,治疗血栓栓塞性疾病。用于人工心脏瓣膜置换术后患者，可抑制血小板在损伤血管内膜和人工瓣膜表面黏附，防止血栓形成。与阿司匹林合用，可延长血栓栓塞性疾病的血小板生存时间，增强阿司匹林的抗血小板聚集作用。

另外临床常用抗血小板药物还有阿司匹林。

三、纤维蛋白溶解药

纤维蛋白溶解药可使纤维蛋白溶酶原转变为纤维蛋白溶酶，后者迅速水解纤维蛋白和纤维蛋白原，导致血栓溶解，故又称血栓溶解药。链激酶和尿激酶及组织型纤溶酶原激活因子等均为纤维蛋白溶解药。纤维蛋白溶解药和抑制药作用机制见图9-1-2。

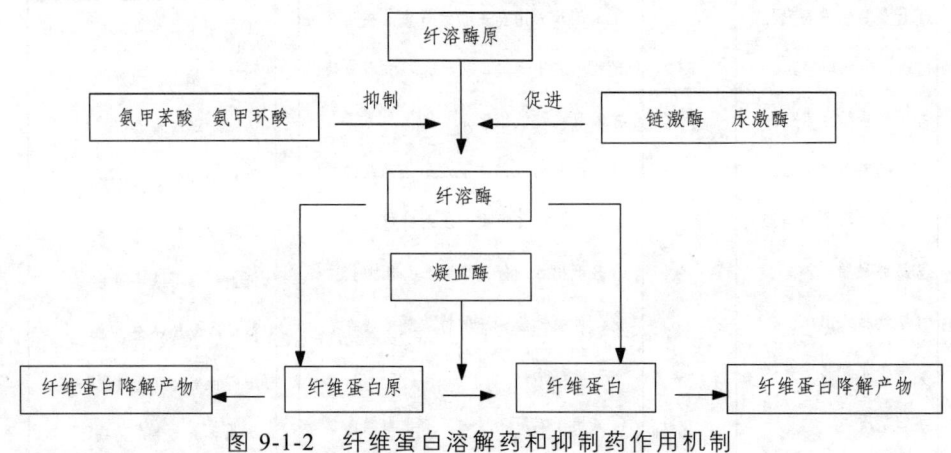

图 9-1-2　纤维蛋白溶解药和抑制药作用机制

（一）常用纤维蛋白溶解药

链激酶

链激酶（溶栓酶）是由丙组β-溶血性链球菌培养液中提取的一种非酶性蛋白质，分子量约为47 KD。现已用基因工程方法制备出重组链激酶。

【作用及临床用途】

链激酶通过与内源性纤溶酶原结合成复合物，促使纤溶酶原转变为纤溶酶，进而水解血栓中纤维蛋白，导致血栓溶解。主要用于治疗血栓栓塞性疾病。静脉注射治疗动、静脉内新鲜血栓形成和栓塞，如急性肺栓塞和深部静脉血栓等。也可用于心肌梗死早期治疗，可缩小梗死面积，使病变血管重建血流。对于形成已久的血栓疗效较差。

【不良反应】

主要不良反应是易引起出血，注射局部可出现血肿，一般不需治疗。如严重出血可注射对羧基苄胺对抗或补充纤维蛋白原。出血性疾病、新创伤、伤口愈合中、消化道溃疡、严重高血压者禁用。此外，链激酶具有抗原性，能引起过敏反应，出现寒战、发热、头痛等症状，还能引起血压降低，必要时可应用升压药。

（二）其他纤维蛋白溶解药（见表9-1-1）

表9-1-1 其他纤维蛋白溶解药的应用与特点

药物	应用与特点
尿激酶	① 从健康人的尿液中提取的一种蛋白水解酶，可直接激活纤溶酶原使之转变为纤溶酶，发挥溶血栓作用 ② 临床应用、不良反应及禁忌证同链激酶 ③ 没有抗原性，不引起过敏反应，适用于对链激酶过敏者
组织型纤溶酶原激活剂	① 没有抗原性，不引起过敏反应，适用于对链激酶过敏者 ② 主要在肝中代谢，溶栓作用较强，对血栓具有选择性，作用快，再灌注率高 ③ 主要用于治疗肺栓塞和急性心肌梗死。不良反应少，禁用于出血性疾病

 任务实践

【案例分析】

张女士，63岁，在参加朋友婚宴时，突然口角歪斜、流涎、言语不清，立即送医院救治，体检发现右上下肢轻度瘫痪，诊断为脑梗死。医嘱尿激酶治疗。

讨论：

尿激酶的临床应用及不良反应有哪些？

 任务评价

以小组为单位进行讨论，说说肝素、香豆素类的临床应用、不良反应及用药监护等，并即时作出评价。

表9-1-2 项目九 任务一 任务评价

	评价内容与标准		分值	得分			平均分
				自评	互评	教师评	
1	肝素、香豆素类	临床应用	30				
2		不良反应	30				
3		用药监护	40				
		合计					

9-1 知识拓展

任务二　促凝血药

理论基础

促凝血药是用于加速血液凝固、抑制纤维蛋白溶解或降低毛细血管通透性而使出血停止的药物。临床可用于凝血因子缺乏、血小板减少或纤溶功能过强等所导致的凝血功能障碍类疾病的治疗。

一、促凝血因子生成药

（一）常用药物

维生素 K

维生素 K 是一类具有甲萘醌基本结构的物质，包括 K_1、K_2、K_3、K_4。维生素 K_1 广泛存在于自然界植物中，如苜蓿、菠菜等。维生素 K_2 由腐败鱼粉所得或由肠道细菌所产生。维生素 K_3、K_4 由人工合成。其中维生素 K_1、K_2 为脂溶性，在人体内需要胆汁协助才能被吸收。维生素 K_3、K_4 为水溶性，不需胆汁协助即可被人体吸收。

【作用及用途】

维生素 K 的主要作用是在肝脏内参与凝血因子Ⅱ、Ⅶ、Ⅸ、Ⅹ、抗凝血蛋白 C 和抗凝血蛋白 S 的合成。维生素 K 能促进这些凝血因子前体蛋白分子氨基末端谷氨酸残基的 γ-羧化作用，从而使这些因子具有活性，可与 Ca^{2+} 结合，再与带有大量负电荷的血小板磷脂结合，使血液凝固正常进行。当维生素 K 缺乏时，由于凝血因子失去活性，引起凝血障碍，使凝血酶原时间延长而导致出血。临床可用于：① 维生素 K 缺乏引起的出血，如梗阻性黄疸、胆瘘、慢性腹泻、早产儿及新生儿出血等患者，香豆素类和水杨酸类药物或其他原因导致凝血酶原过低而引起的出血，也可用于预防长期应用广谱抗菌药物继发性维生素 K 缺乏症。但对先天性或严重肝病所致的低凝血酶原血症无效。② 其他疾病。维生素 K_1、K_3 肌内注射具有解痉止痛作用，可用于缓解胆绞痛。

【不良反应】

维生素 K_1 不良反应最少，但静脉注射速度过快时，可产生面部潮红、呼吸困难、血压下降，甚至发生虚脱，故一般以肌内注射为宜。口服维生素 K_3、K_4 常致胃肠道反应，引起恶心、呕吐等。较大剂量维生素 K_3 可致新生儿、早产儿溶血性贫血，高胆红素血症及黄疸。对红细胞缺乏葡萄糖-6-磷酸脱氢酶（G-6PD）的患者也可诱发急性溶血性贫血。维生素 K 使用过量可诱发血栓栓塞性疾病，肝功能不良者慎用。

（二）促凝血因子生成药维生素 K 的用药指导及监护流程（图 9-2-1）

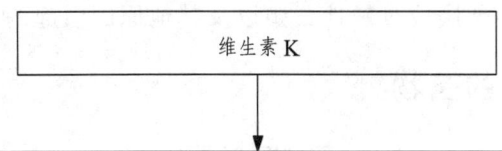

图 9-2-1　维生素 K 的用药指导及监护流程

二、抗纤维蛋白溶解药

氨甲苯酸

　　氨甲苯酸（止血芳酸）能竞争性抑制纤溶酶原激活因子，导致纤溶酶原不能转变为纤溶酶，从而抑制纤维蛋白的溶解，产生止血效果。其生物利用度为 70%，$t_{1/2}$ 为 60 min。临床主要用于治疗各种纤溶亢进所致的出血，特别是对有较大量纤溶酶原激活因子的出血如肺、肝、胰、前列腺、甲状腺、肾上腺等手术所致的出血，产后出血、前列腺肥大出血、上消化道出血等效果较好。但对癌症出血、创伤出血及非纤维蛋白溶解引起的出血无止血效果。氨甲苯酸不良反应少，但应用过量可致血栓，并可能诱发心肌梗死。

氨甲环酸

　　氨甲环酸（止血环酸，凝血酸）其止血原理与氨甲苯酸相同，但作用较强。用于预防和治疗由纤溶亢进而引起的出血，也可用于血友病患者手术前后的辅助治疗。常见胃肠道不良反应，还可出现头痛、耳鸣、瘙痒等症状，静脉给药过快可致直立性低血压、心律失常、惊厥或肝脏损伤。

三、促血小板生成药

酚磺乙胺

　　酚磺乙胺通过促进凝血过程而发挥作用。该药能够增加血液中血小板数量，增强其聚集性和黏附性，促进凝血物质的释放，以加速凝血。临床上用于预防和治疗外科手术出血过多，血小板减少性紫癜或过敏性紫癜以及其他原因引起的出血。

四、作用于血管的药物

垂体后叶素

本品是从猪、牛、羊等动物的脑垂体后叶中提取的水溶性成分，为白色粉末，微臭，能溶于水。本品内含两种不同的激素，即缩宫素（催产素）和加压素。前者能刺激子宫平滑肌收缩，压迫子宫肌层血管，起止血作用；后者能直接收缩小动脉及毛细血管，尤其对内脏血管，可降低门静脉压和肺循环压力，有利于血管破裂处血栓形成而止血。此外还能增加肾小管和集合管对水分的重吸收，具有抗利尿作用。本品主要用于产后止血，产后子宫复旧不全；能促进宫缩，用于引产；也可用于治疗肺出血、食管及胃底静脉曲张破裂出血、尿崩症等。因本品能被消化液破坏，不宜口服。

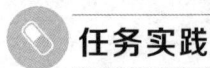

【案例分析】

患儿，女，36周，出生1天出现嗜睡，肌张力低下，神经反射减低，偶有惊厥。脑脊液检查：均匀血性有皱缩红细胞。诊断为新生儿颅内出血。医嘱维生素 K_1 治疗。

讨论：

维生素 K_1 的临床应用及不良反应有哪些？

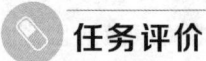

以小组为单位进行讨论，说说维生素 K 的临床应用、不良反应及用药注意事项等，并即时作出评价。

表 9-2-1　项目九　任务二　任务评价

	评价内容与标准		分值	得分			平均分
				自评	互评	教师评	
1	维生素 K	临床应用	30				
2		不良反应	30				
3		用药注意事项	40				
	合计						

9-2　知识拓展

任务三 抗贫血药

理论基础

贫血是指循环血液中红细胞数量或血红蛋白量低于正常值。红细胞数的正常值男性为 400 万~550 万个/mm³、女性为 350 万~450 万个/mm³。贫血根据发病原因和机制不同可分为：① 缺铁性贫血：由于铁缺乏导致，可补充铁剂治疗；② 巨幼红细胞性贫血：由于叶酸或维生素 B_{12} 缺乏引起，应补充叶酸或维生素 B_{12} 治疗；③ 再生障碍性贫血：由于骨髓造血功能低下而导致。

一、常用抗贫血药

铁 剂

常用的口服铁剂有硫酸亚铁、枸橼酸铁铵（柠檬酸铁铵）、富马酸亚铁（富血铁）。注射铁剂有右旋糖酐铁和山梨醇铁。

【作用及临床用途】

铁是机体必需的微量元素，是红细胞成熟过程中合成血红蛋白不可缺少的原料。当人体血红蛋白血合成减少时，红细胞体积缩小，故缺铁性贫血又称为小细胞低色素性贫血。男子体内铁的总量约为 46 mg/kg，女子约为 35 mg/kg。正常成年人，通过从食物中摄取铁即可满足需要，但对于慢性失血患者及对生长发育期的婴儿、儿童、青少年和孕妇等，铁的需求量会相应增加。临床可用于铁制剂用于治疗缺铁性贫血，尤其对慢性失血（如月经过多、消化性溃疡、痔疮出血等）、营养不良、儿童生长发育、妊娠等所引起的贫血疗效较好，用药后一般症状可迅速改善。但体内贮存铁量恢复正常值需要较长时间，故重度贫血患者用药应维持较长时间。

【不良反应】

口服铁制剂可刺激胃肠道引起恶心、呕吐、上腹部不适、腹泻等。注射用铁剂可引起局部刺激及皮肤潮红，发热、荨麻疹等过敏反应。严重者可发生心悸、血压下降等。此外，也可引起便秘。小儿误服铁剂 1 g 以上可发生急性中毒，表现为恶心、呕吐、休克、甚至死亡。可用特殊解毒剂去铁胺灌胃进行急救。

叶酸类

叶酸广泛存在于动植物中，尤以酵母、肝及绿叶蔬菜中含量较多，人体自身不能合成叶酸，必须从食物中摄取获得。

【作用及临床用途】

叶酸为机体细胞生长和分裂所必需的物质。叶酸经人体吸收后，在体内被还原为四氢叶酸，四氢叶酸类辅酶是一碳单位（如$-CH_3$，$-CHO$，$=CH_2$）的传递体，参与体内某些生化反应。这些一碳单位由丝氨酸、组氨酸、甘氨酸、蛋氨酸等产生后，以叶酸为载体，参与嘌呤、嘧啶等核苷酸的合成。当叶酸缺乏时，其介导的一碳单位代谢障碍，影响了核苷酸的合成，特别是脱氧胸腺嘧啶核苷酸（dTMP）合成受阻，导致细胞核中的DNA合成减少，细胞的分裂与增殖减少、血细胞发育停滞，造成巨幼细胞性贫血。引起叶酸缺乏的主要原因有：① 机体需要量增加，如妊娠、婴儿期及溶血性贫血；② 营养不良、偏食、饮酒；③ 药物引起，如用叶酸对抗药甲氨喋呤、甲氧苄氨嘧啶等；④ 吸收不良、胃和小肠切除、胃肠功能紊乱等。

叶酸可用于各种原因所致的巨幼红细胞性贫血。尤其对营养不良或婴儿期、妊娠期巨幼红细胞性贫血疗效较好。治疗时，以叶酸为主，辅以维生素 B_{12}。叶酸对抗药甲氨喋呤、乙氨嘧啶等引起的巨幼红细胞性贫血，因二氢叶酸还原酶受抑制，四氢叶酸的生成障碍，故需用甲酰四氢叶酸钙治疗。此外，对维生素 B_{12} 缺乏导致的"恶性贫血"，叶酸仅能纠正异常血象，而不能改善神经损害症状。故治疗时应以维生素 B_{12} 为主，叶酸为辅。本药对缺铁性贫血无效。

【不良反应】

叶酸毒性很小，偶见过敏反应。长期大量服用叶酸可出现厌食、恶心、腹胀等胃肠道症状。

维生素 B_{12}

维生素 B_{12}（钴胺素）是一类含钴的水溶性 B 族维生素。主要来源于动物性食品如肝、肾、心脏及乳、蛋类食品。正常人每日从食物中摄取 $1\sim2~\mu g$ 即可保证机体需要。

【作用及临床用途】

维生素 B_{12} 参与叶酸的代谢，维生素 B_{12} 通过从 5-甲基四氢叶酸获得甲基，促进叶酸的循环利用。当维生素 B_{12} 缺乏时，叶酸代谢循环受阻，可导致叶酸缺乏症。同时，因为由维生素 B_{12} 转化来的 5'-脱氧腺苷具有辅酶活性，可使甲基丙二酰辅酶 A 代谢为琥珀酰辅酶 A，故当维生素 B_{12} 缺乏时，将造成甲基丙二酰辅酶 A 蓄积，导致合成异常的脂肪酸，并进入中枢神经系统影响正常神经髓鞘磷脂的合成，导致出现神经系统症状。维生素 B_{12} 临床主要用于恶性贫血和其他巨幼红细胞性贫血，也可作为神经系统疾病（如神经炎、神经萎缩等）、肝脏疾病、白细胞减少症、再生障碍性贫血等辅助治疗。

【不良反应】

维生素 B_{12} 一般无毒性，少数患者可能引起过敏反应，有过敏史者禁用。

二、铁剂的用药指导及监护流程（图 9-3-1）

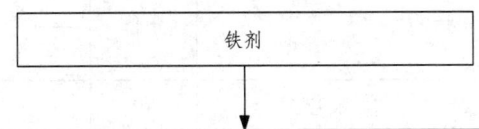

①为降低胃肠道不良反应，铁剂应于餐后服用，同时餐后胃酸有助于铁剂的吸收

②口服液体铁剂时为避免牙齿染黑，可用吸管吸入，或服药后马上漱口、刷牙，保持口腔清洁

③抗酸药、四环素类药物可减少吸收，应避免联合应用。另外注意茶水、含钙类食物如豆腐及高磷酸盐食品如牛奶能与铁剂络合而成沉淀，也应避免合用

④告知患者，服药期间可能产生便秘或黑便属于正常现象，停药后可自行恢复

⑤铁剂可能引起过敏性休克，应事先准备好肾上腺素防止意外发生

⑥定期检查血红蛋白、网织红细胞及血清蛋白和血清铁水平

图 9-3-1　铁剂的用药指导及监护流程

 任务实践

【案例分析】

（1）李小姐，16 岁。从小挑食、偏食，长期食欲较差。近来因面色苍白、头晕、全身乏力就诊。检查：血红蛋白 80 g/L，血涂片显示红细胞多为小细胞，且中央淡染区扩大，诊断为缺铁性贫血，医嘱给予硫酸亚铁治疗。

讨论：

① 同服哪些物质可促进铁剂的吸收？

② 为何铁剂常饭后服用？

③ 病人用药时还应注意哪些问题？

（2）患者，男，31 岁。因反复上腹部餐后疼痛伴柏油样大便两年而就医，胃镜确诊为胃溃疡，现感头昏、心慌、气促、乏力。查体：面色苍白，贫血貌，心率加快，血液化验血红蛋白 8 g/dL，考虑诊断该患者为缺铁性贫血。

讨论：

① 宜选用哪些药治疗？

② 用药时应注意什么？

 任务评价

以小组为单位进行讨论，说说铁剂的临床应用、不良反应及用药注意事项等，并即时作出评价。

表 9-3-1　项目九　任务三　任务评价

	评价内容与标准		分值	得分			平均分
				自评	互评	教师评	
1	铁剂	临床应用	30				
2		不良反应	30				
3		用药注意事项	40				
	合计						

9-3　知识拓展

任务四　血容量扩充药、盐类和酸碱平衡调节药

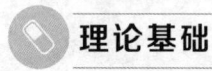 理论基础

一、血容量扩充剂

当患者因大量失血或大面积烧伤导致体内血容量降低时，为防止发生休克，应迅速补充血容量。临床上补充血容量一般选择全血或血浆，除此之外也可使用人工合成的血容量扩充药。

右旋糖酐

右旋糖酐是葡萄糖的聚合物，属于高分子化合物。临床上常用的有中分子量（平均分子量约为 75 000）、低分子量（平均分子量 20 000～40 000）及小分子量（平均分子量是 10 000）右旋糖酐，临床最常用的为前两种。

【作用及临床应用】

1. 扩充血容量

右旋糖酐静脉滴注后通过提高血浆胶体渗透压而扩充血容量。中分子右旋糖酐分子量大，此作用维持时间长，可达 12 h。低分子右旋糖酐分子量小，易自肾脏排出，$t_{1/2}$ 约为 3 h。小分子量右旋糖酐作用更短，仅维持 3 h。主要用于低血容量性休克。

2. 抗血栓作用

右旋糖酐可抑制红细胞、血小板集聚及纤维蛋白聚合，从而降低血液黏滞性，改善微循环。中分子右旋糖酐可降低某些凝血因子和血小板的活性，可用于防止休克后期弥散性血管内凝血，也可用于防治心肌梗死和脑血栓形成及试用于外科术后防止血栓形成。低分子和小分子右旋糖酐改善微循环作用较佳，用于中毒性、外伤性及失血性休克。也用于 DIC 和血栓性静脉炎。

3. 渗透性利尿作用

低分子和小分子右旋糖酐因分子量较小，易自肾脏排出，渗透性利尿作用强。

【不良反应】

偶见过敏反应和发热、荨麻疹等。偶见血压下降、呼吸困难等严重不良反应。连续应用时，少量较大分子的右旋糖酐蓄积可致凝血障碍和出血。禁用于血小板减少症、出血性疾病、血浆中纤维蛋白原低下等疾病。心功能不全、肺水肿及肾功能不全患者慎用。

二、盐 类

氯化钠

Na^+ 是人体细胞外液的主要阳离子，是维持血容量和细胞外液渗透压的重要成分，也是维持细胞兴奋性、神经肌肉的必要离子。Na^+ 丢失可引起全身虚弱、肌肉痉挛、循环障碍等症状。氯化钠制剂临床主要用于低钠综合征、溶解和稀释药物、冲洗伤口等。过量输入可导致高钠综合征。肺水肿患者禁用。常用制剂是 0.9%氯化钠。

氯化钾

【作用及临床应用】

K^+ 为细胞内主要阳离子，是维持细胞内渗透压的重要成分，是维持神经肌肉和心肌正常生理功能所必需的离子。当人体内 K^+ 不足时可引起低钾血症，表现为肌肉收缩、腱反射减退或消失、肠麻痹、心律失常等症状。临床一般采用口服氯化钾片或静脉滴注给药，可用于治疗低钾血症，也可用于强心苷中毒引起的快速性心律失常。严重肾功能不良、无尿或血钾过高者禁用。

【不良反应与注意事项】

口服氯化钾有较强的刺激性，稀释液饭后服可减轻刺激。缓释氯化钾片是较理想的新剂型。静脉给药严禁推注，宜静脉滴注。静滴过快可致心律失常甚至心脏停搏而死亡，故速度宜慢，溶液浓度一般不超过 0.2%~0.4%，静滴过程中应监测病人心律和血钾。肾功能严重损害者、尿少或尿闭未得到改善及血钾过高的病人禁用。

三、酸、碱平衡调节药

碳酸氢钠

碳酸氢钠呈碱性，口服可中和胃酸，常与其他碱性药物组成复方制剂治疗消化性溃疡。静脉滴注可碱化体液和尿液，用于治疗代谢性酸中毒或加速某些药物的代谢，用于药物中毒的解救。过量使用可导致代谢性碱中毒，本药不宜与维生素C等酸性药物合用。

乳酸钠

乳酸钠在人体内可转化为碳酸根离子，可用于治疗代谢性酸中毒。其作用较弱，临床现已少用。

任务实践

【案例分析】

王女士，39岁，有风湿性心脏病二尖瓣狭窄病史6年。近1周咳嗽、咳黄痰，近3天心悸、气短加重入院。体检：体温38.5 ℃，呼吸28次/分，血压110/70 mmHg，神清，口唇、面颊、甲床发绀，可见颈静脉怒张，心界扩大，心率120次/分，节律不齐，两肺满布干湿啰音，肝肋下3指，双下肢呈凹陷性水肿，诊断为心力衰竭。在应用强心苷和利尿药中，出现低血钾，医嘱氯化钾静脉滴注。

讨论：

① 氯化钾静脉滴注时应注意哪些问题？
② 如果病人口服氯化钾出现胃肠反应，其原因是什么？

任务评价

以小组为单位进行讨论，分别说说右旋糖酐、氯化钾的作用、临床用途及不良反应等，并即时作出评价。

表 9-4-1　项目九　任务四　任务评价

	评价内容与标准	分值	得分			平均分
			自评	互评	教师评	
1	右旋糖酐的作用及用途	30				
2	氯化钾的不良反应	30				
3	右旋糖酐的不良反应	40				
	合计					

9-4　知识拓展

项目十　抗过敏药

任务　抗组胺药

理论基础

组胺是由组氨酸脱羧所生成的产物,广泛存在于人体各组织中,在体内以无活性的结合状态主要存在于肥大细胞和嗜碱性粒细胞的颗粒中。当机体受到理化因素的刺激或发生变态反应时,这些细胞脱颗粒,释放组胺,通过与靶细胞组胺受体结合,兴奋组胺受体而产生相应的生物效应(见表 10-1-1)。

表 10-1-1　组胺受体分布与效应

受体类型	分　布	效　应
H_1	支气管、胃肠道、子宫平滑肌 皮肤血管 心房肌、房室结	收缩 扩张 收缩增强、传导减慢
H_2	胃壁细胞 血管 心室肌、窦房结	胃酸分泌增加 扩张 收缩增强、心率加快
H_3	中枢与外周神经末梢	负反馈性调节组胺合成与释放

组胺临床仅用于胃酸分泌检查和麻风病的诊断。抗组胺药与组胺受体有较高的亲和力,但无内在活性,能竞争性阻断组胺受体。根据药物的选择性不同,抗组胺药可分为 H_1 受体阻断药、H_2 受体阻断药和 H_3 受体阻断药。本节主要介绍 H_1 受体阻断药。

一、H_1 受体阻断药

H_1 受体阻断药临床使用的有第一代、第二代药物。第一代常用的药物有苯海拉明、异丙嗪(非那根)、氯苯那敏(扑尔敏)、曲吡那敏(去敏灵)、赛庚啶等;第二代常用的药物有西替利嗪(仙特敏)、阿斯咪唑(息斯敏)、特非那定、氯雷他定(克敏能)、左卡巴斯汀(立复汀)等。

【药理作用】

1. 抗组胺作用

本类药物能竞争性阻断 H_1 受体,对抗组胺引起的支气管、胃肠和子宫平滑肌痉挛性收缩,部分还可对抗组胺引起的血管扩张。

2. 中枢作用

多数第一代 H_1 受体阻断药易通过血-脑屏障,阻断中枢 H_1 受体,产生镇静催眠作用,其强度与病人对药物的敏感性和药物品种有关。以苯海拉明、异丙嗪作用最强,赛庚啶、曲吡那敏次之,氯苯那敏最弱。第二代不易通过血-脑屏障,几乎无中枢抑制作用。

3. 抗胆碱作用

本类药多数具有抗胆碱作用,其中枢抗胆碱作用具有防晕止吐效应,外周抗胆碱作用具有阿托品样作用。

常用 H_1 受体阻断药作用特点比较见表 10-1-2。

表 10-1-2 常用 H_1 受体阻断药作用特点比较

药物	抗组胺	中枢抑制	防晕止吐	抗胆碱	作用持续时间/h
第一代					
苯海拉明	++	+++	++	+++	4~6
异丙嗪	++	+++	++	+++	6~12
赛庚啶	+++	+	+	++	6~8
曲吡那敏	+++	++	-	-	4~6
氯苯那敏	+++	+	-	++	4~6
第二代					
西替利嗪	+++	-	-	-	12~24
阿斯咪唑	+++	-	-	-	10
特非那定	+++	-	-	-	12~24
氯雷他定	+++	-	-	-	24
左卡巴斯汀	+++	-	-	-	6

注:+++强效;++中效;+弱效;-无效。

【临床应用】

1. 皮肤黏膜变态反应性疾病

本类药物对荨麻疹、过敏性鼻炎、花粉症、血管神经性水肿等疗效好,可作为首选药,现多用第二代 H_1 受体阻断药;对药疹、接触性皮炎及昆虫咬伤引起的皮肤瘙痒和水肿有良效;对输血或输液引起的过敏反应亦有防治作用。对支气管哮喘疗效差;对过敏性休克无效。

2. 晕动病和呕吐

苯海拉明、异丙嗪、茶苯海明等均可对晕动病、妊娠呕吐、放射病呕吐有止吐作用。预防晕动病常选茶苯海明，可于乘车、船等前30分钟服用。

3. 其他

异丙嗪、苯海拉明可短期用于失眠，特别对过敏性疾病所致的失眠效果好。

异丙嗪与氯丙嗪、哌替啶组成冬眠合剂，用于人工冬眠。

【不良反应】

1. 中枢神经系统反应

可有镇静、嗜睡、乏力等中枢抑制现象。

2. 消化道反应

可引起口干、厌食、便秘或腹泻等。

二、H_2受体阻断药

H_2受体阻断药能选择性阻断H_2受体，抑制胃壁细胞分泌胃酸，主要用于治疗消化性溃疡。临床常用的药有西咪替丁、雷尼替丁、法莫替丁等（详见项目十三）。

三、抗组胺药的用药指导及监护流程（图10-1-1）

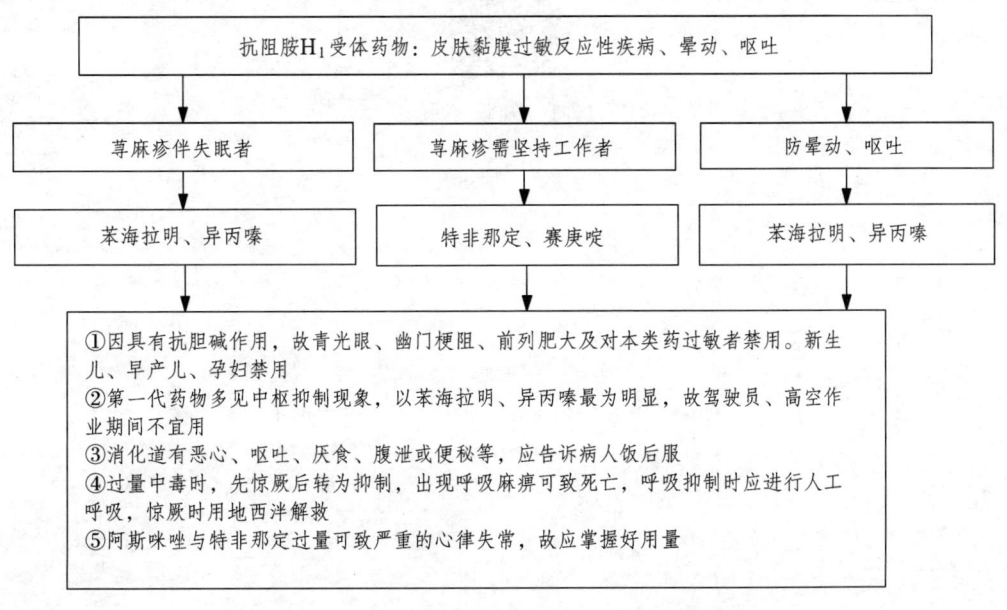

图10-1-1 抗组胺药的用药指导及监护流程

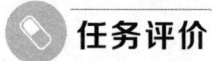 **任务评价**

以小组为单位进行讨论,列举常用的抗组胺药及其作用、应用、不良反应和用药注意事项,并即时作出评价。

表 10-1-3 项目十 任务一 任务评价

	评价内容与标准	分值	得分			平均分
			自评	互评	教师评	
1	列举常用的抗组胺药	20				
2	本类药物的作用、主要适应证、不良反应和用药注意事项	80				
	合计					

 任务实践

【处方分析】

一位患荨麻疹的建筑工人,急于上班,医生开具了下列药物给予治疗,请分析该处方是否合理,为什么?

处方:曲吡那敏 50 mg/片 × 9 片

用法:50 mg/次,口服,3 次/日。

10-1 知识拓展

项目十一　作用于子宫药物与避孕药生殖系统药物

任务一　子宫平滑肌收缩药与舒张药

 理论基础

作用于子宫的药物有子宫平滑肌收缩药和舒张药，前者使子宫产生节律性或强直性收缩，其作用可因药物的种类、用药的剂量及子宫生理状态不同而异，临床可用于催产、引产或产后止血、子宫复原；后者能使子宫平滑肌松弛，主要用于痛经和防治早产。

一、子宫平滑肌收缩药

（一）垂体后叶素类

缩宫素

本药可从动物猪、牛的垂体后叶中提取，也可人工合成，为含 9 肽的化合物，易被酸、碱和消化酶破坏，口服无效，须注射给药，一般采用肌肉注射或静滴给药，肌肉注射吸收良好，3~5 min 内显效，作用维持 20~30 min。我国药典规定缩宫素的效价以单位（U）计算，1 U 相当于 2 μg。

【药理作用】

1. 兴奋子宫平滑肌

缩宫素可直接兴奋子宫平滑肌，加强子宫收缩力和收缩频率。其作用强度和性质受药物剂量、作用部位、生理特点及女性激素的影响。小剂量缩宫素（2~5 U）可使子宫体产生节律性收缩而子宫颈松弛，有利于胎儿娩出。大剂量缩宫素（5~10 U）使子宫产生持续强直性收缩，不利于胎儿娩出。子宫平滑肌对缩宫素的敏感性还受女性激素的影响，孕激素可降低子宫平滑肌对缩宫素的敏感性，雌激素则提高子宫平滑肌对缩宫素的敏感性。在妊娠早期，孕激素水平高，可降低子宫平滑肌对缩宫素的敏感性，有利于妊娠；在妊娠的后期，雌激素水平高，特别在临产时子宫对缩宫素的敏感性更高，有利于胎儿的娩出。

2. 其他作用

缩宫素能使乳腺腺泡周围的肌上皮收缩，促进排乳。大剂量还能短暂的松弛血管平滑肌，引起血压下降，并有轻度的抗利尿作用。

【临床应用】

1. 催产和引产

小剂量的缩宫素（2~5 U）静脉滴注适用于胎位正常、产道正常、头盆相称而宫缩无力的难产及死胎、过期妊娠或患有心脏病、肺结核等严重疾病须终止妊娠患者的催产引产。

2. 产后止血

如产后 24 小时内阴道出血达 400 mL 以上者，可立即肌肉注射较大剂量的缩宫素（5~10 U），使子宫产生强直性收缩，压迫子宫肌层内血管而止血。因作用不持久常加用麦角新碱以维持疗效。

3. 促进排乳

哺乳前 2~3 min，用枸橼酸缩宫素鼻腔喷雾吸入或以滴鼻剂滴鼻给药，每次 3 滴，滴入一侧或双侧鼻孔，经黏膜吸收后促进乳汁排出。

【不良反应】

本药不良反应少，偶见恶心、呕吐、心律失常、过敏反应等。剂量过大或静滴速度过快均可引起子宫强直性收缩，导致宫腔内胎儿窒息或子宫破裂。

凡产道异常、胎位不正、前置胎盘、头盆不称、三次以上经产妇或剖宫产史者禁用。

【用药护理实施】

（1）了解病人的孕产史、过敏史。

（2）催产引产时，严格掌握药物的剂量和给药的速度。

静脉滴注：一次 2.5~5 U 加入 0.9%氯化钠注射液或 5%葡萄糖注射液 500 mL 中，开始以 2~4 滴/min 的速度滴入，以后根据宫缩的情况进行调整，每 15~30 min 增加 2~4 滴，直到宫缩与正常分娩相似。

（3）静滴过程中，应有专人观察宫缩、听胎心音及测量血压。若出现宫缩持续 1 min 以上或胎心音减弱、心率增快（≥150 次/min），应立即停止静脉滴注。

（4）用于产后止血和子宫复原时，每次肌内注射 5~10 U，或 5~10 U 加入 5%葡萄糖中静脉滴注。

（二）麦角生物碱类

麦角新碱

麦角新碱是麦角中的一种生物碱，易溶于水，口服、肌内或皮下注射均易吸收，作用迅速，兴奋子宫的作用显著。

【药理作用】

麦角新碱能选择性兴奋子宫平滑肌，使子宫收缩，其作用强度取决于子宫的功能状态和药物的剂量。与缩宫素比较其具有以下特点：① 对妊娠的子宫比未孕的子宫敏感，临产时及新产后最敏感；② 作用快，强大而持久，一次用药可持续 3~6 小时，剂量稍大就可引起子宫平滑肌强直性收缩；③ 对子宫体和子宫颈的作用无选择性，故禁用于催产和引产。

【临床应用】

1. 子宫出血

产后、流产后、剖宫产时或刮宫术后等多种原因引起的子宫出血，常肌内注射 0.2~0.5 mg 麦角新碱，引起子宫平滑肌强直性收缩，机械性压迫肌层内血管而止血。产后或流产后止血，也可用 0.2 mg 直接注射于子宫颈两侧；剖宫产时，用 0.2 mg 子宫壁注射注入子宫肌层。

2. 子宫复原

产后最初 10 天子宫复原过程进行迅速，如复原缓慢易致子宫出血或感染，可口服麦角新碱促进子宫收缩和复原。

【不良反应及注意事项】

（1）部分患者用药后可出现头晕、恶心、呕吐、冷汗、面色苍白、血压升高等反应，给药期间，应注意监护患者的胃肠道、血压等情况。

（2）妊娠中毒症、高血压、冠心病患者禁用。胎儿及胎盘娩出前禁用，以免引起子宫破裂、胎儿宫内窒息或胎盘滞留宫内。

（三）前列腺素类

前列腺素（PG）种类很多，作为子宫兴奋药应用的前列腺素类药物主要有：地诺前列酮（PGE_2）、地诺前列素（PGF_{2a}）、卡前列腺素（$15\text{-}MEPGF_{2a}$）。该类药物中，以地诺前列酮和地诺前列素作用最强。

地诺前列酮

【药理作用和临床应用】

1. 兴奋子宫平滑肌

PGE_2 对妊娠各期的子宫均有明显的兴奋作用，尤其对临产前的子宫最为敏感；对妊娠初期和中期子宫的收缩作用远比缩宫素强。引起子宫收缩的特性与生理性阵缩相似，使子宫体收缩，子宫颈松弛。

临床可用于足月妊娠催产、引产和中期妊娠引产，是一种安全有效的药物，常采用静脉滴注，也可阴道内、羊膜腔内或宫腔内给药。

2. 抗早孕

PGE_2 能促进黄体萎缩和溶解，使血中黄体酮水平急剧降低，子宫内膜脱落形成月经，对停经 49 天内的早孕妇女，催经止孕的成功率可达 96%。PGE_2 促使子宫收缩，也能妨碍受精卵着床而发挥抗早孕作用。

【不良反应及注意事项】

本品可兴奋胃肠平滑肌，引起恶心、呕吐、腹痛、腹泻等。静脉滴注过量时可引起子宫强直性收缩，用药期间应严密观察宫缩情况，根据宫缩的情况调整滴速，防止宫缩过强而导致子宫破裂。青光眼、哮喘及过敏体质患者禁用。

地诺前列素

地诺前列素（PGF_{2a}）对妊娠各期子宫均有明显的兴奋作用，也可软化和扩张子宫颈。主要用于终止妊娠，也可用于过期妊娠、足月妊娠引产。可有腹泻、恶心、呕吐、发热等不良反应。用于引产时的禁忌证和注意事项同缩宫素。

二、子宫平滑肌收缩药的用药指导及监护流程（图 11-1-1）

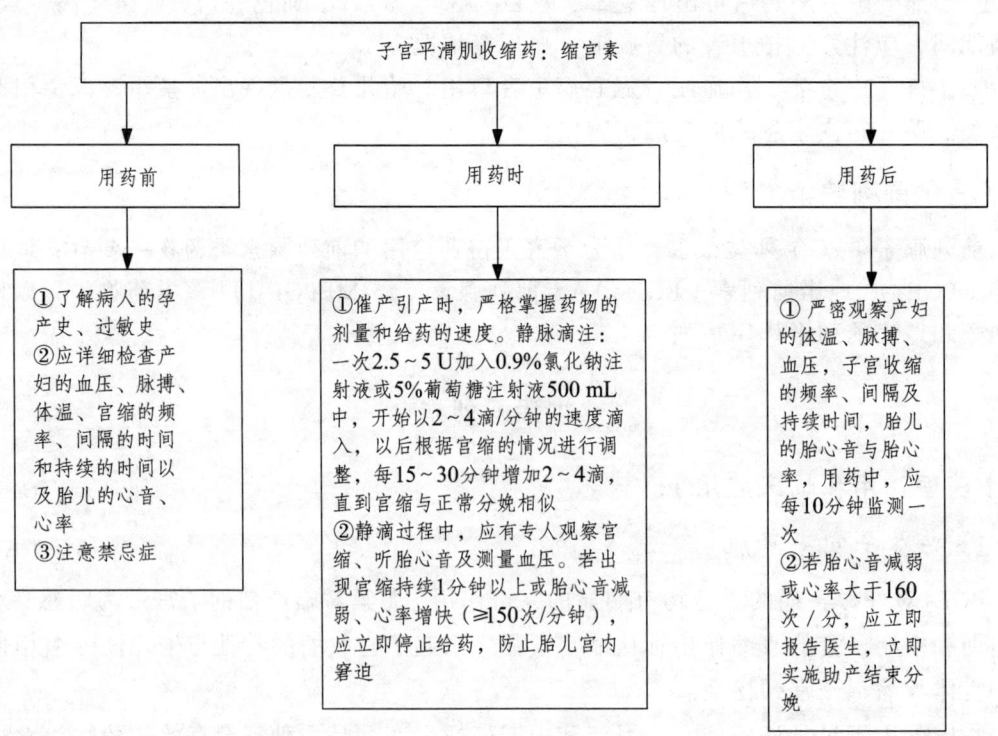

图 11-1-1　子宫平滑肌收缩药的用药指导及监护流程

三、子宫平滑肌舒张药

子宫平滑肌舒张药，又称抗分娩的药，主要用于治疗痛经和早产。常用的子宫平滑肌舒张药有β_2受体激动药、硫酸镁、钙拮抗药、前列腺素合成酶抑制药。

利托君

利托君属β_2受体激动药，具有松弛子宫平滑肌的作用，可减少子宫的活动，延长妊娠期，有利胎儿发育成熟。临床主要用于防治20～37周内的早产。

本药也可兴奋β_1受体，引起心率加快，还可引起血糖升高和降低血钾。糖尿病及使用排钾利尿药者慎用。有严重心血管疾病及妊娠不足20周者禁用。

硫酸镁

硫酸镁除抗惊厥、降压、导泻等作用外，对子宫平滑肌也有松弛作用。主要通过对抗Ca^{2+}的作用，使子宫平滑肌松弛，可用于防治早产、妊娠高血压综合征及子痫发作。

硝苯地平

硝苯地平通过拮抗Ca^{2+}的作用，松弛子宫平滑肌，可用于治疗早产。

吲哚美辛

本药仅用于对硫酸镁、β_2受体激动药等药物无效或使用受限，并且在妊娠34周前使用。

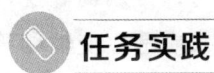

【案例讨论】

（1）医生对某病人医嘱为：5%葡萄糖注射液500 mL，缩宫素注射液3 U，缓慢静脉滴注。

讨论：

作为护士你如何为患者进行合理的用药监护？应注意些什么？

（2）患者，女，35岁，停经6周，经检查确诊为早期妊娠，欲进行药物流产。

讨论：

请为其选择一用药方案，并说明理由。

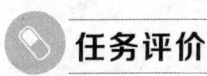

以小组为单位进行讨论，说说缩宫素的作用、临床用途、主要不良反应、禁忌证以及用药监护等，并即时作出评价。

表 11-1-1　项目十一　任务一　任务评价

	评价内容与标准	分值	得分			平均分
			自评	互评	教师评	
1	缩宫素的作用及临床应用	30				
2	缩宫素的主要不良反应、禁忌证	30				
3	缩宫素的用药监护	40				
	合计					

11-1　知识拓展

任务二　避孕药

 理论基础

avr避孕药分为女性用和男性用避孕药，现有的避孕药大多为女用药，男用药较少。避孕原理主要是通过抑制排卵，并改变子宫颈黏液，使精子不易穿透，或是改变输卵管的活动方式，阻碍精子、卵子的运送，使精卵无法结合形成受精卵，也可通过影响子宫内膜的生长，导致受精卵不能正常着床发育，从而达到避孕目的。

避孕药的主要成分是人工合成的雌激素和孕激素，这两种激素在化学结构上属于"甾体化合物"或"固醇类化合物"。几乎所有的避孕药都离不开这两种物质。药物避孕的优点是安全、有效、经济、方便，是一种易被接受的避孕方法，避孕成功率达99%以上，国内外使用比较广泛。

一、常用避孕药物及其用法

常用避孕药按应用特点可分为短效口服避孕药、长效避孕药、探亲避孕药、外用避孕药等四类。

1. 短效口服避孕药

本类药物用药后因血中外源性雌激素和孕激素浓度升高，通过负反馈机制，使卵泡刺激素（FSH）和黄体生成素（LH）分泌减少，使卵泡生长发育过程受到影响，缺乏排卵时所需的LH周期中的高峰，排卵受到抑制。常用短效口服避孕药及其用法见表11-2-1。

表11-2-1　常用短效口服避孕药及其用法

复方短效口服避孕药	给药方法
去氧孕烯炔雌醇片（妈富隆）	月经周期第5天开始每晚服1片，连服22天
左炔诺孕酮炔雌醇（三相）片 第一相：炔雌醇0.03 mg + 左炔诺孕酮0.05 mg 第二相：炔雌醇0.04 mg + 左炔诺孕酮0.075 mg 第三相：炔雌醇0.03 mg + 左炔诺孕酮0.125 mg	月经周期第5天开始每晚服1相片1片，连服6天；第11天起，每晚服二相片，连服5天，第16天起，每晚服三相片，连服10天
左炔诺孕酮片（毓婷）	应在性生活后72～120小时内应用，越早服用效果越好，超过72小时往往失败率较高

2. 长效避孕药

复方长效避孕药采用长效雌激素、孕激素复方制剂，药物储存在体内缓慢释放，有效发挥长效避孕作用。常用长效避孕药及其用法见表11-2-2。

表11-2-2　常用长效避孕药及其用法

复方长效避孕药	给药方法
复方18甲基炔诺酮片	月经周期第5天于饭后服1片，隔20天再服第二片，以后每月1次，每次1片。需停用长效药时，应在月经周期第5天改服短效片3个月
复方己酸孕酮注射液（避孕针I号）	月经来潮第5天肌内注射1支，以后每30天注射1支
左旋18甲基炔诺酮（皮下埋植剂）	埋植在左上臂前内侧，局部麻醉，切口2～3 mm，将埋植剂扇形插入皮下，二根型呈45°排列，六根型呈75°排列

3. 探亲避孕药

探亲避孕药由孕激素类组成，因其能改变宫颈黏液的性状和抑制子宫内膜的正常增殖，不利于受精卵的着床。常用探亲避孕药及其用法见表11-2-3。

表11-2-3　常用探亲避孕药及其用法

探亲避孕药	给药方法
复方18甲基炔诺酮片	行房事前8～10小时服1片，当晚加服1片，以后每晚服1片，探亲结束日晨再服1片
炔诺酮探亲避孕药丸（炔诺酮滴丸）	探亲当日服1丸，以后每天服1丸，服完14丸，如探亲超过15天，改服短效避孕药

4. 外用避孕药

目前提供的外用避孕药有阴道放置避孕环用药和杀精剂，避孕环放置于阴道后穹隆处，缓慢释放孕激素，增加宫颈黏液稠度，使精子不易穿透，同时可抑制排卵和子宫内膜发育，发挥多种避孕作用；杀精剂能迅速使精子灭活或导致精子不能游动而发挥避孕作用。常用外用避孕药及其用法见表11-2-4。

表 11-2-4　常用外用避孕药及其用法

外用避孕药	给药方法
避孕环：D-炔诺酮避孕环、甲硅环等	月经周期第5天放入阴道深处，有效期1个月至1年。使用期1个月者每月放21天，取出1周内来月经；超过1年者经期不取出
杀精剂：壬苯醇醚、烷苯聚醇醚、鱼肝油酸钠	性交前5~10分钟将药物送入阴道深部，溶解后方可性交，有效时间为30分钟至1小时

5. 男性避孕药

棉酚是从棉花根、茎和种子中提取的一种黄色酚类物质。其作用部位在睾丸细精管的生精上皮，可使精子数量减少，也能直接抑制精子活动。但由于棉酚可引起低血钾、肌无力，长期服用可能导致永久性不育，因此限制了其作为常规避孕药的使用。

二、主要抑制排卵避孕药的主要不良反应

1. 类早孕反应

类早孕反应较常见，约占用药人数的50%。症状多为先重后轻，以后逐渐消失，可能与机体逐渐适应有关。表现为食欲不振、恶心、呕吐甚至乏力、头晕等类似妊娠早期的反应。常在服药第1~2周发生。该反应与避孕药中的雌激素刺激胃黏膜有关。

2. 白带增多

多由长效口服避孕药引起，因此类药物雌激素含量高，过多的雌激素影响宫颈内膜分泌细胞，使其分泌旺盛而引起白带增多。

3. 月经失调

由于药物抑制排卵，卵巢分泌雌激素量少，药物内含雌激素也较少，子宫内膜不能正常生长，内膜薄，故经量减少，个别女性因避孕药的抑制作用过度，在停药后不发生撤退性出血，甚至出现闭经。

4. 体重增加

雌激素水平升高引起水、钠潴留，因此导致月经后半个周期体重增加；孕激素影响合成代谢，孕激素增高会促进蛋白质同化作用，也是导致体重增加的因素。

5. 面部色素沉着

服药后少数人前额及面部皮肤发生色素沉着，为雌、孕激素作用的结果，一般停药后多自然恢复。

6. 其他

偶可出现乳房胀痛、乳汁减少、头痛、皮疹、瘙痒、痤疮、个别人血压升高等，必要时停药。

三、避孕药的用药指导及监护流程（图11-2-1）

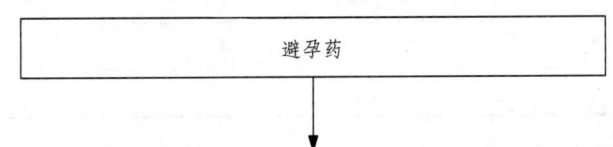

①凡有严重心脑血管病史患者，中、重度高血压者，急慢性肝病患者，血液病、恶性肿瘤、精神病患者，乳房肿块者，产后半年内，哺乳期或年龄在45岁以上的妇女均不可服用
②服用各种避孕药必须养成准确、按时、按量的良好习惯，不可随意改变或延长服药时间。不要漏服、迟服，发现漏服应于次晨（12小时内）补服，否则易造成不规则出血或避孕失败
③长期避孕者，应在医生指导下服用；服药期间受孕应终止妊娠，要求生育时应停药半年后再孕，以防生育畸形胎
④类早孕反应严重者可补服甲氧氯普胺、维生素B_6
⑤漏服、迟服引起用药期间出血，遵医嘱补服雌激素或孕激素；连续两个周期无月经来潮者，应予以停药
⑥长时间用药可出现体重增加、色素沉着，停药后可自行减轻或消退

图11-2-1 避孕药的用药指导及监护流程

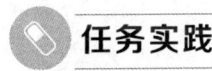

【案例讨论】

（1）某女，23岁。已婚未育，夫妻分居两地，暂无生育计划，现丈夫休假探亲。

讨论：

① 请你指导该女性应如何采取避孕措施？

② 如使用口服避孕药，请给予用药指导及说明用药注意事项。

（2）某女，长期服用三相片来进行有效避孕，昨晚准备服药时，发现药没了，次晨该妇女立刻来医院配药，刚好碰到护士小李，于是询问其是否还有补救措施。

讨论：

如果你是护士小李，应如何为该女性进行正确的用药指导？

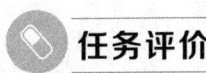

以小组为单位进行讨论，说说各类常用避孕药的应用特点与用法以及避孕药的用药监护，并即时作出评价。

表 11-2-5　项目十一　任务二　任务评价

	评价内容与标准	分值	得分			平均分
			自评	互评	教师评	
1	列举短效口服避孕药的名称及用法	20				
2	列举复方长效避孕药的名称及用法	20				
3	探亲避孕药的用法、外用避孕的方法	20				
4	避孕药的监护	40				
	合计					

11-2　知识拓展

项目十二　作用于呼吸系统药

任务　镇咳药、祛痰药、平喘药

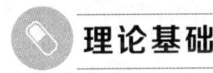 理论基础

一、镇咳药

咳嗽是机体的一种防御性反射，有利于痰液和异物从呼吸道排出。轻度咳嗽一般不必使用镇咳药。对于无痰剧烈的咳嗽，应使用镇咳药进行治疗。若咳嗽伴有咳痰困难，则应使用祛痰药，慎用镇咳药，否则积痰排不出，易继发感染，并且阻塞呼吸道，引起窒息。

常用的镇咳药根据其作用部位不同，分为中枢性镇咳药和外周性镇咳药，有些药物兼有中枢和外周两种作用，如苯丙哌林等。

（一）常用药物

1. 中枢性镇咳药

本类药物主要是通过抑制延髓咳嗽中枢而止咳。

可待因

可待因为吗啡的衍生物，兼有中枢性镇咳和镇痛作用。其镇咳作用为吗啡的1/4，镇痛作用为吗啡的1/10。适用于各种原因引起的剧烈干咳，对于干咳伴有胸膜炎患者尤为适宜。不良反应偶见恶心、呕吐、便秘、眩晕等。大剂量能引起中枢兴奋，属麻醉药品，久用可产生成瘾性。痰多者禁用。

右美沙芬

右美沙芬为吗啡的衍生物，镇咳作用与可待因相似或略强，无镇痛作用。治疗量不抑制呼吸，也无耐受性和成瘾性。用于干咳，适用于感冒、咽喉炎以及其他上呼吸道感染时的咳嗽。偶有头痛、嗜睡、易激动、便秘等，停药后上述反应可自行消失。过量可引起支气管痉挛、呼吸抑制。

喷托维林

喷托维林为人工合成镇咳药,兼有中枢和外周镇咳作用,镇咳强度为可待因的 1/3。大剂量对支气管有阿托品样作用和局麻作用。可松弛支气管平滑肌、抑制呼吸道感受器。主要用于急性支气管炎、慢性支气管炎等上呼吸道感染引起的无痰干咳。不良反应轻,偶见轻度头晕,口干、腹胀或便秘等,多痰者和青光眼患者禁用。

2. 外周性镇咳药

本类药物通过抑制咳嗽反射弧中的感受器、传入或传出神经的传导而镇咳。

苯佐那酯

苯佐那酯为局麻药丁卡因的衍生物,有较强的局麻作用,可抑制肺牵张感受器及感觉神经末梢,减少咳嗽冲动的传导。兼有较强的中枢性镇咳作用。疗效较可待因差。对干咳、阵咳效果良好。不良反应轻,可见轻度嗜睡、头晕、胸闷等,偶见过敏性皮炎。痰多者禁用。口服药丸切勿嚼碎,以免引起口腔麻木。

苯丙哌林

苯丙哌林兼有中枢和外周镇咳效果,镇咳作用比可待因强 2~4 倍。主要用于刺激性干咳,如急、慢性支气管炎及各种原因引起的咳嗽。不良反应偶见口干、胃部灼烧感、头晕、食欲缺乏、乏力和药疹等。服用时需整粒吞服,切勿嚼碎,以免引起口腔麻木。

(二)镇咳药的用药指导及监护流程(图 12-1)

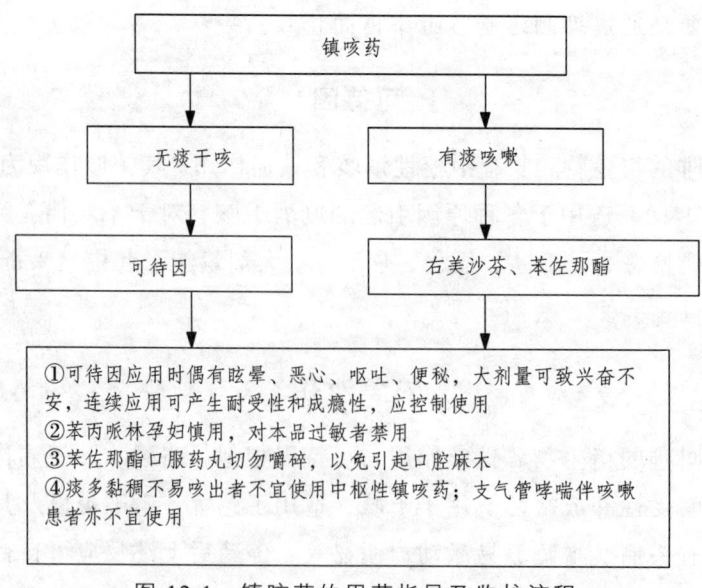

图 12-1 镇咳药的用药指导及监护流程

二、祛痰药

痰液是呼吸道炎症的产物，可刺激呼吸道黏膜引起咳嗽，并加重感染、诱发哮喘。祛痰药可使稠痰变稀、黏稠度降低而易于咳出。祛痰药的合理应用有助于镇咳平喘药发挥作用。

目前祛痰药根据其作用机制主要分为痰液稀释药和黏痰溶解药。

（一）常用药物

1. 痰液稀释药

氯化铵

【作用及临床用途】

1. 祛痰作用

本品口服可刺激胃黏膜，反射性引起呼吸道腺体分泌增加，使痰液变稀，易于咳出。此外，少量氯化铵被吸收后，经呼吸道排出，因渗透压作用而带出水分，可使痰液进一步稀释。多与其他药配成复方制剂，用于急、慢性呼吸道炎症痰液黏稠不易咳出的患者。

2. 酸化血液和尿液

氯化铵为酸性无机盐，吸收后能酸化血液和尿液，有利于碱性毒物排出。可用于碱中毒患者。

【不良反应及禁忌证】

本品因刺激胃黏膜，可引起恶心、呕吐、胃部不适等症状，宜饭后服用，消化道溃疡及严重肝、肾功能不良者禁用。

2. 黏痰溶解药

乙酰半胱氨酸

【作用及临床用途】

本药分子中所含巯基（-SH）能使痰液中黏蛋白的二硫键（-S-S-）断裂，降低痰液黏稠度，使痰液便于咳出。临床采用雾化吸入，治疗大量黏痰阻塞气道而咳出困难者。紧急情况下可采用气管内滴入，并及时吸引排痰，防止痰液阻塞气道。

【不良反应及禁忌证】

本药有蒜臭味，可引起恶心、呕吐，极少见皮疹。因对呼吸道有刺激性，可致支气管痉挛。与异丙肾上腺素合用可减轻上述副作用。直接滴入呼吸道可使痰液明显增多，需用吸痰器吸引排痰。不宜与青霉素类、头孢菌素、四环素等合用，以免降低抗菌活性。

溴己新

溴己新主要作用于气管、支气管的黏液腺，使其分泌更多黏稠性较低的小分子黏蛋白，使痰液变稀；有弱的裂解痰中黏多糖及抑制酸性糖蛋白合成作用，有利于痰液变稀。本药口服有恶心性祛痰作用，也有利于痰液稀释。适用于急、慢性支气管炎，支气管扩张等有多量黏痰而不易咳出的患者。偶有恶心、胃部不适，可能使血清转氨酶暂时升高。消化性溃疡病及肝功能不全患者慎用。

羧甲司坦

羧甲司坦作用于呼吸道腺体，使黏稠度低的唾液黏蛋白分泌增加。也有类似乙酰半胱氨酸裂解痰中黏蛋白二硫键的作用，使稠痰变稀。适用于支气管炎、支气管哮喘等疾病引起的痰液黏稠、咳出困难。不良反应轻，有恶心、胃部不适、腹泻、轻度头痛、皮疹等。有消化道溃疡病史者慎用。

（二）祛痰药的用药指导及监护流程（图12-2）

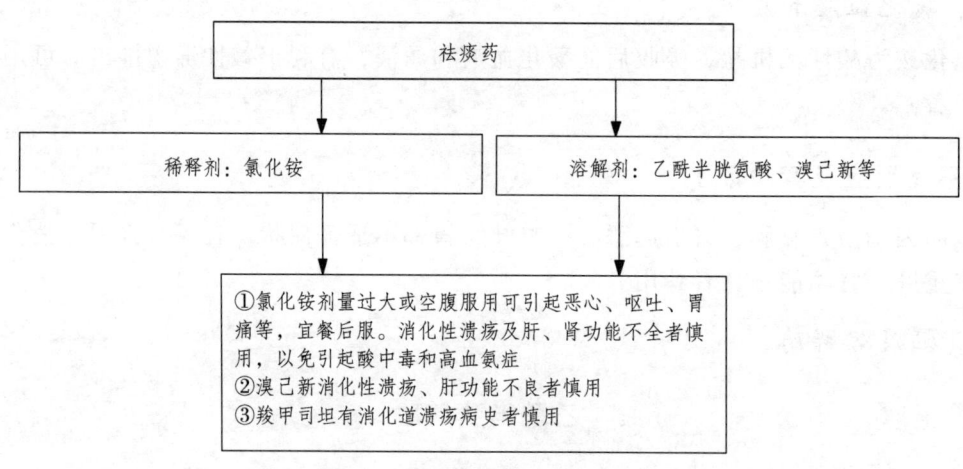

图 12-2　祛痰药的用药指导及监护流程

三、平喘药

哮喘是一种以气道炎症和气道高反应性为特征的疾病，主要表现为发作性或持续性喘息。其治疗方法有：① 扩张支气管，控制症状；② 抗炎、抗过敏，控制炎症或预防哮喘发作。平喘药是一类能预防、缓解或消除喘息症状的药物。其通过作用于哮喘发病机制的不同环节而发挥作用。

目前常用的平喘药分为两大类：一是支气管扩张药；二是抗炎抗过敏平喘药。

（一）常用药物

1. 支气管扩张药

1）β受体激动药

沙丁胺醇

【作用及临床用途】

沙丁胺醇选择性激动$β_2$受体，使支气管平滑肌松弛，作用比异丙肾上腺素强，对$β_1$作用弱，故对心率影响不大。口服或气雾吸入，可治疗支气管哮喘和喘息型支气管炎，是轻度哮喘的首选药，也是目前控制支气管哮喘发作的首选药物。

【不良反应及禁忌证】

偶见恶心、头昏、头痛、心动过速、骨骼肌震颤等。其中骨骼肌震颤好发于四肢和面颈部，可能与激动骨骼肌$β_2$受体有关。心血管功能不全、高血压及甲亢患者慎用。

特布他林

特布他林为选择性$β_2$受体激动药，平喘作用与沙丁胺醇相当，但对心脏兴奋作用弱。用于支气管哮喘、慢性支气管炎、肺气肿和其他伴有支气管痉挛的肺部疾病。不良反应与沙丁胺醇相似。

克仑特罗

克仑特罗为强效选择性$β_2$受体激动药，对心血管系统影响甚微，平喘作用是沙丁胺醇的100倍，用于支气管哮喘、慢性支气管炎、肺气肿和其他伴有支气管痉挛的肺部疾病。不良反应与沙丁胺醇相似。

2）茶碱类药物

氨茶碱

氨茶碱为茶碱与二乙胺形成的复盐。

【作用及临床用途】

1. 平喘作用

氨茶碱的平喘作用与扩张支气管、抗炎及增强呼吸肌收缩力等有关。其平喘作用可靠、疗效稳定，为临床常用的平喘药。用于支气管哮喘、喘息性支气管炎。轻症口服，重症哮喘或哮喘持续状态时须采用静注给药。

2. 强心、利尿作用

氨茶碱可增强心肌收缩力，增加心输出量，并兼有微弱的利尿作用。可用于心源性哮喘。

3. 松弛胆道平滑肌

用于治疗胆绞痛。

【不良反应及禁忌证】

1. 胃肠道反应

该药碱性较强，局部刺激性大，口服可引起恶心、呕吐、食欲减退等。

2. 心脏毒性反应

氨茶碱的安全范围较小，治疗量即可出现以下不良反应：心率加快、血压下降，过量或静注过快更易引起严重的心脏毒性反应，表现为严重的心律失常，血压骤降，甚至猝死。

3. 中枢兴奋作用

治疗量氨茶碱即可出现兴奋、失眠、不安等，必要时睡前服用镇静催眠药。大量给药还可导致头晕、头痛、谵妄、惊厥，儿童更易发生，应慎用。

3）M受体阻断药

异丙托溴铵

异丙托溴铵为阿托品的衍生物，能选择性阻断支气管平滑肌的 M_1 受体。其平喘作用优于异丙肾上腺素，气雾吸入小剂量即可扩张支气管，对喘息型慢性支气管炎疗效好，亦可用于支气管哮喘。个别患者出现头痛、恶心和口干，偶见眼发干。

2. 抗炎、抗过敏药

1）糖皮质激素类

本类药物抗炎和抗过敏作用强大，平喘效果好，是抢救重症哮喘或哮喘持续状态的重要药物。但这类药物长期用药全身不良反应多而严重。吸入用糖皮质激素具有强大的局部抗炎作用，用量少且全身不良反应轻。

倍氯米松

倍氯米松为地塞米松的衍生物，有强大的局部抗炎作用，吸入后能有效控制支气管炎症，消除水肿，缓解症状。缺点是起效慢，药效高峰一般在用药后10天左右出现，不宜用于哮喘急性发作，但可作为哮喘发作的间歇期及慢性哮喘治疗的首选药。长期应用可发生咽部念珠菌感染，吸入用药后应漱口，可减轻感染机会。

2）肥大细胞膜稳定药

色甘酸钠

色甘酸钠主要通过抑制肥大细胞因各种刺激而引起的脱颗粒，从而阻止过敏介质释放，但对已经释放的过敏介质无效。因起效慢，用药数日后方可生效，主要用于预防哮喘的发作，对正在发作的哮喘无效。色甘酸钠对外源性哮喘效果好，对内源性哮喘效果差。亦可用于治疗过敏性鼻炎，季节性角膜炎等。其不良反应少，少数患者吸入药物粉末后，因刺激可产生呛咳、气急等，甚至诱发哮喘，可与少量β受体激动药如异丙肾上腺素同时吸入预防。

（二）平喘药的用药指导及监护流程（图 12-3）

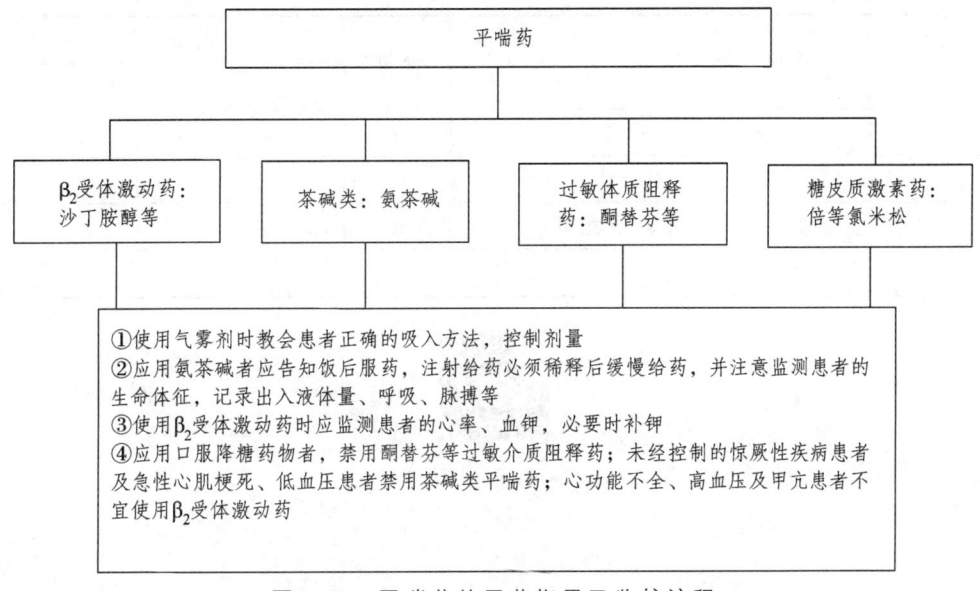

图 12-3 平喘药的用药指导及监护流程

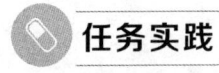

【处方分析】

患者，男，55 岁。既往有支气管哮喘病史。入院 3 天前受凉，后出现咳嗽、咳黄痰，喘息，伴发热。查体：体温 38.3 ℃。咽部充血，双肺呼吸音粗，可闻及散在分布呼气相哮鸣音，诊断为支气管哮喘合并感染，先后给予 0.9%氯化钠注射液 250 mL + 环丙沙星 0.4 g 静滴、0.9%氯化钠注射液 250 mL + 氨茶碱 0.25 g 静滴。

请分析：

该处方是否合理？为什么？

【案例分析】

李先生，45 岁，阵发性呼吸困难 6 年，曾以"哮喘"发作多次治疗。2 周前感冒、咳嗽，1 天前突然气喘发作，胸部憋闷，频繁咳嗽，服药后不能缓解而入院治疗。诊断为：哮喘持续状态。给予氨茶碱 0.25 g，以 50%葡萄糖溶液 20 mL 稀释后缓慢静注。

讨论：

① 治疗哮喘的药物有哪些？对该患者为什么选择氨茶碱治疗？

② 氨茶碱在应用时应注意哪些方面？

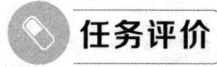 **任务评价**

以小组为单位进行讨论,说说可待因、氨茶碱和糖皮质激素等药物的临床应用、不良反应及用药注意事项,并即时作出评价。

表 12-1 项目十二 任务评价

	评价内容与标准	分值	得分			平均分
			自评	互评	教师评	
1	可待因的临床应用和不良反应	30				
2	氨茶碱的临床应用及用药注意事项	30				
3	糖皮质激素类药物用药注意事项	40				
	合计					

12-1 知识拓展

项目十三　作用于消化系统药物

任务一　抗消化性溃疡药

 理论基础

消化性溃疡是主要发生在胃或十二指肠的常见慢性疾病，具有自然缓解和反复发作的特点。目前认为溃疡病的发生因"攻击因子"（胃酸、胃蛋白酶的分泌、幽门螺杆菌感染等）的作用增强，"防御因子"（胃黏液、重碳酸盐的分泌、前列腺素的产生等）受损所引起。使用抗消化性溃疡药的目的是促进二者间的平衡，促进溃疡愈合、防止复发和减少并发症的发生。

抗消化性溃疡药按其作用机制主要分为四类：抗酸药、胃酸分泌抑制药、胃黏膜保护药和抗幽门螺杆菌药。

一、抗酸药

抗酸药为弱碱性物质，口服后在胃内直接中和胃酸而降低胃内酸度和胃蛋白酶活性，缓解或消除胃酸、胃蛋白酶对胃、十二指肠黏膜的侵蚀和刺激，从而缓解疼痛和促进溃疡愈合。有些抗酸药如氢氧化铝、三硅酸镁等还能在胃液中形成凝胶而保护溃疡面和胃黏膜，有利于溃疡面的愈合。目前常用的抗酸药有：氢氧化铝、碳酸氢钠、铝碳酸镁等。此类药物单用效果差且影响排便，临床多用复方制剂（胃舒平等）以增强疗效，减少不良反应。临床常用抗酸药见表13-1-1。

表13-1-1　常用抗酸药比较表

药　物	作用特点	注意事项
氢氧化铝	抗酸作用较强、缓慢、持久。口服难吸收，在胃内形成凝胶，能保护溃疡面	可影响磷的吸收，可致便秘，不宜与四环素类药同服
碳酸氢钠	抗酸作用较弱、较快而短暂。口服易吸收，可碱化血液和尿液	中和胃酸时产生CO_2，可致嗳气、腹胀甚至溃疡穿孔。可致碱血症
铝碳酸镁	抗酸作用强、快、持久。口服易吸收，可致腹泻	不宜与酸性饮料（如果汁、葡萄酒）、四环素类药同服
氧化镁	抗酸作用强、缓慢、持久。口服难吸收，可致腹泻	干扰四环素类药物的吸收，应避免同时服用
三硅酸镁	抗酸作用弱、缓慢、持久。口服难吸收，可致腹泻	不宜与四环素类药同服

二、胃酸分泌抑制药

（一）H_2受体阻断药

1. 常用 H_2 受体阻断药

西咪替丁

西咪替丁（甲氰咪胍）为用于临床的第一代 H_2 受体阻断药。

【作用及临床用途】

竞争性阻断 H_2 受体，抑制基础胃酸和各种刺激（如食物、组胺等）引起的胃酸分泌，还对免疫功能有调节作用。用于胃及十二指肠溃疡、反流性食管炎、卓-艾综合征（胃泌素瘤），静脉滴注用于急性胃黏膜出血。对皮肤瘙痒症也有一定的疗效。

【不良反应及禁忌证】

（1）可出现头晕、便秘、腹泻、皮疹等。
（2）静滴速度过快，可使心率减慢，心肌收缩力减弱。
（3）长期用药或剂量过大，可出现男性乳房增大及性功能障碍，女性溢乳等。

2. 其他常用 H_2 受体阻断药（见表 13-1-2）

表 13-1-2　其他常用 H_2 受体阻断药的应用与特点

药物	应用与特点
雷尼替丁	① 抗酸作用强，持续 8～12 小时 ② 不良反应较轻，治疗量不引起内分泌紊乱 ③ 对肝药酶影响较小 ④ 静注过快可减慢心率
法莫替丁	① 是一种长效、强效的 H_2 受体阻断药，作用持续 12 小时 ② 不良反应少，偶有口干、呕吐、食欲缺乏等

（二）M_1受体阻断药

哌仑西平

哌仑西平（胃疡平）可选择性阻断胃壁细胞的 M_1 受体，抑制胃酸及胃蛋白酶原的分泌，保护胃黏膜，主要用于胃及十二指肠溃疡。疗效与西咪替丁相似，与西咪替丁合用可增强疗效。不良反应较轻。

（三）胃泌素受体阻断药

丙谷胺

丙谷胺化学结构与胃泌素相似，能竞争性阻断胃泌素受体，减少胃酸分泌，抑制胃酸及胃蛋白酶的分泌。用于胃及十二指肠溃疡的治疗，但疗效不及 H_2 受体阻断药。

（四）胃壁细胞 H^+ 泵（质子泵）抑制药

奥美拉唑

奥美拉唑（洛赛克）是第一个问世的质子泵抑制药，作用强大而持久。

【作用及临床用途】

1. 抑制胃酸分泌

奥美拉唑是目前最强的胃酸分泌抑制药，作用时间长，通过抑制壁细胞分泌胃酸的关键酶 H^+-K^+-ATP 酶，使酶失去活性，从而阻滞胃壁细胞内的 H^+ 转移至胃腔而抑制胃酸分泌。

2. 促进溃疡愈合

本药能增加胃黏膜血流量和促进胃黏膜生长，有利于溃疡愈合。

3. 抑制幽门螺杆菌

本品抑制幽门螺杆菌作用较弱，与其他抗幽门螺杆菌药物合用，可增强疗效，明显降低复发率。

适用于胃及十二指肠溃疡、反流性食管炎、上消化道出血、卓-艾综合征等。

【不良反应及禁忌证】

该药不良反应发生率较低，主要有恶心、呕吐、腹胀、腹痛、腹泻、口干、便秘等。偶见皮疹、外周神经炎、溶血性贫血、转氨酶增高、男性乳腺发育等。严重肾功能不全者及婴幼儿禁用。

此类药物还有第二代兰索拉唑，第三代泮托拉唑、雷贝拉唑等。

三、胃黏膜保护药

常用胃黏膜保护药的应用与特点见表 13-1-3。

表 13-1-3　常用胃黏膜保护药

常用药物	应用与特点
硫糖铝	① 在胃内环境中形成胶冻状，黏附在溃疡基底部，形成保护膜 ② 直接与胃蛋白酶结合，抑制其活性 ③ 用于治疗胃及十二指肠溃疡、慢性浅表性胃炎、反流性食管炎 ④ 不良反应轻，偶有恶心、腹泻、胃部不适、头昏、皮疹等

续表

常用药物	应用与特点
米索前列醇	① 性质稳定,口服吸收好 ② 增强胃黏膜屏障作用,抑制胃酸及胃蛋白酶的作用 ③ 用于消化性溃疡、应激性溃疡及急性胃黏膜损伤性出血 ④ 不良反应为稀便和腹泻,能兴奋子宫使其收缩,故孕妇禁用
枸橼酸铋钾	① 在胃内形成胶体,沉着于溃疡面,形成保护膜 ② 与胃蛋白酶结合,使其活性降低,促进胃黏液分泌,杀灭幽门螺杆菌 ③ 临床用于胃及十二指肠溃疡、慢性胃炎等 ④ 服药期间可见舌及大便黑染,应提前向病人说明。肾功能不良者及孕妇禁用。牛奶及抗酸药可干扰该药作用应避免同时服用,餐前服用效果较好

四、抗幽门螺杆菌药

幽门螺杆菌(Hp)的感染与消化性溃疡、慢性胃炎、胃癌的发病有密切关系。它寄居于胃及十二指肠的黏膜层与黏膜细胞之间,能产生有害物质,分解黏液,对黏膜产生损伤作用,引发溃疡。杀灭幽门螺杆菌,能明显减少十二指肠溃疡的复发率。因此,根治幽门螺杆菌具有重要意义。

目前临床常用的抗幽门螺杆菌药物有:抗菌药,如甲硝唑、呋喃唑酮、克拉霉素、左氧氟沙星、氨苄西林、阿莫西林等;含铋制剂;质子泵抑制剂。最常用的方案是以质子泵抑制剂(PPIs)或铋剂为基础,加两种抗菌药的三联疗法。典型治疗方案是奥美拉唑、克拉霉素、阿莫西林或甲硝唑联用。

五、抗消化性溃疡药的用药指导及监护流程(图13-1-1)

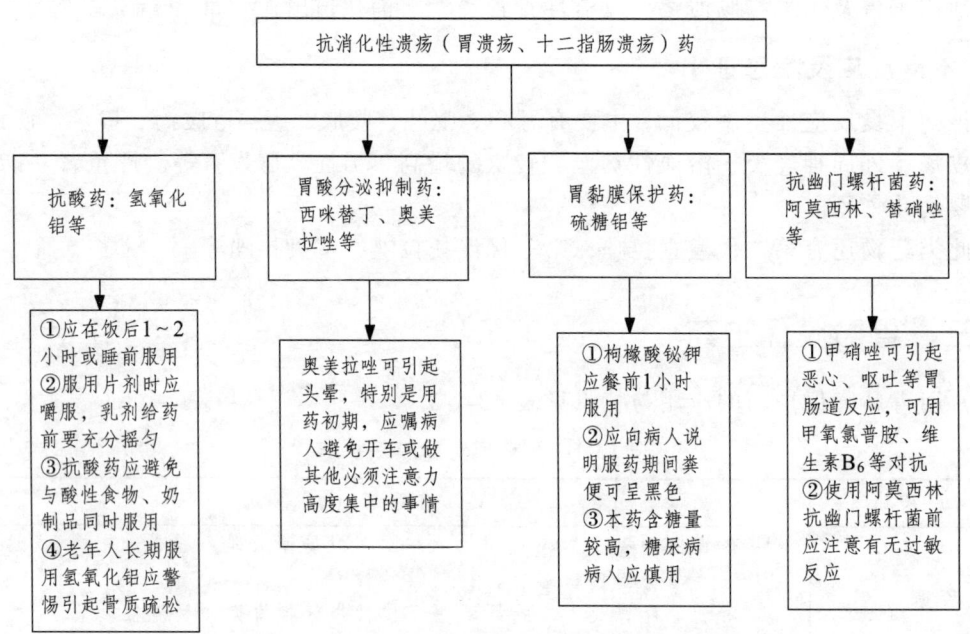

图13-1-1 抗消化性溃疡药的用药指导及监护流程

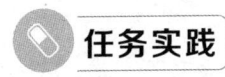
任务实践

【案例分析】

（1）病人王某，48岁，上腹部反复发作性疼痛6年，冬春季加重，一周前无明显诱因上腹部疼痛加重，伴有反酸，饥饿时疼痛明显，饭后缓解，夜间常常痛醒。入院诊断：消化性溃疡。

讨论：

① 此病可选择哪些药物治疗？

② 治疗过程中用药应注意哪些方面？

（2）患者，男性，36岁。职业为出租车司机，有吸烟史，间断少量饮酒，因"嗳气、反酸、上腹部疼痛加重2月余"就诊。病程中伴消瘦、乏力、食欲缺乏。胃镜检查为：慢性浅表性胃窦炎（并胆汁反流）、胃溃疡。医生开具下列药物：奥美拉唑、溴丙胺太林（普鲁本辛）、多潘立酮。

讨论：

该处方是否合理？为什么？

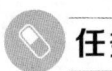
任务评价

以小组为单位进行讨论，说说常用抗酸药的名称、作用特点、分类和代表药的应用，以及常用胃黏膜保护药的名称与作用特点等，并即时作出评价。

表 13-1-4 项目十三 任务一 任务评价

	评价内容与标准	分值	得分			平均分
			自评	互评	教师评	
1	常用抗酸药名称、作用特点	30				
2	常用抗酸药的分类、代表药的应用	30				
3	常用胃黏膜保护药名称、作用特点	40				
	合计					

13-1 知识拓展

任务二 泻药与止泻药

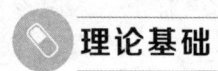

一、泻 药

泻药是一类能促进肠内容物排出的药物。按其作用机制可分为：① 容积性泻药，如硫酸镁、硫酸钠等；② 刺激性泻药，如酚酞、比沙可啶等；③ 润滑性泻药，如液状石蜡、甘油等。

（一）容积性泻药

容积性泻药又称渗透性泻药，口服后肠道吸收很少，通过增加肠容积而促进肠道推进性蠕动，产生泻下作用。

硫酸镁

硫酸镁（泻盐）给药途径不同，可产生不同的药理作用。

【作用及临床用途】

1. 导泻作用

硫酸镁口服不易吸收，可迅速提高肠腔内的渗透压而抑制肠内水分的吸收，并使肠壁水分转向肠腔，增加肠腔容积，刺激肠壁，增强肠蠕动。其导泻作用快而强，空腹服药、大量饮水效果更好，口服5%溶液用于清除肠内毒物，或与驱虫药同服辅助驱虫后虫体的排出以及急性便秘的治疗。

2. 利胆作用

将高浓度（33%）硫酸镁口服或用导管直接灌入十二指肠，刺激肠黏膜，可反射性地引起胆囊收缩、胆道括约肌松弛，促进胆囊排空，从而产生利胆作用。可用于阻塞性黄疸和慢性胆囊炎等。

3. 抗惊厥作用

硫酸镁注射给药后，可产生强大的中枢抑制和骨骼肌松弛作用，从而产生抗惊厥作用。可用于破伤风和子痫所致的惊厥。

4. 降压作用

硫酸镁注射给药后，可直接松弛血管平滑肌，扩张血管，使血压迅速下降。仅用于高血压危象、高血压脑病及妊娠高血压综合征。

5. 消除局部水肿

50%的硫酸镁热敷患处，可改善局部血液循环，有消除局部水肿的功效。

【不良反应】

（1）可能引起嗳气、腹痛、食欲减退等。连续服用硫酸镁可引起便秘，部分患者可出现麻痹性肠梗阻，停药后可好转。

（2）本药导泻的同时，因刺激可致盆腔充血，月经期妇女、孕妇禁用。强烈的导泻可致脱水，有脱水症状者禁用。

（3）注射给药过快或过量可引起急性中毒，表现为中枢抑制、血压骤降、腱反射消失、呼吸抑制等，若抢救不及时，可导致死亡。

（二）其他常用泻药（见表 13-2-1）

表 13-2-1 其他常用泻药的作用和用途以及注意事项

药物	作用和用途	注意事项
酚酞（果导）	口服后刺激结肠黏膜，增强肠蠕动而导泻，用于治疗便秘，也可在结肠镜检查或X线检查时用作肠道清洁剂	偶见肠绞痛、出血倾向；罕见过敏反应。在碱性尿液中呈红色
液状石蜡	润滑肠壁并软化粪便而导泻，适用于儿童、年老体弱及有高血压、痔疮等患者的便秘	久用可妨碍脂溶性维生素及钙、磷的吸收。婴幼儿禁用
比沙可啶	刺激结肠推进性蠕动而导泻。主要用于急、慢性便秘	可致肠痉挛、直肠炎等。急腹症、炎症性肠病患者禁用
开塞露	为高渗溶液，导泻迅速、安全、方便，适用于轻度便秘，尤其适合儿童和老年病人	使用时将药液经肛门直接挤入直肠

二、止泻药

腹泻是多种疾病的症状，应以对因治疗为主，但剧烈而持久的腹泻，可引起脱水和电解质紊乱，应适当给予止泻药。目前临床常用的止泻药分为两大类：肠蠕动抑制药，如地芬诺酯、洛哌丁胺等；收敛吸附药，如蒙脱石散、鞣酸蛋白、药用炭等。常用止泻药见表 13-2-2。

表 13-2-2 常用止泻药的作用与用途以及注意事项

药物	作用与用途	注意事项
地芬诺酯（止泻宁）	属人工合成的哌替啶衍生物，止泻作用类似于吗啡，减少肠蠕动而止泻。主要用于急、慢性功能性腹泻	偶有口干、恶心、嗜睡、烦躁、失眠等不良反应，减量或停药后即消失，长期大量使用可成瘾
洛哌丁胺（易蒙停）	与地芬诺酯相似，抑制肠蠕动的作用迅速而强大，适用于急、慢性腹泻	不良反应有皮疹、食欲不振、恶心、头晕等。幼儿禁用
蒙脱石散（思密达）	口服后可将多种病原体吸附于肠腔的表面，随肠蠕动排出体外。用于急、慢性腹泻，儿童急性腹泻疗效较佳	本药不宜和其他药物同服，以免影响吸收。必须合用时，应在服用本药1小时后。偶有轻微便秘

三、泻药的用药指导及监护流程（图 13-2-1）

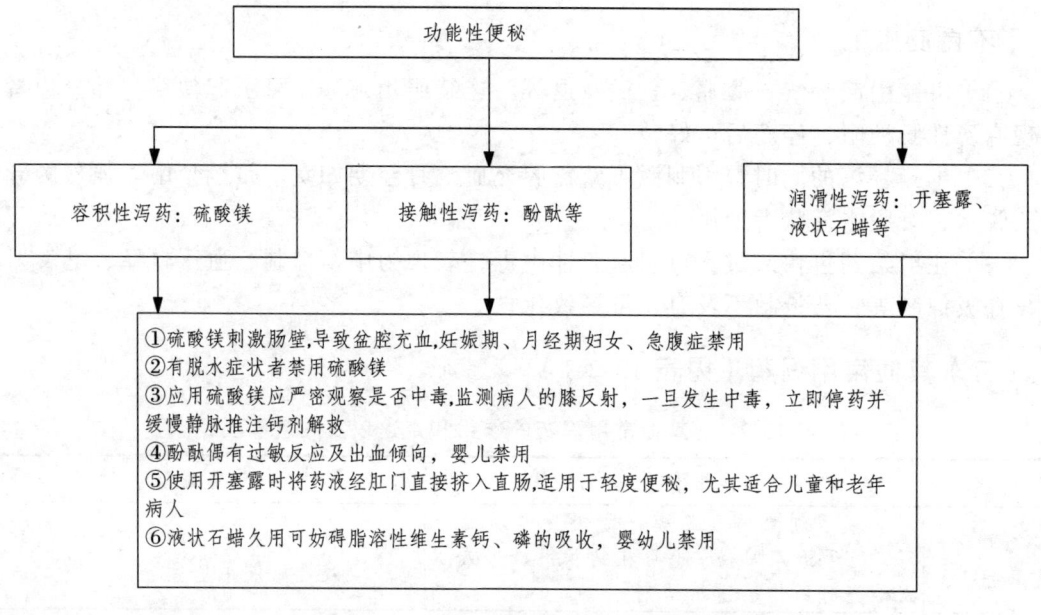

图 13-2-1 泻药的用药指导及监护流程

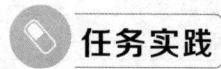

【案例分析】

张女士，25岁，妊娠28周，经医生检查诊断为妊娠高血压综合征，目前应用硫酸镁治疗。在治疗过程中出现恶心、面部潮红、膝反射消失、肌肉软弱无力等现象，呼吸浅而慢，每分钟10次。

讨论：

① 考虑病人此时可能出现什么情况？

② 给出应采取的抢救措施。

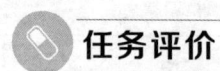

以小组为单位进行讨论，说说硫酸镁的作用、临床用途以及不良反应等，并即时作出评价。

表 13-2-3　项目十三　任务二　任务评价

	评价内容与标准	分值	得分			平均分
			自评	互评	教师评	
1	硫酸镁口服与注射给药的作用	30				
2	硫酸镁的临床用途	30				
3	硫酸镁口服与注射给药的不良反应	40				
	合计					

13-2　知识拓展

任务三　止吐药及胃肠促动力药

理论基础

止吐药是指作用于不同环节抑制呕吐反应的药物。包括以下几类：

（1）M 胆碱受体阻断药，如阿托品、东莨菪碱等。

（2）H₁受体阻断药，如苯海拉明、异丙嗪等。

（3）多巴胺受体阻断药：

① 抗精神病药，如氯丙嗪、氟哌啶醇等。

② 胃肠动力药，如多潘立酮、甲氧氯普胺等。

（4）5-羟色胺受体阻断药，如昂丹司琼等。

（5）其他，如西沙必利、舒必利等。

下面主要介绍甲氧氯普胺、多潘立酮、昂丹司琼，其他药物见相关章节。

甲氧氯普胺

甲氧氯普胺（又称胃复安、灭吐灵）口服易吸收。

【作用及临床用途】

本品是第一代胃肠动力药，通过阻断多巴胺受体而产生强大的中枢性镇吐作用，也可增强胃及上部肠段运动，促进胃及小肠蠕动和排空，加速胃排空。常用于治疗慢性功能性消化不良引起的胃肠动力障碍，如慢性胃炎、胃下垂伴胃动力低下、功能性消化不良，胆胰疾病等引起的腹胀、腹痛、嗳气、胃灼热及食欲不振等，糖尿病性胃排空功能障碍，反流性食管炎、胆汁反流性胃炎，以及各种原因引起的恶心、呕吐。

【不良反应】

不良反应常见昏睡、烦躁不安、倦怠无力；少见乳腺肿痛、恶心、便秘、皮疹、腹泻。大剂量或长期使用可出现锥体外系症状，注射给药可引起直立性低血压。孕妇禁用。

多潘立酮

多潘立酮（吗丁啉）属第二代胃肠动力药，也是多巴胺受体阻断药。其特点是不易透过血脑屏障，几乎无锥体外系反应。口服、肌内注射、静脉注射或直肠给药均可。主要用于因胃排空延缓、胃食管反流、食道炎引起的消化不良，也可用于各种原因引起的恶心、呕吐。其不良反应较轻，偶见口干、腹泻、腹痛、头痛、倦怠、心律失常、一过性皮疹或瘙痒；非哺乳期泌乳、更年期后妇女及男性乳房胀痛，女性月经失调。婴幼儿及孕妇慎用。

昂丹司琼

本药能选择性抑制中枢和迷走神经传入纤维 5-HT_3 受体，产生强大的止吐作用，临床用于放疗、化疗引起的恶心、呕吐，但对晕动症引起的呕吐无效。其不良反应有头痛、疲劳、便秘或腹泻等。

 任务评价

以小组为单位进行讨论，分别说说多潘立酮、甲氧氯普胺的作用及临床应用等，并即时作出评价。

表 13-3-1　项目十三　任务三　任务评价

	评价内容与标准	分值	得分			平均分
			自评	互评	教师评	
1	多潘立酮的主要作用与应用	30				
2	甲氧氯普胺的临床用途	30				
3	甲氧氯普胺的作用	40				
	合计					

13-3　知识拓展

项目十四 激素类药物

任务一 肾上腺皮质激素类药

 理论基础

肾上腺皮质激素是肾上腺皮质合成和分泌的一类激素,简称皮质激素。皮质激素分为两大类:① 盐皮质激素:包括去氧皮质酮、皮质酮和醛固酮。主要用于慢性肾上腺皮质功能减退症,纠正水、电解质紊乱,维持机体水、电解质平衡。② 糖皮质激素:主要有可的松和氢化可的松。生理剂量时主要影响糖、蛋白质及脂肪代谢,对水、盐代谢影响较小。超生理剂量时,可产生多方面的药理作用,临床应用广泛。通常说的皮质激素主要是指糖皮质激素,本节主要介绍糖皮质激素类药物。皮质激素的分泌具有昼夜节律性,凌晨开始上升,上午 8~10 时为分泌高峰,随后逐渐下降,午夜 12 时为低潮,这是由促肾上腺皮质激素(ACTH)昼夜节律所引起的。

一、糖皮质激素类药

根据糖皮质激素作用维持时间长短,将其分为短效、中效、长效三类。短效:氢化可的松、可的松;中效:泼尼松、泼尼松龙;长效:地塞米松、倍他米松等。

【作用】

1. 对物质代谢的影响

(1)糖代谢:能增加肝糖原、肌糖原含量并升高血糖。其原因为:促进糖原异生,减慢葡萄糖分解,且有利于中间代谢产物再合成葡萄糖,并减少机体组织对葡萄糖的利用。

(2)蛋白质代谢:能促进胸腺、淋巴结、肌肉、皮肤、骨等组织的蛋白质分解代谢,使血清氨基酸含量和尿氮的排泄量增加,造成负氮平衡;大剂量糖皮质激素还能抑制蛋白质的合成。

(3)脂肪代谢:能促进脂肪分解,并抑制其合成,使大量游离脂肪酸肝组织氧化分解,对糖尿病可诱发酮症酸血症。大剂量长期使用可以增高血浆胆固醇,促进皮下脂肪分解，而重新分布在面部、上胸部、颈背部、腹部和臀部，形成向心性肥胖，表现为"满月脸，水牛背"。

（4）水和电解质代谢：长期大量应用时呈现明显的保钠排钾作用。还能促进肾脏对钙的排出，抑制小肠对钙的吸收，长期应用可导致骨质疏松。

2. 抗炎作用

糖皮质激素有强大的抗炎作用，能对抗物理、化学、生物、免疫等各种原因引起的炎症。对炎症早期可收缩局部血管，降低毛细血管通透性，减轻渗出、水肿、白细胞浸润及吞噬反应，从而改善红、肿、热、痛。在炎症后期可抑制毛细血管和成纤维细胞的增生，延缓肉芽组织生长，防止粘连和瘢痕形成，减少后遗症。炎症反应是机体的一种防御功能，炎症后期的反应更是机体组织修复的重要过程，因此，这种抗炎作用同时也降低了机体的防御功能，引起感染扩散，伤口愈合迟缓。

3. 免疫抑制与抗过敏作用

糖皮质激素对免疫过程的许多环节均有抑制作用：① 抑制巨噬细胞对抗原的吞噬和处理；② 加速淋巴细胞的破坏和解体，使人体淋巴细胞移行至血液以外的组织，血中淋巴细胞减少，从而抑制细胞免疫；③ 抑制 B 细胞转化为浆细胞，进而使抗体生成减少；也抑制补体的生成，干扰体液免疫反应。糖皮质激素还能减少组胺、5-羟色胺、过敏性慢反应物质、缓激肽等过敏介质的产生，减少过敏性疾病的症状和抑制异体器官移植的排斥反应。

4. 抗毒素作用

糖皮质激素可提高机体对细菌内毒素的耐受力，减轻其对机体造成的损害。但糖皮质激素对细菌外毒素无对抗作用，也不能保护机体受细菌外毒素的损害。

5. 抗休克作用

大剂量的糖皮质激素具有抗休克作用，常用于各种严重休克的抢救，对中毒性休克疗效尤好。其作用主要与下列因素有关：① 稳定溶酶体膜，减少心肌抑制因子（MDF）的形成，从而防止由心肌抑制因子引起的心肌收缩减弱和内脏血管收缩，加剧休克时的微循环障碍；② 降低血管对某些缩血管物质的敏感性，解除血管痉挛，改善微循环，增强机体对缺氧的耐受力；③ 直接兴奋心脏，增强心肌收缩力、增加心排出量、扩张痉挛血管、增加肾血流量。

6. 其他作用

（1）对血液和造血系统的影响：刺激骨髓造血机能，使血小板、红细胞、纤维蛋白原和血红蛋白含量增加，淋巴细胞、嗜酸性粒细胞数目减少。

（2）对中枢神经系统的影响：能提高中枢神经系统的兴奋性，可出现欣快、激动、失眠等，偶可诱发精神失常或癫痫发作。

（3）对骨骼的影响：抑制成骨细胞的活力，使骨盐不易沉着，骨质形成发生障碍。大量糖皮质激素可促进钙自尿中排泄，也是导致骨质疏松的原因之一。

（4）对消化系统的影响：可增加胃酸及胃蛋白酶的分泌，增强食欲，促进消化。但大剂量应用能减少胃黏液分泌，使胃黏膜自我保护与修复能力降低，诱发或加重溃疡。

【临床用途】

1. 治疗自身免疫性疾病、器官移植排斥反应和过敏性疾病

（1）自身免疫性疾病：对风湿热、风湿性心肌炎、风湿性及类风湿性关节炎、全身性红斑狼疮及肾病综合征等自身免疫性疾病可缓解症状，停药后易复发。异体器官移植手术后产生的免疫性排斥反应也可使用皮质激素。

（2）过敏性疾病：荨麻疹、支气管哮喘、过敏性鼻炎、过敏性皮炎、血清病、血管神经性水肿、过敏性休克、输血反应等用其他药物治疗无效者，加用糖皮质激素可缓解症状，达到治疗目的。

2. 用于严重感染和预防炎症后遗症

大剂量应用糖皮质激素常可迅速缓解症状，保护心、脑等重要器官，减少组织损害，帮助患者度过危险期，如中毒性痢疾、暴发型流行性脑膜炎、中毒性肺炎、猩红热等急性严重感染。在应用足量有效的抗微生物药治疗的前提下，加用糖皮质激素做辅助治疗。待急性症状缓解后，先停用糖皮质激素，直至感染完全控制，再停用抗微生物药。病毒性感染一般不用激素，因用后可减低机体的防御能力反使感染扩散而加剧。但对严重病毒感染（严重传染性肝炎、流行性腮腺炎、麻疹和乙型脑炎等），也有缓解症状的作用。

糖皮质激素能减少炎症渗出，防止组织的过度破坏，抑制粘连及瘢痕的形成。对某些重要脏器和要害部位的炎症，可早期应用糖皮质激素，以减轻症状及防止后遗症的发生。例如结核性脑膜炎、脑炎、心包炎、风湿性心瓣膜炎。

3. 抗休克治疗

大剂量糖皮质激素适用于各种休克，有助于病人度过危险期。对感染中毒性休克，须与足量有效的抗菌药物合用，并应早期、当量、短时间使用。对过敏性休克，因本药起效慢，应先采用肾上腺素，随后合用糖皮质激素；对于心源性休克，要结合病因治疗。低血容量性休克在补液、补电解质或输血后效果不显著者，可合用大剂量糖皮质激素。

4. 治疗血液病

对急性淋巴细胞性白血病，尤其是儿童急性淋巴细胞性白血病，有较好的疗效；对再生障碍性贫血、粒细胞缺乏症、血小板减少症和过敏性紫癜能改善症状，但停药后易复发。

5. 局部应用

局部应用外用制剂对接触性皮炎、湿疹、肛门瘙痒和牛皮癣等皮肤病都有效,严重病例需全身用药。也可用于结膜炎、角膜炎和虹膜炎的治疗。

6. 替代疗法

用于肾上腺皮质功能减退、腺垂体功能减退及肾上腺次全切除术后。

【不良反应与禁忌证】

1. 长期大量应用引起的不良反应

(1) 类肾上腺皮质功能亢进综合征:长期大量应用糖皮质激素引起物质代谢和水盐代谢紊乱的结果,表现为:满月脸、水牛背、向心性肥胖、浮肿、皮肤变薄、多毛、痤疮、肌无力和肌萎缩、低血钾、高血糖、高血压等症状。一般不需要特殊治疗,停药后症状可自行消退。

(2) 诱发或加重感染:由于糖皮质激素抗炎不抗菌,且降低机体的防御功能,细菌易乘虚而入,诱发感染或促进体内原有病灶如结核、化脓性病灶等扩散、恶化,特别是原有疾病致抵抗力下降者,如肾病综合征、再生障碍性贫血病人等。

(3) 消化系统并发症:可诱发或加重消化性溃疡,甚至造成消化道出血或穿孔,对少数病人可诱发胰腺炎或脂肪肝。

(4) 心血管系统并发症:长期应用,由于水、钠潴留和血脂升高可诱发高血压和动脉粥样硬化,还可引起脑卒中、高血压性心脏病、血管脆性增加等。

(5) 骨质疏松及伤口愈合迟缓:糖皮质激素减少钙、磷在肠道的吸收并增加其排泄,且长期应用抑制骨细胞活力,造成骨质疏松。多见于儿童、绝经期妇女和老人,严重者可发生自发性骨折。此外,可延缓创伤的伤口愈合。由于抑制生长激素的分泌和造成负氮平衡,还可影响儿童的生长发育。孕妇早期应用,可致畸胎或新生儿皮质功能低下。

(6) 神经精神异常:还可引起多种形式的行为异常甚至精神病症状,也可诱发癫痫发作。

2. 停药反应

(1) 医源性肾上腺皮质萎缩和功能不全:长期应用超生理剂量糖皮质激素的病人,由于外源性糖皮质激素反馈性抑制下丘脑-垂体-肾上腺皮质轴,使促肾上腺皮质激素(ACTH)分泌减少,引起肾上腺皮质萎缩和功能不全,骤然停药或减量过快,可出现食欲不振、恶心、体重减轻、肌肉无力、肌肉或关节痛、低血压、低血糖、心跳快、嗜睡、低热或颅内压增高等表现。如遇到应激性刺激(如严重感染、创伤、出血),症状加重,严重时出现肾上腺皮质危象,表现为恶心、呕吐、乏力和低血压,甚至休克,需及时抢救。所以长期应用皮质激素的病人不可骤然停药,需缓慢递减,且停用激素后需连续应用促肾上腺皮质激素7天左右;再停药1年内如遇应激情况,应及时补充糖皮质激素。

（2）反跳现象：病人症状基本控制后，突然停药或减量过快，可引起原病复发或加重。其原因是长期用药病人对糖皮质激素产生了依赖性，或糖皮质激素用量不足病情未充分控制，常需加大剂量再行治疗，待症状缓解后再缓慢减量、停药。

3. 禁忌证

糖皮质激素对人体有有利和不利两方面。当适应证和禁忌证并存时，应全面分析、权衡利弊、慎重决定。一般病情危急的适应证，虽有禁忌证存在，仍不得不用，待危急情况过后，尽早停药或减量。糖皮质激素的禁忌证有：肾上腺皮质功能亢进、重症高血压、活动性消化性溃疡、糖尿病、精神病、癫痫、骨折、创伤修复期、新近胃肠吻合术、角膜溃疡、孕妇、抗微生物药物不能控制的感染等禁用。

二、肾上腺皮质激素类药的用药指导及监护流程（图14-1-1）

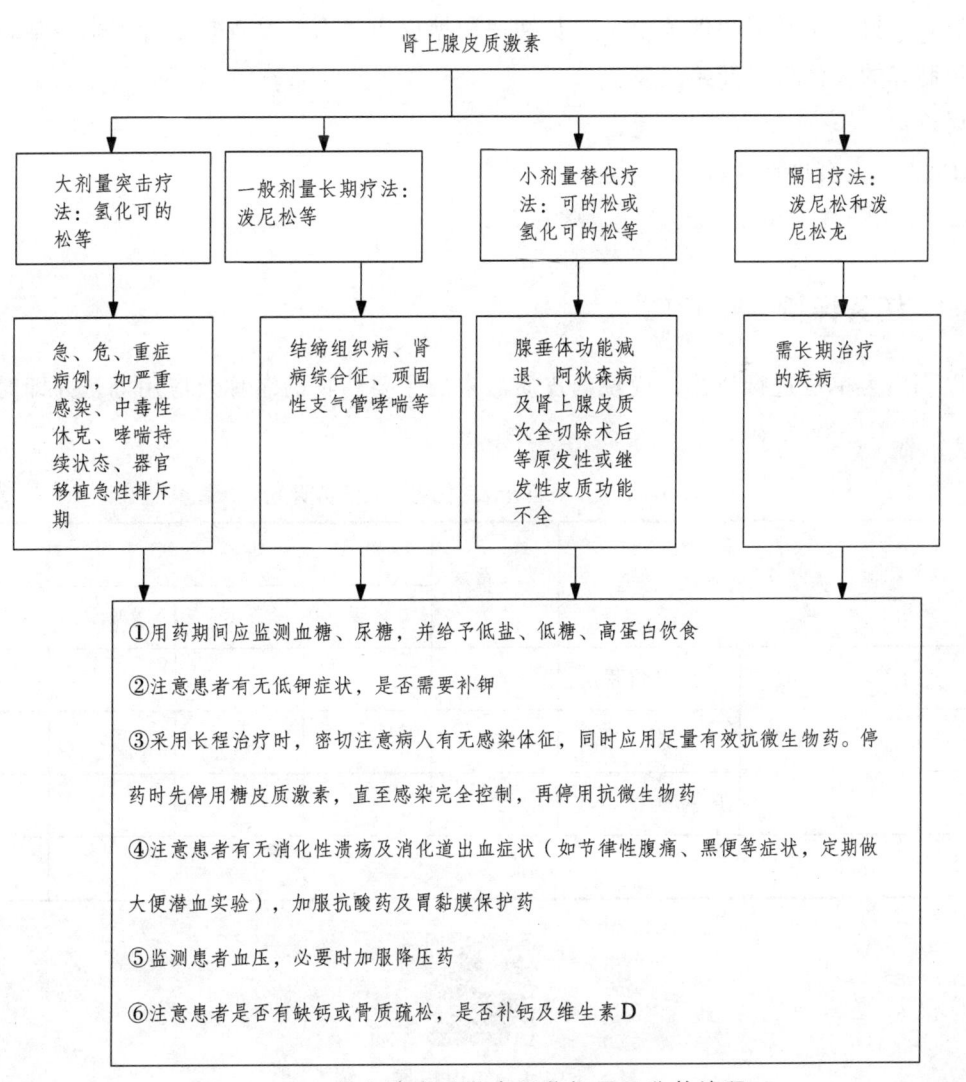

图 14-1-1　肾上腺皮质激素用药指导及监护流程

任务实践

【处方分析】

患者，男，40岁。患有风湿性关节炎，近日伴发感冒，医生开具下列处方，请问该处方是否合理，为什么？

处方：阿司匹林片 0.5 g × 30

用法：一次 0.5 g，一日 3 次

泼尼松片 5 mg × 60

用法：一次 10 mg，一日 3 次

【案例分析】

患者，男，患类风湿性关节炎，长期使用糖皮质激素，发现自己近年来经常感冒，曾经控制好的胃溃疡又开始复发。

讨论：

① 为什么会出现这种情况？

② 使用糖皮质激素时又该注意些什么呢？

任务评价

以小组为单位进行讨论，说说糖皮质激素的主要药物的名称及应用等，并即时作出评价。

表 14-1-1　项目十四　任务一　任务评价

	评价内容与标准		分值	得分			平均分
				自评	互评	教师评	
1	糖皮质激素	主要作用	40				
2		临床应用	40				
3		用药监护要点	20				
		合计					

14-1　知识拓展

任务二 甲状腺激素和抗甲状腺药

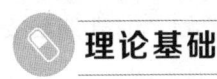

一、甲状腺激素

甲状腺激素是由甲状腺合成、贮存和分泌的维持机体正常代谢和生长发育所必需的一类激素，包括甲状腺素（T_4，又称四碘甲状腺原氨酸）和三碘甲状腺原氨酸（T_3）。甲状腺激素合成和分泌由下丘脑-腺垂体调控，当血中 T_4 和 T_3 的浓度过高时又可对下丘脑及腺垂体产生负反馈作用。

【作用】

1. 维持正常生长发育

甲状腺激素为人体正常生长发育所必需，主要促进骨骼和脑的生长发育。其分泌不足或过量都可引起疾病。婴幼儿甲状腺功能低下时，身体和智力发育均受影响，表现为身材矮小、发育迟缓、智力低下，称呆小病；成年人可引起黏液性水肿。

2. 促进代谢

甲状腺激素能促进蛋白质、糖、脂肪和水盐代谢，加速物质氧化，使耗氧量增加，基础代谢率升高，产热量增多。甲状腺功能亢进时则有怕热、多汗等症状；成人甲状腺功能不全时，病人畏寒，其他代谢活动降低，严重时可引起黏液性水肿。

3. 维持神经系统功能和心血管效应

甲状腺激素维持中枢神经和交感神经兴奋性，提高心血管对儿茶酚胺类的敏感性。因而在甲状腺功能亢进时可出现急躁、震颤、心率加快、血压增高等现象。

【临床应用】

1. 治疗甲状腺功能减退

（1）呆小病：对婴幼儿的治疗越早越好，若尽早诊治，发育仍可正常，若治疗过晚，躯体虽发育正常，但智力仍然低下；

（2）黏液性水肿：可以消除水肿、脉缓、困倦、低体温、肌无力等症状。

2. 单纯性甲状腺肿

以含碘食盐、食物预防为主，也可给予适量甲状腺激素，以补充内源性激素的不足，并可抑制促甲状腺激素分泌，减轻甲状腺组织的代偿性增生。

【不良反应与禁忌证】

甲状腺激素过量时可出现甲状腺功能亢进的临床表现。轻者,体温与基础代谢率均高于正常,表现出心悸、多汗、失眠、手震颤、体重减轻等不良反应;重者,则出现腹泻、呕吐、发热、脉搏快而不规则等,甚至有心绞痛、心力衰竭、肌肉震颤或痉挛。糖尿病、冠心病、快速型心律失常、肾上腺皮质功能低下患者禁用,孕妇、哺乳期妇女、老年人慎用。

二、甲状腺激素的用药指导及监护流程(图 14-2-1)

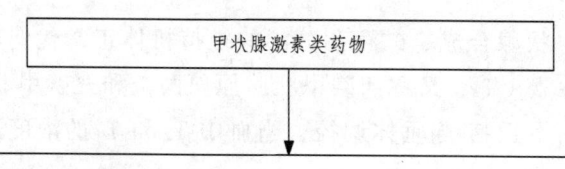

①晨起空腹服用,以免影响睡眠;注意观察患者有无甲亢体征(体温、脉搏、体重、消化功能等情况)

②甲状腺激素减退症一般要终生替代治疗,一定要按医嘱按时服药,不可时断时续

③黏液性水肿病人也需终生用药,故应告诉病人定期检查,以确定用药剂量,切不可随意改变剂量或停用

④老年人及伴循环严重疾病的病人须慎用,可诱发心绞痛、心力衰竭等,一旦发生立即停药,必要时用 β 受体阻断药对抗

图 14-2-1 甲状腺激素的用药指导及监护流程

三、抗甲状腺药

抗甲状腺药是能暂时或长期消除甲亢症状的药物,目前常用的有硫脲类、碘和碘化物、放射性碘和 β 受体阻断药等。

(一)硫脲类

硫脲类是最常用的抗甲状腺药,可分为两类:(1)硫氧嘧啶类:常用药物有甲硫氧嘧啶、丙硫氧嘧啶;(2)咪唑类:常用药物有甲巯咪唑(他巴唑)、卡比马唑(甲亢平)。

【作用】

1. 抑制甲状腺激素的合成

本类药物主要通过抑制过氧化物酶,从而阻止酪氨酸的碘化及碘化酪氨酸的缩合,抑制 T_4 和 T_3 的合成。因此,硫脲类对已合成的激素无效,须待已合成的甲状腺激素消耗完才能生效。服药 2~3 周后甲状腺功能亢进症状开始缓解,1~3 个月后基础代谢率才恢复正常。

2. 免疫抑制作用

硫脲类有轻度的免疫抑制作用，能抑制免疫球蛋白的合成，使血循环中甲状腺刺激性免疫球蛋白（TSH）含量下降。故对自身免疫性甲亢除能控制高代谢症状外，还具有一定的病因治疗作用。

【临床应用】

1. 甲亢的内科治疗

本类药物适用于轻度、不宜手术和放射性碘治疗的甲亢患者。经 1~3 个月基础代谢率接近正常时，药量可以递减，直至维持量，疗程 1~2 年。

2. 甲亢术前准备

为减少甲状腺次全切除手术的患者在麻醉和手术后的并发症，防止术后发生甲状腺危象，在术前应服用硫脲类药物至甲状腺功能恢复正常。但应用硫脲类后甲状腺增生充血，不利于手术，故术前 2 周应加服大剂量碘剂，使腺体坚实，减少充血，以利于手术进行。

3. 甲状腺危象的治疗

甲亢患者由于精神刺激、感染、手术、外伤等诱因，使甲亢腺激素突然大量释放入血，导致病情恶化，病人出现高热、心力衰竭、肺水肿、电解质紊乱等而危及生命，称甲状腺危象。甲状腺危象的患者可因高热、虚脱、心力衰竭、肺水肿、电解质紊乱而死亡。对此，须消除诱因，除对症治疗外，应使用大剂量碘剂阻止甲状腺激素的释放，合用大剂量硫脲类作辅助治疗。

【不良反应与禁忌证】

1. 过敏反应

过敏反应最常见，多为皮疹、发热、荨麻疹等轻度过敏反应。发生过敏反应应密切观察，多数情况不需停药也可消失。

2. 粒细胞缺乏症

粒细胞缺乏症为严重不良反应，发生率为 0.3%~0.6%，多在用药后 2~3 个月发生，老年人较易发生。

3. 胃肠道反应

表现为厌食、呕吐、腹痛、腹泻等。

4. 甲状腺肿

本类药物长期应用后，可使血清甲状腺激素水平显著下降，反馈性增加 TSH 分泌而引起腺体代偿性增生，腺体增大、充血，及时停药后可自愈，但严重者可产生压迫症状。

硫脲类易进入乳汁和通过胎盘，妊娠妇女慎用，哺乳期妇女禁用。甲状腺癌、结节性甲状腺肿合并甲亢等患者禁用。

（二）碘和碘化物

碘和碘化物类药物常用的有碘化钾、碘化钠和复方碘口服液（又称卢戈液，含碘5%、碘化钾10%）。

【作用】

口服碘剂后，因剂量不同可产生两种不同的作用。

1. 小剂量碘剂促进甲状腺激素合成

碘是合成甲状腺激素的原料，甲状腺具有浓集碘的能力，甲状腺内含碘量占人体内碘量80%。当碘摄入量不足时，甲状腺激素合成减少，反馈性的使TSH分泌增多，刺激甲状腺组织增生性增生，导致单纯性甲状腺肿。

2. 大剂量碘剂产生抗甲状腺作用

大剂量的碘能抑制甲状腺激素的释放，通过抑制甲状腺球蛋白水解酶，使甲状腺激素不能和甲状腺球蛋白水解酶解离；其次，抑制过氧化物酶，影响酪氨酸碘化和碘化酪氨酸的缩合，使T_4、T_3合成减少；此外，大剂量的碘剂能抑制垂体分泌TSH，使甲状腺缩小、变硬、血管减少。

【临床应用】

1. 单纯性甲状腺肿

单纯性甲状腺肿是由于食入碘量不足所致，在食盐加入碘化钾和碘化钠可防止发病。早期病人可用复方碘口服液或碘化钾治疗，但对晚期病人疗效差。如腺体太大或已有压迫症状者应考虑手术治疗。

2. 大剂量碘的应用

大剂量碘的应用只限于以下情况：

（1）甲亢术前准备：于术前二周加用复方碘口服液，使甲状腺组织退化、血管减少，腺体缩小、变硬，有利于手术进行并减少出血。

（2）甲状腺危象：大剂量碘剂可阻止甲状腺激素的释放，可将碘化钾加入10%葡萄糖溶液中静脉滴注；也可用复方碘口服液。需同时合用硫脲类药物及其他综合治疗措施。

【不良反应与禁忌证】

1. 过敏反应

少数对碘过敏的病人在用药后几小时内即可发生血管神经性反应，表现为上呼吸道刺激症状、黏膜水肿、皮疹、药热、皮炎等，严重者可因上呼吸道黏膜水肿及喉头水肿而窒息。

2. 慢性碘中毒

长期应用可引起慢性碘中毒，表现为口腔及咽喉烧灼感、唾液分泌增多、鼻炎和结膜刺激症状等，停药可消退。

3. 诱发甲状腺功能紊乱

长期服用碘剂可诱发甲亢，因此长期用药需注意碘化物对甲状腺功能产生的严重影响。碘过敏、活动性肺结核病人禁用。

(三) 放射性碘

临床常用的放射性碘为 ^{131}I，其药物半衰期 $t_{1/2}$ 为 8 天。

利用甲状腺高度摄碘能力，^{131}I 被甲状腺摄取，并可产生 β 射线。β 射线在组织内的射程为 0.5~2 mm，辐射损伤仅限于甲状腺实质，因增生组织对辐射更为敏感，故 β 射线主要破坏甲状腺实质，很少波及周围组织。

^{131}I 适用于不宜手术、手术后复发或其他药物无效及过敏者。其作用缓慢，一般于用药后 1 个月开始显效，经 3~4 个月可达最大疗效。

^{131}I 剂量过大易致甲状腺功能低下，一旦发生需补充甲状腺激素。重症甲亢病人、孕妇、哺乳期妇女及碘过敏者禁用。

(四) β受体阻断药

β受体阻断药如普萘洛尔、美托洛尔等较为常用，主要通过阻断β受体发挥治疗作用：① 阻断$β_1$受体，降低心率。② 能通过血脑屏障进入中枢，阻断中枢β受体，减轻焦虑。③ 阻断外周去甲肾上腺素能神经末梢突触前膜$β_2$受体，抑制正反馈调节作用，减少去甲肾上腺素的释放，对抗儿茶酚胺的作用等。本类药物临床主要用于控制甲亢症状、甲亢术前准备及甲状腺危象的辅助治疗。适用于不宜手术、不宜应用抗甲状腺药物及 ^{131}I 治疗的甲亢病人，可迅速减轻焦虑、震颤及窦性心动过速等症状。

四、抗甲状腺药的用药指导及监护流程（图 14-2-2）

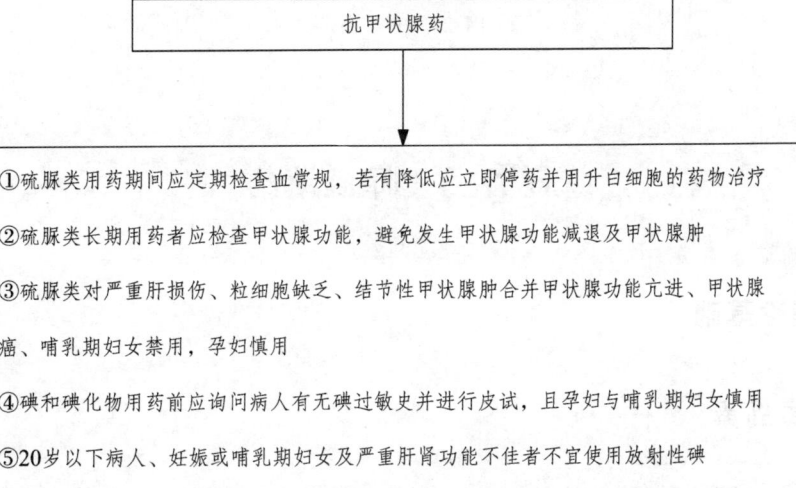

图 14-2-2　抗甲状腺药的用药指导及监护流程

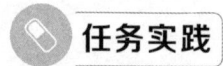 **任务实践**

【案例讨论】

患者，女，57岁。有甲亢病史2年，行甲状腺次全切除手术后1天后体温升高至38～39 ℃，心脏搏动力强，心率160次/分，呕吐、多汗，烦躁不安，基础代谢率增加60%以上，T_3水平明显高于正常。诊断为甲状腺危象。

讨论：

甲状腺危象可用哪种药物治疗？简述其理论依据。

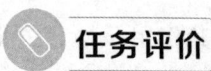 **任务评价**

以小组为单位进行讨论，说说抗甲状腺药的种类及代表药物、临床应用以及用药监护要点等，并即时作出评价。

表14-2-1　项目十四　任务二　任务评价

	评价内容与标准		分值	得分			平均分
				自评	互评	教师评	
1	抗甲状腺药	种类及代表药	40				
2		临床应用	30				
3		用药监护要点	30				
		合计					

14-2　知识拓展

任务三　降血糖药

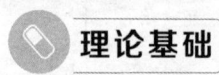 **理论基础**

一、胰岛素

胰岛素是由胰岛β细胞分泌的一种酸性蛋白质激素，药用胰岛素多由猪、牛等胰岛提取制得，现主要通过DNA重组技术人工合成人胰岛素。

胰岛素易被消化酶破坏，口服无效，必须注射给药。皮下注射吸收快，为常用给药途径，紧急情况可做静脉注射。依据起效快慢、活性达峰时间、作用持续长短可分为短效、中效、长效胰岛素。① 短效：皮下注射可维持 6~8 h。② 中效：皮下注射作用维持十余小时，如低精蛋白胰岛素、珠蛋白锌胰岛素。③ 长效：皮下注射维持 20 h 以上，如精蛋白锌胰岛素。

【作用】

1. 糖代谢

胰岛素能促进葡萄糖进入细胞，加速葡萄糖的无氧酵解和有氧氧化；促进糖原的合成和贮存，抑制糖原分解和异生，因而降低血糖。

2. 脂肪代谢

胰岛素能增加脂肪酸的转运，促进脂肪合成及储存，抑制其分解，从而减少游离脂肪酸和酮体的生成，增加脂肪酸和葡萄糖的转运，使其利用增加。

3. 蛋白质代谢

胰岛素可增加氨基酸的转运，促进蛋白质的合成，抑制蛋白质的分解。

4. 钾离子转运

胰岛素可激活细胞膜 Na^+-K^+-ATP 酶，促进 K^+ 内流，升高细胞内 K^+ 浓度。

【临床应用】

1. 治疗糖尿病

注射胰岛素目前仍是治疗 I 型糖尿病的最重要药物，对胰岛素缺乏的各型糖尿病均有效。主要用于下列情况：① I 型糖尿病。② 经饮食和口服降血糖治疗未能很好控制的 II 型糖尿病。③ 糖尿病发生急性或严重并发症者，如酮症酸中毒、非酮症性高渗性昏迷和乳酸性酸中毒伴高血糖等。④ 合并重症感染、消耗性疾病、高热、妊娠、创伤及手术的各型糖尿病。

2. 纠正细胞内缺钾

胰岛素与葡萄糖同用可促使钾从细胞外液进入组织细胞内，故临床上将葡萄糖、胰岛素、氯化钾联合组成极化液（GIK），可促进钾内流，纠正细胞内缺钾，提供能量，防止心肌梗死时的心律失常。

【不良反应与禁忌证】

1. 低血糖反应

低血糖反应为最常见的不良反应，多由胰岛素用量过大或未按时进食所致。患者可出现饥饿感、头晕、出汗、心悸、焦虑、震颤等症状，严重者可出现昏迷、惊厥、休克，如不及时抢救可致死亡。

2. 过敏反应

一般反应轻微而短暂，如荨麻疹、血管神经性水肿，偶可引起过敏性休克。必要时用 H_1 受体阻断药和糖皮质激素治疗；也可换用高纯度制剂或人胰岛素。

3. 胰岛素抵抗

胰岛素抵抗也称胰岛素耐受性，可分为两型：① 急性型，由创伤、感染、手术、情绪激动等引起，可能与血中的拮抗胰岛素作用的物质增多有关。只要正确处理诱因，调整酸碱和电解质平衡，加大胰岛素剂量，常可获良好疗效。② 慢性型，可能与体内产生抗胰岛素抗体或靶细胞膜上胰岛素受体数量减少有关，处理方法是换用高纯度制剂或人胰岛素，并适当调整剂量。

4. 脂肪萎缩

注射部位可出现红肿、硬结、皮下脂肪萎缩。长期注射胰岛素，必须有计划地更换注射部位。应用高纯度胰岛素可减少该反应。

二、口服降血糖药

口服降血糖药使用方便，但作用慢而弱，不能完全替代胰岛素，仅用于轻、中型糖尿病。常用药物有磺酰脲类、双胍类、胰岛素增敏药和葡萄糖苷酶抑制药等。

（一）磺酰脲类

本类药物常用的有甲苯磺丁脲（甲糖宁、D-860）、格列本脲（优降糖）、格列吡嗪、格列波脲、格列喹酮、格列美脲、格列齐特（达美康）等。

【作用】

1. 降血糖作用

该类药对正常人及胰岛素功能尚存的糖尿病患者均有降血糖作用，但对Ⅰ型或严重糖尿病病人及切除胰腺的糖尿病患者则无作用。其作用机制为：① 刺激胰岛β细胞释放胰岛素；② 抑制胰岛素代谢，提高靶细胞对胰岛素的敏感性，从而增强胰岛素的作用；③ 抑制胰高血糖素分泌。

2. 抗利尿作用

本类药物中的氯磺丙脲可通过促进抗利尿激素分泌而发挥抗利尿作用。

3. 影响凝血功能

格列齐特和格列波脲能使血小板黏附力减弱、代谢旺盛的血小板减少，刺激纤溶酶原的合成，有助于防治糖尿病患者微血管的并发症如糖尿病视网膜病变和糖尿病肾病。

【临床应用】

1. 糖尿病

用于胰岛功能尚存且单用饮食控制无效的糖尿病患者。对胰岛素产生抵抗的患者加用本类药物后可刺激内源性胰岛素分泌而减少胰岛素的用量。

2. 尿崩症

只有氯磺丙脲有效,可使病人尿量明显减少。

【不良反应与禁忌证】

常见有食欲不振、恶心、腹痛、腹泻等胃肠道反应。偶见药热、皮疹等过敏反应。也可致肝损害,尤以氯磺丙脲多见,少数病人有白细胞、血小板减少及溶血性贫血,因此需定期检查肝功能和血象。较严重的不良反应为持久性的低血糖症,常因药物过量所致。老人及肝、肾功能不良者较易发生,故老年糖尿病人及肾功能不良者禁用。新型磺酰脲类较少引起低血糖。

(二)双胍类

临床应用的双胍类降糖药有二甲双胍(甲福明)和苯乙双胍(苯乙福明),二甲双胍较为常用。

【作用】

双胍类降糖药主要是通过促进脂肪组织摄取葡萄糖,减少葡萄糖经肠道吸收,减少糖原异生,抑制胰高血糖素的释放等而降低血糖。双胍类药物糖尿病人用后血糖明显降低,但对正常人血糖无影响。此外,该类药还能降低高脂血患者的低密度脂蛋白、极低密度脂蛋白、甘油三酯和胆固醇水平,对延缓糖尿病患者血管并发症的发生有积极意义。

【临床应用】

本类药物主要用于轻、中度Ⅱ型糖尿病患者,尤其是肥胖以及单用饮食控制无效的患者。也可与胰岛素和磺酰脲类合用于中、重度患者,增加疗效,减少胰岛素用量。

【不良反应与禁忌征】

常见的不良反应有恶心、呕吐、腹泻,口中有金属味等。严重的不良反应患者可发生乳酸性酸中毒,与药物增加无氧酵解有关。严重肝、肾功能不全,慢性心功能不全和尿酮体阳性者等禁用。

(三)胰岛素增敏药

本类药物可降低机体对胰岛素的抵抗,使胰岛素能正常发挥作用。主要有罗格列酮、环格列酮、吡格列酮等。

【作用】

1. 降血糖作用

本类药物主要通过改善胰岛素抵抗性,降低过高的血糖和血浆中甘油三酯水平,增加肌肉及脂肪组织对胰岛素的敏感性而发挥降血糖作用。

2. 纠正脂质代谢紊乱

胰岛素抵抗的脂质代谢异常表现为甘油三酯、游离脂肪酸水平增高,高密度脂蛋白降低,低密度脂蛋白氧化修饰增强。胰岛素增敏药能显著降低血浆中游离脂肪酸、甘油三酯水平,增加高密度脂蛋白水平,增强低密度脂蛋白对氧化修饰的抵抗力。

【临床应用】

主要用于胰岛素抵抗的糖尿病人和其他降血糖药疗效不佳的Ⅱ型糖尿病,可单独应用,也可与磺酰脲类或胰岛素合用。

【不良反应】

本类药物不良反应少,低血糖发生率低。副作用主要有嗜睡、水肿、头痛、胃肠道刺激症状等。

(四)葡萄糖苷酶抑制药

葡萄糖苷酶抑制药通过抑制小肠中各种α-葡萄糖苷酶,抑制碳水化合物的水解,减慢产生葡萄糖的速度,延缓葡萄糖的吸收,使餐后血糖降低。目前用于临床的有阿卡波糖、伏格列波糖、米格列醇等。

本类药物主要用于轻、中度Ⅱ型糖尿病患者,尤其适用于老年患者。其不良反应轻微,单用不引起低血糖,主要引起胃肠道症状,表现为腹胀、腹泻或便秘,多不影响治疗。

三、胰岛素及常用口服降糖药的用药指导及监护流程(图14-3-1、图14-3-2)

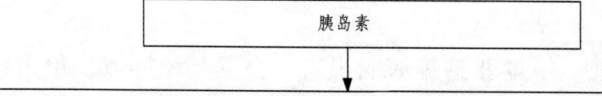

①让患者和家属了解胰岛素治疗的要求及注意事项,严格控制剂量和使用时间。教会患者自我注射胰岛素的方法,并注意药物保存

②嘱咐患者定时、定量进餐及合理安排运动量,以防止低血糖的发生。嘱咐患者应随身携带食品或糖果,一旦发生低血糖反应,轻者马上进食饼干、糖果或喝糖水缓解,严重者需立即静脉注射50%葡萄糖

③过敏反应处理措施包括更换胰岛素制剂、使用抗组胺药和糖皮质激素等,出现严重过敏反应需停止或暂时中断胰岛素治疗,改用口服降糖药。应用高纯度胰岛素或人工合成胰岛素制剂可明显减少过敏反应和脂肪萎缩的发生率

④用药期间,应定期检测患者的体重、血压、血糖或尿糖、电解质及肝肾功能,并进行视力及眼底检查。对各型重症糖尿病患者,应了解病情及并发症情况,以便采取相应措施

图14-3-1 胰岛素的用药指导及监护流程

```
┌─────────────────────┐
│    常用口服降糖药    │
└──────────┬──────────┘
           ↓
```

①磺酰脲类药物中老年人及肝、肾功能不全者禁用氯磺丙脲，对轻中度、肾功能不全者，格列喹酮更为合适

②让患者和家属了解糖尿病及药物治疗的相关知识

③定期检查血常规、肝肾功能，及时发现不良反应，并做相应处理

④磺酰脲类应避免与血浆蛋白结合率高的药物同用，避免与氯丙嗪、噻嗪类利尿药、糖皮质激素、口服避孕药等同用，以免降低磺酰脲类的降糖作用

⑤肝肾功能不良，慢性心功能不全和尿酮体阳性者禁用双胍类

图 14-3-2　常用口服降糖药的用药指导及监护流程

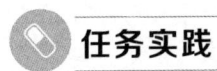
任务实践

【实验】

胰岛素的低血糖抢救

实验目的：

（1）观察胰岛素性低血糖反应及葡萄糖的抢救作用。

（2）培养医护人员严肃认真的工作态度。

实验动物： 小鼠 2 只。

药物与器材： 托盘天平、饲养笼、苦味酸、棉签、1 mL 注射器、胰岛素溶液、500 mL 烧杯、超级恒温水浴箱、25%葡萄糖溶液。

实验原理： 胰岛素是由胰岛β细胞受内源性或外源性物质如葡萄糖、乳糖、核酸、精氨酸、胰高血糖素等的刺激而分泌的一种蛋白质激素。胰岛素是体内唯一降低血糖的激素，同时促进糖原、脂肪、蛋白质的合成。外源性胰岛素主要用于糖尿病的治疗。动物大剂量注射胰岛素，可致血糖迅速下降而出现精神不安、惊厥、休克等现象。

实验过程：

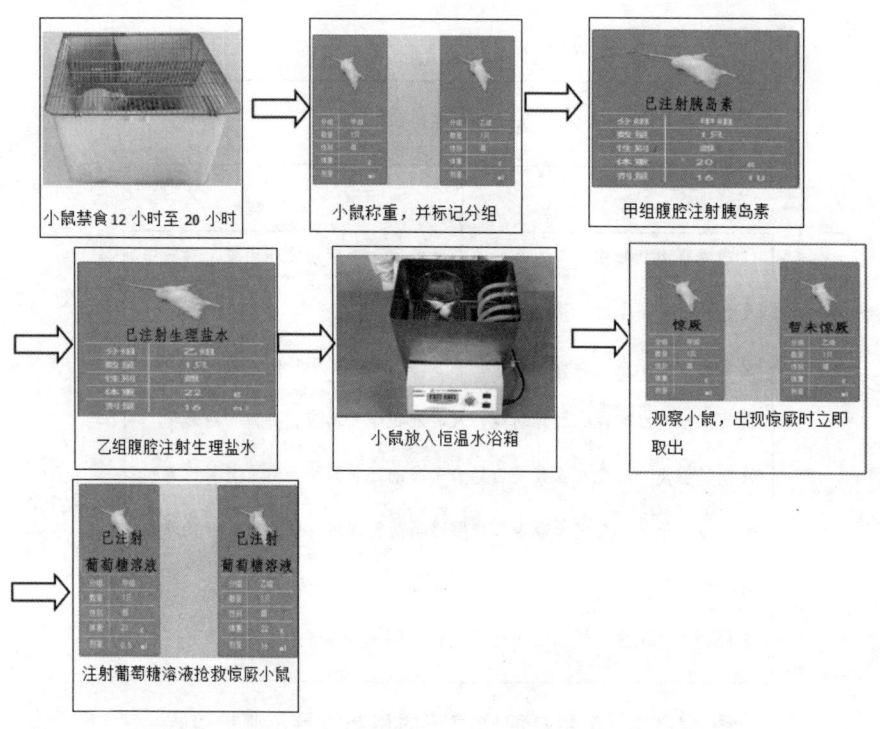

图 14-3-3 胰岛素性低血糖反应及葡萄糖的抢救作用

实验结果：将实验结果填入表 14-3-1 中。

表 14-3-1 小鼠注射胰岛素或生理盐水后反应

动物	药物	剂量	出现惊厥的时间/min
小白鼠甲	胰岛素	8～10 万 U/10 g	
小白鼠乙	生理盐水	与胰岛素剂量一致	

结果讨论：

① 讨论分析胰岛素的作用及临床应用。

② 胰岛素有哪些不良反应？

③ 通过实验观察，讨论医务人员在临床胰岛素用药中应注意的问题。

【案例讨论】

患者，男性，32 岁。18 岁时因多食、多饮、多尿，血糖增高，诊断为Ⅰ型糖尿病。长期口服优降糖 5 mg，每日 3 次，同时皮下注射普通胰岛素 24 U/天。一个月前因血糖、尿糖阴性，自行停止注射胰岛素。最近 1 周来食欲明显减退、口渴，极度疲乏，有时伴恶心、呕吐。今晨起床四肢厥冷，呼吸加速，来院就诊。测血糖 21 mmol/L，尿糖（4+），血酮 1.96 mmol/L，pH 7.29。立即给予抢救并收住入院。体检：体温 36.9 ℃，脉搏 120 次/分，呼吸 20 次/分，血压 45/80 mmHg。形体消瘦，呼气有烂苹果味，眼球下陷，瞳孔等大等圆，两侧对称，角膜反射与瞳孔对光反射存在。心肺（-），腹软，肝脾未触及，神经系统检查无异常发现。四肢湿冷，活动正常。

讨论：

① 本案例的患者出现了什么情况？应选用什么药物急救？

② 说出该疾病的治疗药物的分类及在用药过程中应注意什么？

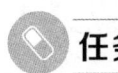 任务评价

以小组为单位进行讨论，说说降血糖药物的应用等，并即时作出评价。

表 14-3-2　项目十四 任务三 任务评价

	评价内容与标准		分值	得分			平均分
				自评	互评	教师评	
1	降血糖药	胰岛素的分类及临床应用	40				
2		口服降糖药种类、代表药与临床应用	30				
3		胰岛素的用药指导与监护	30				
		合计					

14-3　知识拓展

参考文献

[1] 姚宏，黄刚. 药物学基础[M]. 3 版. 北京：人民卫生出版社，2016.

[2] 王开贞，于天贵. 药理学[M]. 7 版. 北京：人民卫生出版社，2014.

[3] 刘尚智，孙治安. 药物应用护理[M]. 北京：中国科学技术出版社，2017.

[4] 程江平. 药物应用护理[M]. 北京：北京师范大学出版社，2015.

[5] 张庆，陈达林. 药理学[M]. 北京：人民卫生出版社，2016.

[6] 王开贞，于肯明. 药理学[M]. 6 版. 北京：人民卫生出版社，2009.

[7] 杨宝峰. 药理学[M]. 7 版. 北京：人民卫生出版社，2008.